JN084117

もう迷わない!

抗菌薬Navi

ナビ

改訂3版

愛知医科大学大学院医学研究科 臨床感染症学 教授 **三鴨 廣繁** 監修

名古屋セントラル病院 薬剤科 **坂野 昌志** 編著

安城更生病院 薬剤部 **奥平 正美** 著

地域医療機能推進機構 中京病院 薬剤部 **中根 茂喜** 著

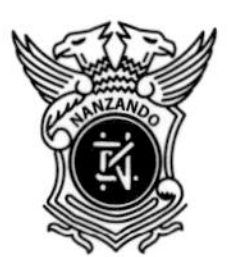

南山堂

監修のことば

おかげさまで「もう迷わない！抗菌薬Navi」は好評をいただき，改訂3版を発行することになりました．改訂3版も坂野昌志先生のリーダーシップのもと，2版より執筆者としてお迎えしたAST（Antimicrobial Stewardship Team）でご活躍されている現役薬剤師，奥平正美先生，中根茂喜先生とともに編集を進めてきました．従来から，本書はASTで活躍する薬剤師の先生方だけではなく，研修医，看護師，医学部学生，薬学部学生にも利用いただいてきました．改訂3版は，新しく上市された薬剤に加えて，新しく創生されたエビデンスも含めて改訂されています．

感染症は，入院，外来問わずに認められ，高齢者，腎機能低下者，肝機能低下者，免疫不全者，小児など，どのような人にも発症し得る疾患です．このような背景もあるため，感染症治療に関与できる能力を身につけることはすべての薬剤師にとって必要であると考えられます．感染症診療の基本は，適切な検体採取と検査に基づいた診断，適切な抗感染症薬の選択と投与，必要な場合は早期のドレナージ・外科的介入に尽きると思います．もちろん適切な診断，ドレナージ・外科的介入の必要性について言及していただくことも重要だと考えますが，感染症診療において，薬剤師が最も期待されていることは，病態や医薬品の特性を理解した上での選択，病態に応じた投与量の調節，調整方法や投与経路，服用方法の指導，投与後の薬効，有害事象評価などだと思います．感染症の多くは急性期疾患であるため，患者さんの予後は見やすくやりがいも大きいと思います．しかし，抗感染症薬に注目しても，薬剤選択，投与量調節，服薬指導，有害事象観察など，初学者にとっては，何に注意してよいのか不安となることも多いと思います．そのような場面でご利用いただきたいのが「抗菌薬Navi」です．

初学者は，理解しておくべき情報がまとめられているSTEP 1を参考にしていただきたいと思います．薬剤の特徴が理解できていれば，STEP 2で当該薬剤がどのような感染症や微生物に対して使用されるのか学んでいただきたいと思います．さらに，STEP 3では適切な投与方法を行うために必要な知識を復習，確認いただき，「一歩進んだ臨床応用」では発展的な内容を理解し，ご自身の新たな研究課題を見つける契機にしていただければと考えています．

本書を利用することで，感染症を専門とする薬剤師が一人でも多く誕生すること，感染症を専門としなくても感染症に理解がある薬剤師が誕生することを切に願っております．また，医師，臨床検査技師，看護師，医療系学生の皆さんの学習に役立てていただければ幸いです．

2021年9月

愛知医科大学大学院医学研究科 臨床感染症学 教授

三鴨 廣繁

改訂3版の序

2006年に発足した東海地区感染制御研究会は，病院組織，地域の垣根を超えて感染対策・感染症治療に携わる薬剤師の情報共有と育成を目的とした全国初の研究会です．本研究会の発起人である滝 久司先生(現 国立病院機構東海北陸ブロック薬剤部 薬剤科長)は厚生労働省在籍時に抗菌薬使用量サーベイランス事業の実現にも尽力されましたが，発足当時の御講演のなかで，次のようなお話をされたことがあります.「医師は患者を診る，看護師は患者を看る，では薬剤師は？」と．

現在，感染症治療・感染対策に関わる薬剤師の役割は非常に大きなものになっています．抗菌薬適正使用支援チーム(AST)では中心的な役割を果たし，感染症治療の抗菌薬選択では医師と意見交換をし，感染対策にも積極的に関わることが当たり前の施設も多くなっています．本書改訂2版を刊行した2017年頃と比べても薬剤師の存在感は大きくなっています．このように薬剤師が深く感染症治療・感染対策に関わることを夢見て発足した研究会に私も初期メンバーとして参加させて頂いていましたので，このような環境になっていることは大変嬉しく思っていますが，一方で少しの懸念もあります．

現在は各種ガイドラインが整備されているため，極端なことを言えば感染症に対するある程度の知識を持ち，ガイドラインの見方さえ分かっていれば電子カルテだけを見て抗菌薬の選択はできます．そのためディスカッションの場などで「ガイドライン的には○○です.」といった発言をする薬剤師が多くいます．もちろん，このような発言は正しいのですが，抗菌薬について患者の視点に立った深い議論になった際に言葉に詰まる場面を見ると，表面的にガイドラインを見ているだけで，なぜその薬剤が選択されるのか？ という本質を理解できているのか疑問に思うことがあります．薬剤師に求められる役割は，抗菌薬についての深い知識を持って感染症治療を支えることであって，ガイドラインの記載内容をAI的に答えることではないのです．

ここで文頭に戻りますが，滝 久司先生は「薬剤師は視る」とお話をされていました.「視る」の意味は「自分の目で実際に判断する．転じて自分の判断で処理する」(広辞苑)であり,「データのみから論ずるのではなく，自分の目で患者さんを視る，薬を視る．そして自らの判断を他職種に伝える」ということです．現在は病棟業務により薬剤師と医師，看護師が近い距離になっているため，治療ガイドライン等を全面に出して他職種と話をしたくなりますが,「視る」という部分も大切にして欲しいと思います.

本書は抗菌薬の基本的特徴，同系統の他剤との違いという科学的部分を主題にし，それらの特徴を臨床に応用するための内容をまとめています．感染症治療において薬剤師の重要性が大きくなっている今だからこそ，基本に立ち返って本質を理解するために本書をお役立ていただければ幸いです.

最後になりましたが，いつも私の無茶なお願いを快く聞いて下さる中京病院薬剤部 中根茂喜先生，安城更生病院薬剤部 奥平正美先生，そして東海地区感染制御研会をはじめとした薬剤師教育にご尽力をいただき，本書においても多大なるご支援を賜っております愛知医科大学感染制御学教授 三鴨廣繁先生に心より御礼申し上げます.

2021年初秋

名古屋セントラル病院薬剤科

坂野 昌志

初版の序

抗菌薬を勉強しようとして，嫌になる原因を私自身の経験をもとに振り返ってみると，「抗菌薬の添付文書をみても，よくわからない菌の名前が多数羅列してあり，どれが必要な情報なのかわからない」「抗菌薬の種類が多すぎて，何を覚えたらよいかわからない」ということが多いのではないだろうか．

私自身も，以前は抗菌薬が大嫌いで，まったく理解できなかったが，抗菌薬を理解するうえでのポイントを絞り，莫大な情報を覚えようとする行為をやめたときに，「抗菌薬というストレス」から開放されて，僅かではあるが理解できるようになった．

これから抗菌薬を学びたいと考えている方にお勧めしたい「抗菌薬を理解するポイント」は，①系統・世代ごとに基本となる薬剤名を１つ知ること，②特徴は，他の薬と比較して特記されることを１つ知ること，③抗菌スペクトルを全部覚えるのは不可能であり，おおまかな分類でイメージをつかむことである．最初から「全部覚えよう」などと頑張りすぎないことが長続きする秘訣である．

本書は，「これから抗菌薬を勉強したい」もしくは「抗菌薬はどうも苦手」という医療従事者向けの『基本的な解説書』であることをコンセプトに，可能な限り簡単に①他系統，同系統の抗菌薬との比較，②具体的な数値や例の提示，③イメージをつかみやすい図を使用することにした．また，抗菌薬とは切っても切れない関係である微生物についても簡潔に記載している．

抗菌薬の適正使用を行うための第一歩として，「抗菌薬の簡単な解説書」である本書が皆様のお役に立てば幸いである．

2010年1月

名古屋セントラル病院薬剤科
感染制御専門薬剤師

坂野 昌志

目 次

1 今日から使える PK/PDの基礎知識

2 今日から使える 抗菌薬の基礎知識

3 今日から**使**える 微生物の基礎知識

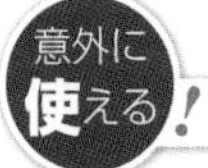

! 豆知識

本書の使い方

セフェム系抗菌薬の第３世代にAとBという薬があったとしよう．このA, Bという抗菌薬について「第３世代のセフェムは，グラム陰性菌に抗菌スペクトルが広がった」ということは知っていても，第1, 2世代と比べてどこまで違うのか？　同世代のAとBの特徴はまったく同じなのか？　PK/PDの考え方はどうなっているのか？　など，基本的なことでありながら理解しにくい内容は多い(**図1**)．

しかし,「ほかと比べて何が違うのか？」を知ることは，抗菌薬を理解するうえで非常に重要なことである．

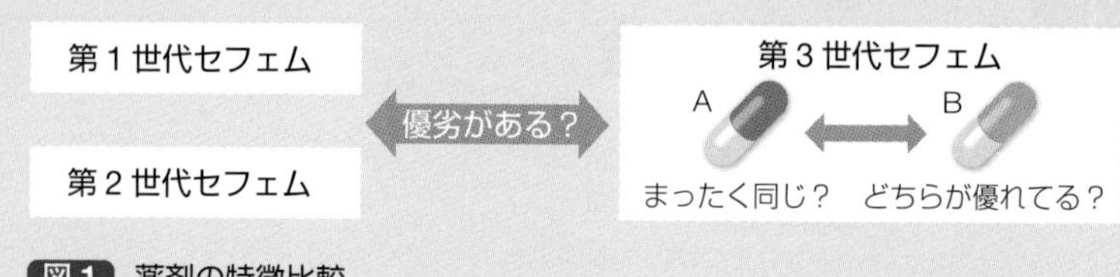

図１ 薬剤の特徴比較

本書「２ 今日から使える抗菌薬の基礎知識」では，各抗菌薬の特徴をできるだけほかと比較できるように心がけ，必要な内容をSTEP 1～3に分けて記載した．

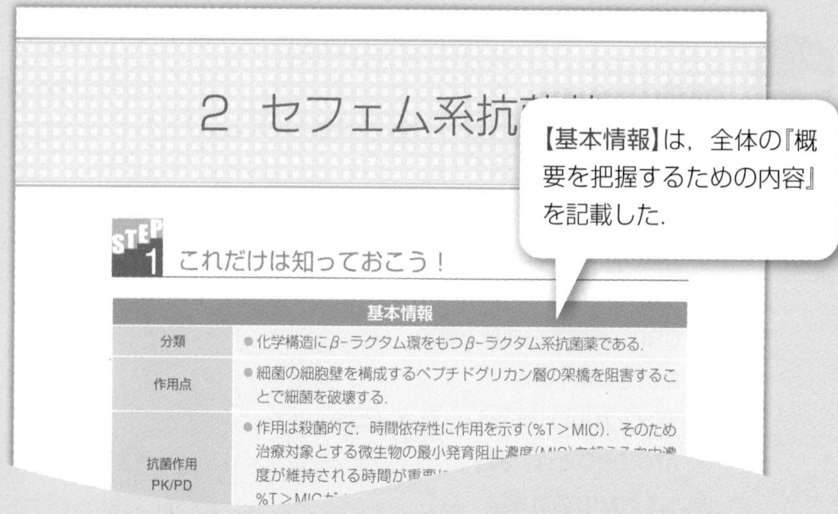

【薬剤の分類と特徴】は，経口薬と注射薬に分けて，一般名・商品名と『同系統内，同世代内の抗菌薬と比較した特徴』を簡潔に示した．

薬剤の分類と特徴

【注射薬】

● 第1世代

セファゾリン(CEZ) 商品名 セファメジン®α

用法・用量 1回0.5gを12時間ごと．効果不十分時1.5～3g/日まで増量可．重篤時5g/日．

特徴 グラム陽性菌に優れた抗菌力をもち，黄色ブドウ球菌（MSSA），肺炎球菌を除くレンサ球菌属に対して強い抗菌活性をもつ．一部のグラム陰性菌にも抗菌力をもつが，臨床でグラム陰性菌をターゲットに使用することはない．β-ラクタマーゼに不安定である．腎，肝などへの移行がよく，とくに胆汁への移行がよいが，髄液移行は不良である．

● 第2世代(バクテロイデス属に活性無)

セフォチアム(CTM) 商品名 パンスポリン®

用法・用量 1回0.5～1gを6～12時間ごと．効果不…

CEZよりグラム陰性菌への抗菌力…

効果に相関するパラメータと目標値[1]

効果に相関するパラメータ	%T＞MIC
PK/PDパラメータ目標値	≧40%（増殖抑制作用）

セフェム系抗菌薬の効果に相関するパラメー…血中薬物濃度が維持される時間が全体の何割に…

【効果に相関するパラメータ】は，可能な限り具体的な例を示して『投与の目標値』を示した．

組織移行性

セファゾリンは髄液移行性が乏しいため髄膜炎には使用できないが，セフトリアキソンはガイドライン上で髄膜炎…るように，セフェム系抗菌薬では各薬…簡易に組織移行性を考える指標とし…移行性有として○，ない場合を—，…されている場合を移行性良好と考え◎…

【組織移行性】は，「JAID/JCS感染症治療ガイド2014」で各感染症に選択されているかどうかを基準として『組織への移行しやすさ』を示すことで『体内動態のイメージ』を理解しやすいように示した．

排泄

主な排泄経路は腎である．薬剤…る．このなかで，セフトリアキソン，セフォペラゾンは他と異なる特性を示し…セフトリアキソンは腎で約5…肝で約60%の排泄割合である…

【排泄】は，投与量の調節にも関連する項目であるため『排泄経路と具体的な数値』を示した．

【用量調節】は，腎機能による用量調節が必要なものを簡潔に記した．細かな調節は添付文書を参考にされたい．

用量調節

腎機能による調節が必要な薬剤，不要な薬剤があるため薬剤ごとの特徴を理解しておく必要がある（表2）[3]．

表2 セフェム系抗菌薬の腎機能による用量調節

薬品名（略号）	クレアチニンクリアランス(mL/min)		
	≧50	10≦Ccr＜50	＜10
CEZ	通常量	1回1gを12時間ごと	1回1g 24～48時間ごと
CTM	1回1～2gを6～12時間ごと	1回0.5～1gを24時間ごと	1回0.5gを24時間ごと
CMZ	1回1gを12時間ごと	1回1gを12時間ごと	1回1gを24時間ごと
FMOX	1回1gを12時間ごと	1回0.5gを12時間ごと	
CTRX	通常量	通常量	
CTX	通常量		

【抗菌スペクトル】は，添付文書上のすべてを理解することは困難であるために，感染症の原因菌になることが多い菌を中心に抗菌スペクトルを比較した．またJANISデータを参考にして国内の耐性情報を記した．

薬剤別抗菌スペクトル

代表的な抗菌スペクトルを
への抗菌力が増しているのか
はあるものの抗菌力は第1世代よりも弱く，なかでもセフタジジムは緑膿菌にのみ使用されることが多い．

また，適応菌種ではあってもJANISデータ（図2）を見ると薬剤感受性試験で「S：感受性」と判定される割合には違いがあるため，自施設の感受性試験データ，JANISのような全国サーベイランスデータなどを確認する必要がある．

表3 代表的なセフェム系抗菌薬の抗菌スペクトル

	薬品名（略号）		グラム陽性菌					グラム陰性菌						
			MRSA	レンサ球菌	肺炎球菌	腸球菌	ブドウ球菌	大腸菌	インフルエンザ桿菌	緑膿菌	セラチア	エンテロバクター	シトロバクター	アシネトバクター
注射	第1世代	CEZ		○			○	○						
	第2世代	CTM		○				○						
		CMZ												
		FMOX		○										
	第3世代	CTRX		○	○			○	○			○		
		CTX		○	○			○	○		○	○	○	
		CAZ								○				○
		SBT/CPZ						○		○	○	○		
	第4世代	CZOP		○				○		○	○	○		○
		CFPM		○				○		○	○	○		○
		TAZ/CTLZ						○						
	第1世代	CCL		○										
	第2世代	CXM-AX		○										

STEP 2は，各抗菌薬の特徴について『STEP1よりも少し詳細な内容』を薬剤ごとに記載した．詳細な全体の概要とともに，個々の薬剤の特徴や重要な感染症の適応，投与時の注意点なども示している．

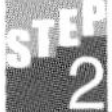

少し詳しい内容を知ろう！

セフェム系抗菌薬は，一般細菌に対する広い抗菌スペクトルと高い安全性によって第一選択薬として使用されることが多い抗菌薬である．また，セフェム系抗菌薬は構造上に化学修飾できる部分が多く（**図3**），新規薬剤の開発が容易なため非常に種類が多い．種類の多い薬剤の特徴を理解するためには世代分類が有用である．分類された各世代内では同じような抗菌スペクトルをもっている．一般的な世代分類として，第１～４世代に分類されるが，このなかでも第１～３世代と第４世代を分けて考えるとよい．おおまかな目安としては，第１世代がグラム陽性菌用，第３世代がグラム陰性菌用，第２世代は第１世代と第３世代の中間で，第４世代は第１世代と第３…

STEP 3は，『効果的な投与法』について『PK/PD理論に基づいた情報』を可能な限り具体的な数値，ほかの投与法との比較などの例を示しながら記載した．

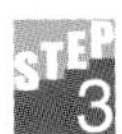

PK/PD理論でのセフェム系抗菌薬の投与法を知ろう！

セフェム系抗菌薬は時間依存性…剤で，%T＞MICと効果が相関する薬剤（以下，%T＞MICに依存する薬…のなかで抗菌薬の血中濃度…が指標として使用されてい…も投与回数を増やすことが…①１回量の増加，②投与回数…

ADVANCEは，各薬剤を使用するうえで知っておきたい知識について，感染対策チーム専従の薬剤師がピックアップして説明した．

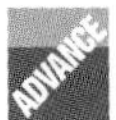

セフェム系抗菌薬の一歩進んだ臨床応用と副作用モニタリング

MSSAによる細菌性髄膜炎…

市中発症の成人における…*Streptococcus pneumoniae*…アキソンまたはセフォタキシ…が髄液移行を有するため，…できない．原因微生物がMSSA…る場合があり，投与量は1回2 gを…

略語一覧

略語	日本語	英語
AUC	血中濃度－時間曲線下面積	Area Under the blood concentration-time Curve
BLNAR	β-ラクタマーゼ非産生アンピシリン耐性	β-lactamase negative ampicillinresistant
CDC	アメリカ疾病管理予防センター	Centers for Disease Control and Prevention
C_{max}	最高血中濃度	—
CNS	コアグラーゼ陰性ブドウ球菌	coagulase-negative staphylococci
CRP	C反応性タンパク	C-reactive protein
ELF	肺胞被覆液	epithelial lining fluid
ESBL	基質特異性拡張型βラクタマーゼ	Extended-spectrum β-lactamase
JANIS	院内感染対策サーベイランス	Japan Nosocomial Infections Surveillance
MAC	マイコバクテリウム・アビウム・コンプレックス	Mycobacterium avium complex
MDRP	多剤耐性緑膿菌	Multi Drug Resistant Pseudomonas aeruginosa
MIC	最小発育阻止濃度	minimum inhibitory concentration
MRCNS	メチシリン耐性コアグラーゼ陰性ブドウ球菌	Methicillin resistant coagulase negative staphylococci
MRSA	メチシリン耐性黄色ブドウ球菌	Methicillin-resistant Staphylococcus aureus
MSSA	メチシリン感受性黄色ブドウ球菌	methicillin-susceptible Staphylococcus aureus
NDM-1	ニューデリー・メタロベータラクタマーゼ-1	New Delhi metallo-beta-lactamase-1
PAE	—	post antibiotic effect
PBP	ペニシリン結合タンパク	penicillin-binding protein
PISP	ペニシリン低感受性肺炎球菌	penicillin-intermediate resistant Streptococcus pneumoniae
PRSP	ペニシリン耐性肺炎球菌	penicillin-resistant Streptococcus pneumoniae
SSI	手術部位感染症	Surgical site infection
VRE	バンコマイシン耐性腸球菌	Vancomycin Resistant Enterococci

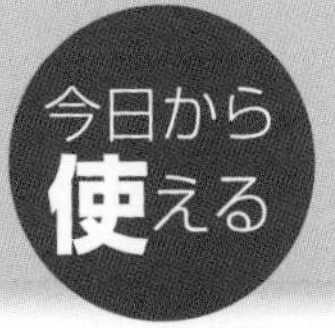

1

PK/PDの基礎知識

抗菌薬側からみた感染症治療の考え方

感染症治療をするうえで，感染臓器を特定し，問題を起こしている原因菌を推定(その後に特定)し，抗菌薬を決定して投与することが非常に重要になる．広域抗菌薬を投与して，効果が乏しければ他系統の抗菌薬を併用していればどれかが当たるという投与法は避けなければいけない．

抗菌薬を主体に考えると，この抗菌薬は肺炎球菌が原因の肺炎に使用して効果が期待できるか？ と考えることが，感染症治療に携わるうえで必要になる．

しかし，この抗菌薬は肺炎球菌に有効であるかどうかは「抗菌スペクトル」で判断することができるが，肺炎に有効なのか？ という点は薬剤の特徴を理解し，臓器移行性を考慮できるようにならなければいけない(**図1**)．

このように，標的となる感染臓器への移行性をクリアしたうえで，さらに有効に活用するための考え方として，薬物動態(Pharmaco-kinetics；PK)と薬力学(Pharmaco-dynamics；PD)を組み合わせた「PK/PD」が臨床現場で広く活用されるようになってきている．

●感染症治療を行うには

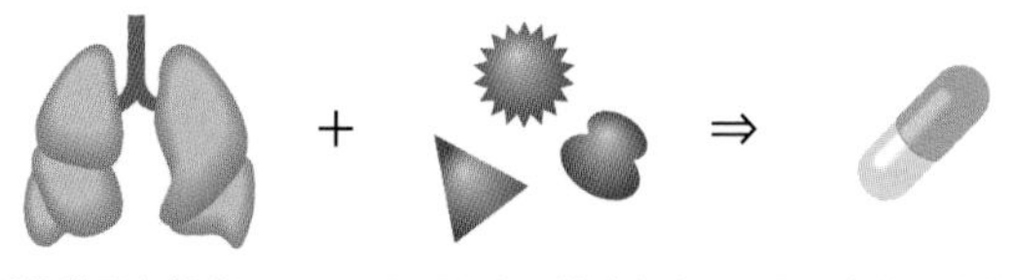
+
⇒
感染臓器を特定し，
原因となる微生物を
推定（特定）し，
最も有効な抗菌薬で
治療する

●抗菌薬側からみると

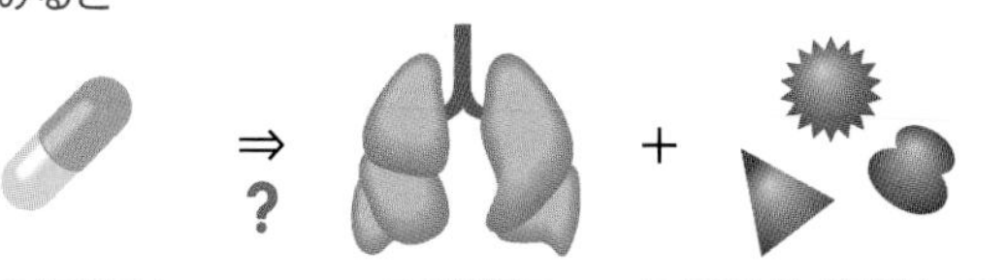

この臓器に
この微生物が感染している
ときに有効か？

ここで問題になるのが，抗菌薬の組織移行性や抗菌スペクトルである．
これらの条件を理解しないと，抗菌薬が使えるかどうかを判断することができない．

ここまで理解したうえで，はじめてPK/PDの考え方が活用できる．

図1 抗菌薬からみた感染症治療の考え方

PK/PDの基本事項

薬物動態(PK)と薬力学(PD)を組み合わせたPK/PDを理解するには，いくつかの用語と考え方を知る必要がある(**図2**).

基本となる用語にC_{max}(最高血中濃度，**図3**)，MIC(最小発育阻止濃度，**図4**)，AUC（血中濃度－時間曲線下面積，**図5**)があり，これらの組み合わせによるC_{max}/MIC（**図6**)，%T＞MIC（time above MIC，**図7**)，AUC/MIC（**図8**）がPK/PDの基本で，それぞれ薬剤分類ごとに目標となる数値がある．考え方は図中に記載したとおりであるが，具体的な目標値については，各薬剤の解説のなかで紹介している．

MICと耐性菌

抗菌薬の血中濃度がMICに到達すれば細菌の発育を阻止できると考えられるが，必ずしも十分とはいえない．MIC付近では対象となる細菌の大部分は死滅するが，なかには突然変異によって耐性菌(mutant)が生まれることがある．ここで生き残った耐性菌が増えると，①治療に必要なMICの濃度が高くなる，

Pharmaco-kinetics
(薬物動態)

薬をのんだり注射したときに，どこの組織に薬が移行し，どのくらいの濃度になるのか，吸収・分布・代謝・排泄などに関係するC_{max}，AUC などが PK（薬物動態）といわれている．

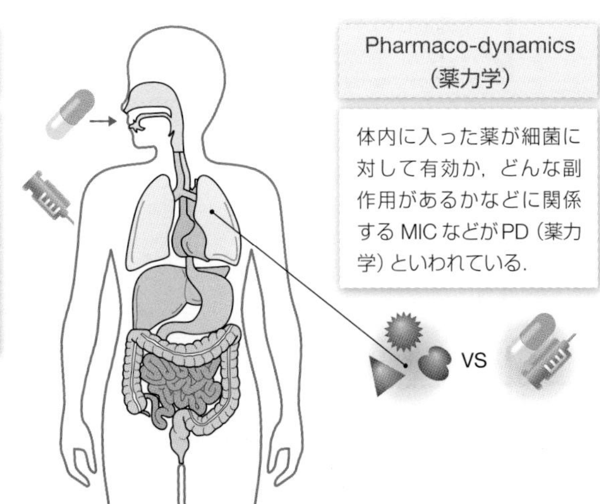

Pharmaco-dynamics
(薬力学)

体内に入った薬が細菌に対して有効か，どんな副作用があるかなどに関係する MIC などが PD（薬力学）といわれている．

どこに移動して，どのくらいの濃度になると（PK），どれだけ治療効果があるか（PD），副作用が少なくて済むかを抗菌薬の特性をもとに検討するのが PK/PD である．

図2 PK/PDの考え方

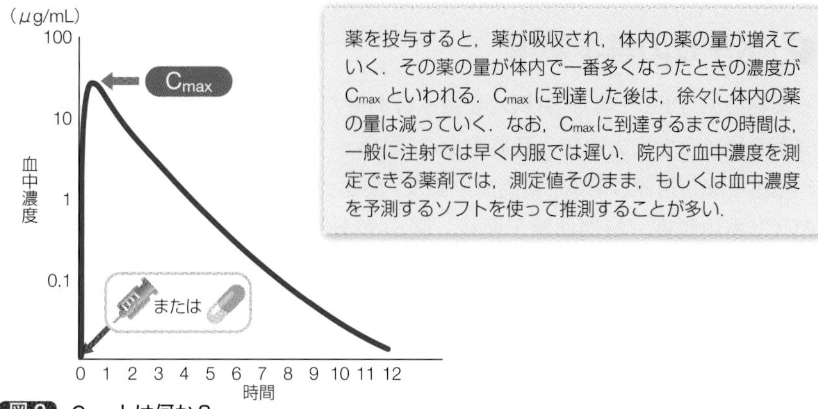

(μg/mL)
100
10
1
0.1
血中濃度
Cmax
または
0 1 2 3 4 5 6 7 8 9 10 11 12
MICとは，感染臓器で菌の増殖を止めるために必要な抗菌薬の最小濃度のことを指す．また，この値以上の濃度であれば投与された抗菌薬が有効であるが，この値以下では無効という境界線のMICの値をブレイクポイントMICと呼び，現在ではブレイクポイントMICがよく使われる．
薬が体に入ってからある時間までに体内に存在した量のことを指す．例えば，投与してから24時間後までのAUCは，AUC0〜24といった方法で表す．この面積を手で計算するのは大変なので，血中濃度用のソフトを使って推測することが多い．しかし，全部の薬でできるわけではないので，インタビューフォームの値などを参考にすることもある．
時間
薬を投与すると，薬が吸収され，体内の薬の量が増えていく．その薬の量が体内で一番多くなったときの濃度がCmaxといわれる．Cmaxに到達した後は，徐々に体内の薬の量は減っていく．なお，Cmaxに到達するまでの時間は，一般に注射では早く内服では遅い．院内で血中濃度を測定できる薬剤では，測定値そのまま，もしくは血中濃度を予測するソフトを使って推測することが多い．

図3　C_{max}とは何か？

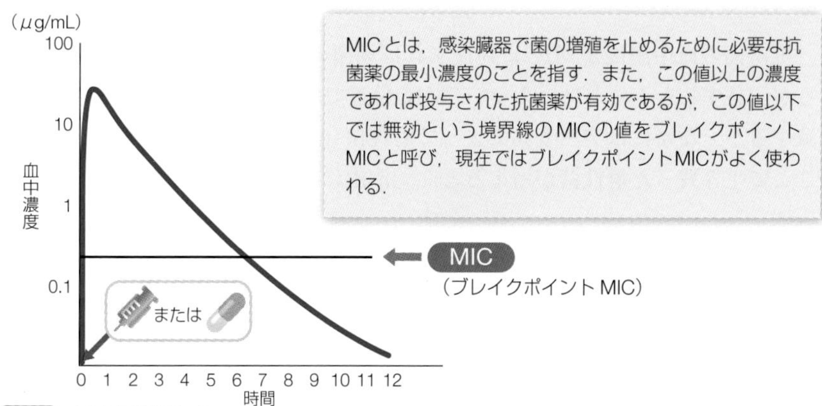

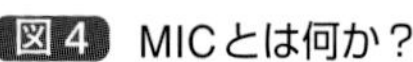
図4　MICとは何か？

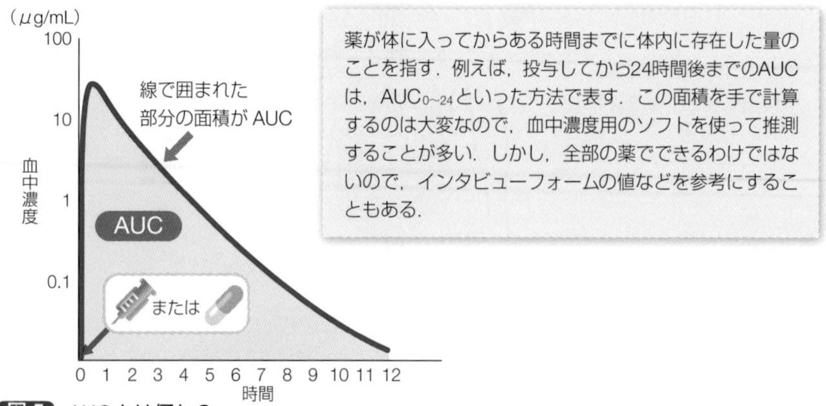

図5　AUCとは何か？

②MICを高くするために，以前よりも多い量の抗菌薬を投与する，③MIC付近で再度耐性菌が生まれる……．このくり返しをしているうちに，抗菌薬が効かなくなってしまうことがある．MIC付近での突然変異による耐性菌も含めて死滅させることのできる，MICよりも高い抗菌薬の濃度をMPC（mutant

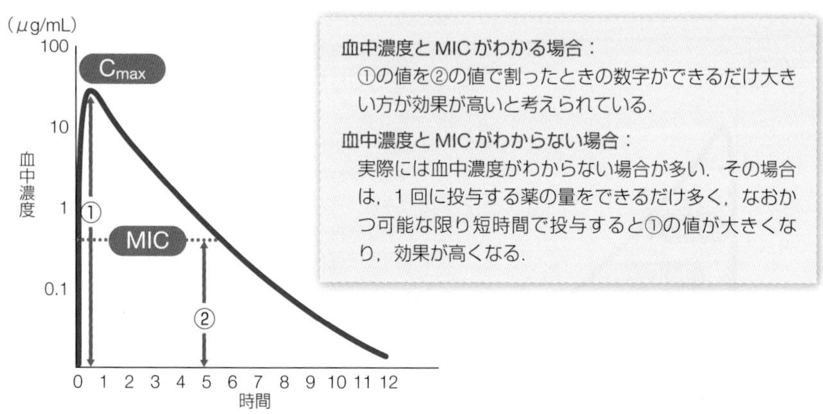
（μg/mL）
100
10
1
0.1
血中濃度
C_{max}
①
MIC
②
0 1 2 3 4 5 6 7 8 9 10 11 12
時間
血中濃度とMICがわかる場合：
①の値を②の値で割ったときの数字ができるだけ大きい方が効果が高いと考えられている．
血中濃度とMICがわからない場合：
実際には血中濃度がわからない場合が多い．その場合は，1回に投与する薬の量をできるだけ多く，なおかつ可能な限り短時間で投与すると①の値が大きくなり，効果が高くなる．

C_{max}/MICに依存する代表的な薬剤	アミノグリコシド系抗菌薬（→p.67） ニューキノロン系抗菌薬（→p.84）

図6 濃度依存性（C_{max}/MIC）に依存する薬の考え方

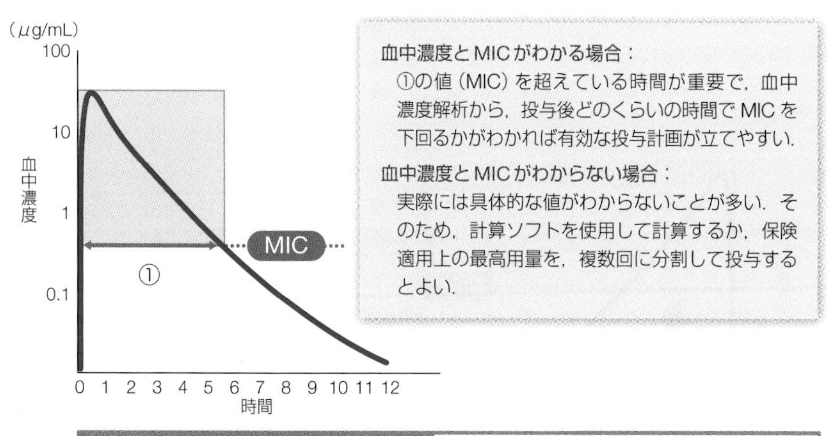
（μg/mL）
100
10
1
0.1
血中濃度
MIC
①
0 1 2 3 4 5 6 7 8 9 10 11 12
時間
血中濃度とMICがわかる場合：
①の値（MIC）を超えている時間が重要で，血中濃度解析から，投与後どのくらいの時間でMICを下回るかがわかれば有効な投与計画が立てやすい．
血中濃度とMICがわからない場合：
実際には具体的な値がわからないことが多い．そのため，計算ソフトを使用して計算するか，保険適用上の最高用量を，複数回に分割して投与するとよい．

%T>MICに依存する代表的な薬剤	β-ラクタム系抗菌薬 クリンダマイシン（p.195）

図7 時間依存性（%T>MIC）に依存する薬の考え方

prevention concentration）といい，「耐性菌を生み出さないためには，十分な量の抗菌薬を投与しなければならない」という基本的な考え方につながっている（**図9**）．

PK/PDについては，基本的な考え方を知っていないと抗菌薬投与に関連す

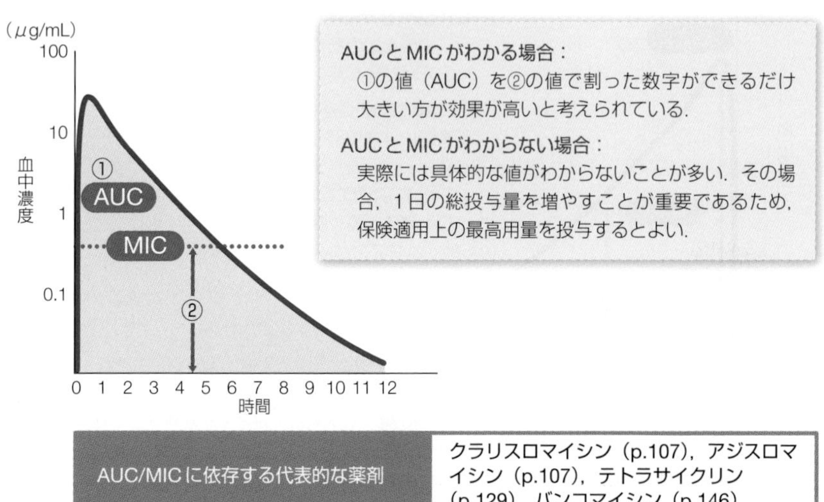

（μg/mL）
100
10
1
0.1
血中濃度
①
AUC
MIC
②
0 1 2 3 4 5 6 7 8 9 10 11 12
時間
AUCとMICがわかる場合：
①の値（AUC）を②の値で割った数字ができるだけ大きい方が効果が高いと考えられている．
AUCとMICがわからない場合：
実際には具体的な値がわからないことが多い．その場合，1日の総投与量を増やすことが重要であるため，保険適用上の最高用量を投与するとよい．

AUC/MICに依存する代表的な薬剤	クラリスロマイシン（p.107），アジスロマイシン（p.107），テトラサイクリン（p.129），バンコマイシン（p.146）

図8 濃度依存性（AUC/MIC）に依存する薬の考え方

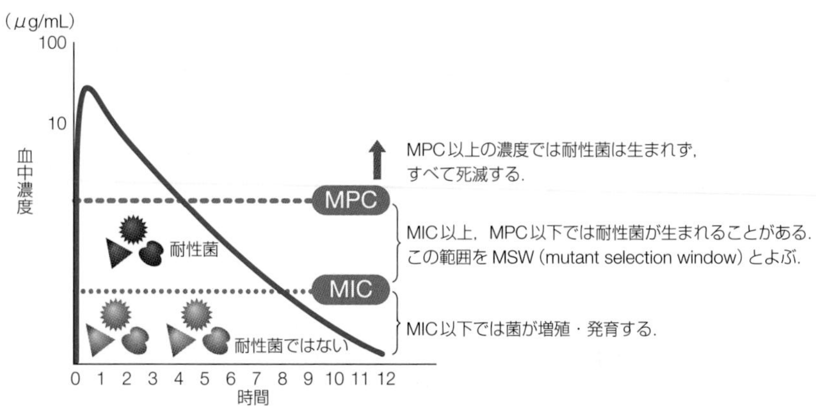

（μg/mL）
100
10
血中濃度
MPC
MIC
耐性菌
耐性菌ではない
0 1 2 3 4 5 6 7 8 9 10 11 12
時間
MPC以上の濃度では耐性菌は生まれず，すべて死滅する．
MIC以上，MPC以下では耐性菌が生まれることがある．この範囲をMSW（mutant selection window）とよぶ．
MIC以下では菌が増殖・発育する．

図9 MICと耐性菌の関係

る内容を理解しにくくなってしまう．はじめは本書程度のボンヤリとした内容でもいいので，PK/PDのイメージを掴んでいただき，余裕ができてきたら『日常診療に役立つ抗感染症薬のPK-PD』（ユニオンエース，2012）でしっかりとPK/PDを学んでいただくと理解が深まると考えられる．

（坂野 昌志）

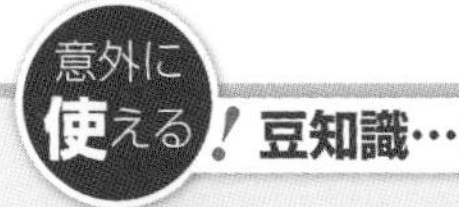

MICの値が低い抗菌薬ほど良い抗菌薬といえるか？

MICが低いということは，いいかえれば，「投与する抗菌薬の量が少なくてすむ」ということである．しかし，MICが低ければどんな薬剤を選択してもよいわけではない．当然のことながら，MICは体内で測定されるわけではなく，微生物検査室のディスク上で測定されているため，組織移行性については考慮されていない．

例えば，経口薬で肺炎球菌に対するMICが1μg/mLの抗菌薬Aと，0.25μg/mLのBがあったとしよう．A，Bの生体内利用率（消化管からの吸収）が同じで，標的となる組織内への移行率も同じであれば，MICが低値の抗菌薬Bの方が優れているといえる．

しかし，生体内利用率が同じでも，標的となる組織内の濃度がAでは1μg/mL，Bでは移行性がないために0μg/mLであった場合，Aの方が優れていると考えることができる．

MICは値のみをみていては判断を誤ることもあるため，組織移行性なども含めて検討しなくてはならない．そのため，MICが低い抗菌薬ほど，良い抗菌薬というわけではなく，総合的な判断が必要になる．

（坂野 昌志）

De-escalationとは?

抗菌薬の投与を開始する時には，ほとんどの場合で感染症の原因菌がわからない場合が多い．そのため，よく知られている原因菌(**図1**)などをもとに広域の抗菌薬を最初に投与し，検体から感染の原因菌が特定できた時点で，抗菌活性や組織移行性など最も投与に適した狭域の抗菌薬に変更する方法がde-escalationといわれる方法である．

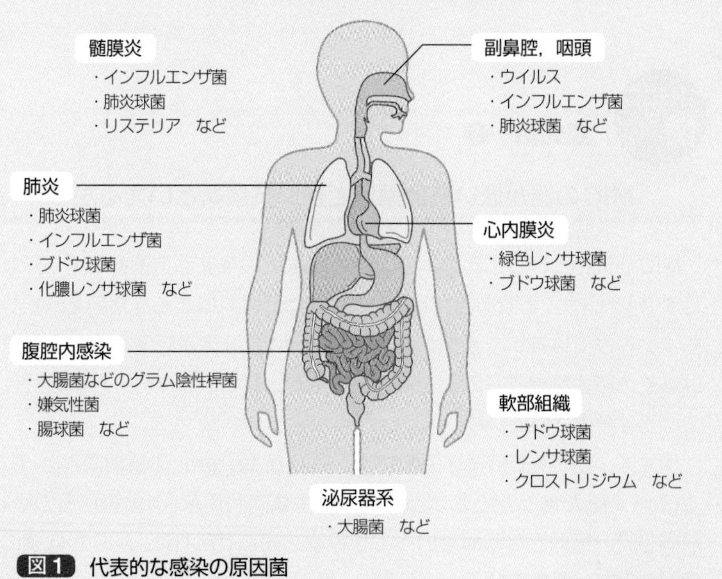

図1 代表的な感染の原因菌

（坂野 昌志）

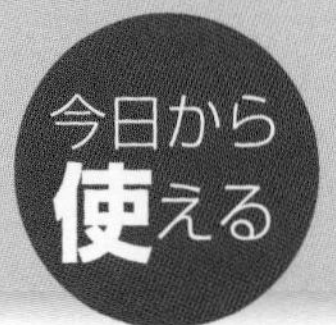

2

抗菌薬の基礎知識

1 ペニシリン系抗菌薬

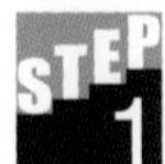

これだけは知っておこう！

基本情報	
分類	●化学構造にβ-ラクタム環をもつβ-ラクタム系抗菌薬である.
作用点	●細菌の細胞膜に存在するペニシリン結合タンパク(PBP)に作用することで，そのはたらきを阻害して細胞壁の合成を障害する.
抗菌作用 PK/PD	●作用は殺菌的で，時間依存性に作用を示す(%T＞MIC)．そのため治療対象とする微生物の最小発育阻止濃度(MIC)を超える血中濃度が維持される時間が重要になる(%T＞MICに依存する薬剤)．%T＞MICが30%以上の場合は増殖抑制作用，50%以上では最大殺菌作用が得られる.
抗菌スペクトル	●古典的なベンジルペニシリンはグラム陽性菌のみに抗菌活性を示したが，新しい薬剤になるに従ってグラム陰性菌へのスペクトルを拡大している.
PAE	●ペニシリン系抗菌薬は，グラム陽性菌に対してpost-antibiotic effect (PAE：細菌に対して，一定時間抗菌薬を作用させた後に抗菌薬を除いても，細菌の再増殖が抑制される作用)を有しているが，グラム陰性菌に対するPAEはない．グラム陽性菌に対するPAEは1～2時間程度.
副作用	●消化器症状，肝機能障害などがあるが，なかでもアナフィラキシー反応は，β-ラクタム系抗菌薬のなかで最も強いため注意が必要である.
耐性機序	●MRSAに代表されるPBPの変異による耐性化やβ-ラクタム環を分解・不活化するペニシリナーゼ産生による耐性化がある.
その他の特徴	●ペニシリン系抗菌薬は長い臨床経験から最も多くのエビデンスがある抗菌薬の一つである. ●近年では，既存のペニシリン系抗菌薬とβ-ラクタマーゼ阻害薬との配合比を変えた薬剤が発売されたが，新規薬剤は発売されていない.

その他の特徴	●しかし，腸球菌に対するアンピシリンの抗菌力が他系統の薬剤より優れていることに代表されるように，グラム陽性菌をはじめとする特定の微生物に対する抗菌力は，他系統の薬剤に比べ優れている．

薬剤の分類と特徴

【注射薬】

●天然ペニシリン

ベンジルペニシリン(PCG)　商品名 ペニシリンG
用法・用量 1回30～500万単位を2～6回．

特徴 グラム陽性菌用ペニシリンともいわれるように，基本的にはグラム陽性菌に使用され，感受性菌に対する殺菌力は強い．しかし，多くの細菌はβ-ラクタマーゼを産生することでPCGに対して耐性化している．血中半減期が短いため，短い間隔での投与が必要になる．

●広域ペニシリン

アンピシリン(ABPC)　商品名 ビクシリン®
用法・用量 1回250～2,000mgを2～6回．

特徴 抗菌スペクトルが大腸菌，インフルエンザ菌などのグラム陰性菌にも拡大された．しかし，β-ラクタマーゼに不安定であるため，β-ラクタマーゼ産生菌には使用できない．腸球菌に対する抗菌力は，他系統の薬剤と比較してもっとも強い．

●広域ペニシリン(β-ラクタマーゼ阻害薬配合)

スルバクタム・アンピシリン(SBT/ABPC)　商品名 ユナシン®-S，スルバシリン®
用法・用量 1回3gを2回もしくは4回．1回1.5gを2回．

特徴 β-ラクタマーゼ阻害薬のSBTとABPCを2：1の比率で配合した製剤で，β-ラクタマーゼ産生のABPC耐性菌にも有効になった．ABPCへの耐性機序がβ-ラクタマーゼである場合に有効であり，ABPCが有効な細菌に投与してもABPC単剤以上の効果はない．

●複合ペニシリン(耐性ブドウ球菌用ペニシリン配合)

アンピシリン・クロキサシリン(ABPC/MCIPC)　商品名 ビクシリン®S
用法・用量 筋注の場合，1日1.5～3gを3～4回に分けて筋注．静注の場合，1日2～4gを2回に分けて点滴静注する．

特徴 耐性ブドウ球菌用ペニシリンであるMCIPCをABPCに配合することでβ-ラクタマーゼ産生のブドウ球菌にも有効になった．しかし，β-ラクタマーゼ非産生菌では天然ペニシリンの方が殺菌作用が強い．

●抗緑膿菌ペニシリン

ピペラシリン(PIPC) 商品名 ペントシリン®
用法・用量 1回1～2gを2～4回（最大1日16g）.

特徴 グラム陰性菌に対しABPCより適応範囲が広い．グラム陰性菌全般に抗菌活性があり，緑膿菌まで抗菌スペクトルが拡大したことが大きな特徴である．腸内細菌の一部や嫌気性菌にも抗菌活性がある．

●抗緑膿菌ペニシリン(β-ラクタマーゼ阻害薬配合)

タゾバクタム・ピペラシリン(TAZ/PIPC) 商品名 ゾシン®，タゾピペ
用法・用量 1回4.5gを3～4回.

特徴 β-ラクタマーゼ阻害薬のTAZとPIPCの配合で，β-ラクタマーゼ産生のPIPC耐性菌にも有効になった．ゾシン®はTAZとPIPCが1：8の割合で配合され，現在上市されている抗菌薬のなかでもトップクラスの広域の抗菌スペクトルを示す．

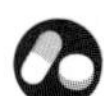【経口薬】

●天然ペニシリン(グラム陽性菌用ペニシリン)

ベンジルペニシリンベンザチン(DBECPCG) 商品名 バイシリン®G
用法・用量 1回40万単位，1日3～4回.

特徴 主にグラム陽性菌に強い抗菌活性を有する．顕症梅毒・潜伏梅毒治療の第一選択薬（神経梅毒を除く）のほかは，あまり使用されない．

●広域ペニシリン

アモキシシリン(AMPC) 商品名 アモリン®，サワシリン®，パセトシン®
用法・用量 1回250mg，1日3～4回．1回750mg，1日2回（*H. pylori* 除菌）

特徴 抗菌スペクトルが大腸菌，インフルエンザ菌などのグラム陰性桿菌にも拡大された．しかし，β-ラクタマーゼに不安定であるため，β-ラクタマーゼ産生菌には使用できない．AMPCの抗菌スペクトルはABPCとほぼ同じであるが，腸管からの吸収率が約80%と良好であり，ABPCを服用した場合と比べると内服後の血中濃度は2倍以上になる．腸球菌に対する抗菌力は，他系統の薬剤と比較してももっとも強い．

●広域ペニシリン(β-ラクタマーゼ阻害薬配合)

アモキシシリン・クラブラン酸(AMPC/CVA) 商品名 オーグメンチン，クラバモックス
用法・用量 1回375mg（AMPC/CVA：250mg/125mg），1日3～4回.

特徴 AMPCとβ-ラクタマーゼ阻害薬のCVAの配合で，β-ラクタマーゼ産生のAMPC耐性菌にも有効になった．AMPCとCVAの配合比が2：1のオーグメンチン®と，14：1のクラバモックス®がある．CVAはペニシリナーゼのみに作用するβ-ラクタマーゼ阻害薬である．臨床ではAMPCの投与量を増やす目的でAMPCとAMPC/CVAを敢えて併用した処方が出される場合もある．

スルタミシリン(SBTPC) **商品名** ユナシン®
用法・用量 1回375mg，1日2～3回．

特徴 経口投与された後，腸管のエステラーゼによって加水分解されてSBT/ABPCとして作用する．胃酸に対する安定性も優れ，腸管からの吸収効率もよい．

効果に相関するパラメータと目標値[1)]

効果に相関するパラメータ	%T＞MIC
PK/PDパラメータ目標値	≧30%(増殖抑制作用) ≧50%(最大殺菌作用)

ペニシリン系抗菌薬の効果に相関するパラメータは%T＞MIC（MICを超える血中薬物濃度が維持される時間が全体の何割にあたるか）で，目標値は増殖抑制作用が30%以上，最大殺菌作用を得るには50%以上とされる．%T＞MICに依存する薬剤では，1回量を増やすより投与間隔を短くした方がよく，注射薬では，点滴時間を長くすると効果が高くなる(**図1**)．

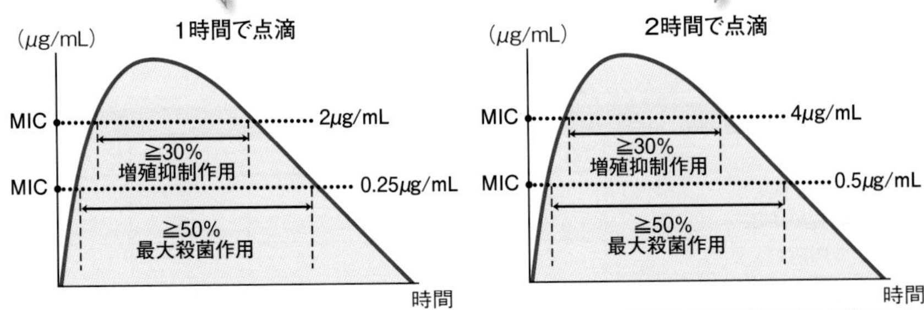
1時間点滴の場合は分離菌のMICが2μg/mL以下であれば増殖抑制作用が期待でき，MIC 0.25μg/mL以下であれば最大殺菌作用が期待できる．同じ投与量・投与回数でも2時間点滴にした場合は増殖抑制作用のMICが4μg/mL，最大殺菌作用のMICが0.5μg/mLまで上がる．
1時間で点滴
(μg/mL)
MIC
2μg/mL
≧30%
増殖抑制作用
MIC
0.25μg/mL
≧50%
最大殺菌作用
時間
2時間で点滴
(μg/mL)
MIC
4μg/mL
≧30%
増殖抑制作用
MIC
0.5μg/mL
≧50%
最大殺菌作用
時間

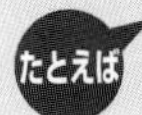
たとえば

MIC 4μg/mLの菌では，1時間点滴の場合は増殖抑制作用が得られないが，2時間点滴であれば増殖抑制作用が期待できる．同様にMIC 0.25μg/mLの菌であれば，1時間・2時間どちらの点滴時間でも最大殺菌作用が得られるが，MIC 0.5μg/mLの菌では，2時間点滴の場合しか最大殺菌作用が得られない．

図1 %T＞MIC薬の点滴回数での効果比較
ピペラシリン1回2gを1日2回点滴した場合の点滴時間でのブレイクポイントMICの比較．
（文献1より数値を引用）

組織移行性

ペニシリンGの髄液移行率は正常時には1%以下（髄液血清比）だが髄膜炎時には平均12%移行するなど，各薬剤によって組織移行性は異なる（**表1**）[2]．

排泄

主な排泄経路は腎である．薬剤ごとに異なるが，平均65%が腎で排泄される．一例として，AMPC/CVAでは投与8時間後の尿中への排泄率は，アモキシシリンが約67%，クラブラン酸が約35%である．

用量調節

腎機能による調節が必要になる場合があるが，あまり認識されていない薬剤もあるため注意が必要である（**表2**）[3]．

薬剤別抗菌スペクトル

代表的な抗菌スペクトルを比較した（**表3**）．天然ペニシリンから広域になるに従ってグラム陰性菌へのスペクトルが拡大していることがよくわかる[2]．

また，適応菌種ではあってもJANISデータ（**図2**）を見ると薬剤感受性試験で「S：感受性」と判定される割合には違いがあるため，自施設の感受性試験データ，JANISのような全国サーベイランスデータなどを確認する必要がある．

表1 ペニシリン系抗菌薬の組織移行性

	薬品名（略号）	血中	髄液	肺	胆汁	腎・尿路	皮膚
注射	PCG	○	◎	○	○	○	◎
	ABPC	◎	◎	◎	○	○	○
	SBT/ABPC	◎	−	◎	◎	○	◎
	PIPC	◎	○	◎	◎	○	−
	TAZ/PIPC	◎	−	◎	◎	◎	◎

	薬品名（略号）	耳	上気道	肺	皮膚	尿路
経口	DBECPCG	○	○	○	−	−
	AMPC	◎	◎	◎	◎	◎
	AMPC/CVA	◎	◎	◎	◎	◎
	SBTPC	○	○	◎	○	○

添付文書上に対応する適応がある場合を移行性有として○，ない場合を−，「JAID/JSC感染症治療ガイドライン2019」に第一・二選択薬として記載されている場合を移行性良好と考え◎とした．

表2 ペニシリン系抗菌薬の腎機能による用量調節

薬品名（略号）	クレアチニンクリアランス（mL/min）		
	≧50	10≦CCr＜50	＜10
PCG	通常量	通常量の50～75%	通常量の20～50%
ABPC	通常量	1回1～2gを2～3回	1回500mgを2回
ABPC/SBT	1回1.5gを1日3回または1回3gを1日2回	1回1.5gを2回	1回1.5gを1回
PIPC	通常量	通常量	1日2～3gを2～4回に分割投与
TAZ/PIPC	通常量	1回2.25gを3～4回	1回2.25gを3回
DBECPCG	投与量，投与間隔を調整し慎重に投与		
AMPC	1回250mg，1日3回	1回250mg，1日2～3回	1回250mg，1日2回
AMPC/CVA	通常量	AMPCとして1回250mg，1日2回	AMPCとして1回250mg，1日1回
SBTPC	通常量	1回375mg，1日1～2回	1回375mg，1日1回

表3 代表的なペニシリン系抗菌薬の抗菌スペクトル

	薬品名（略号）	グラム陽性菌					グラム陰性菌						
		MRSA	レンサ球菌	肺炎球菌	腸球菌	ブドウ球菌	大腸菌	インフルエンザ桿菌	緑膿菌	セラチア	エンテロバクター	シトロバクター	アシネトバクター
注射	PCG		○										
	ABPC		○	○	○								
	ABPC/SBT			○									
	ABPC/MCIPC												
	PIPC		○	○	○				○				
	TAZ/PIPC		○	○	○		○	○	○	○	○	○	○
経口	DBECPCG		○										
	AMPC		○										
	SBTPC												
	AMPC/CVA						○						

■は適応菌種，○は第一・二選択になる菌種．

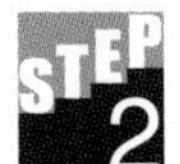

STEP 2 少し詳しい内容を知ろう！

抗菌薬の開発は広域スペクトル抗菌薬が主となっていたため，狭域スペクトル抗菌薬も含まれるペニシリン系抗菌薬の必要性が薄らいでいると捉えられるかもしれないが，決してそうではない．従来の抗菌薬の使い方は，狭域スペク

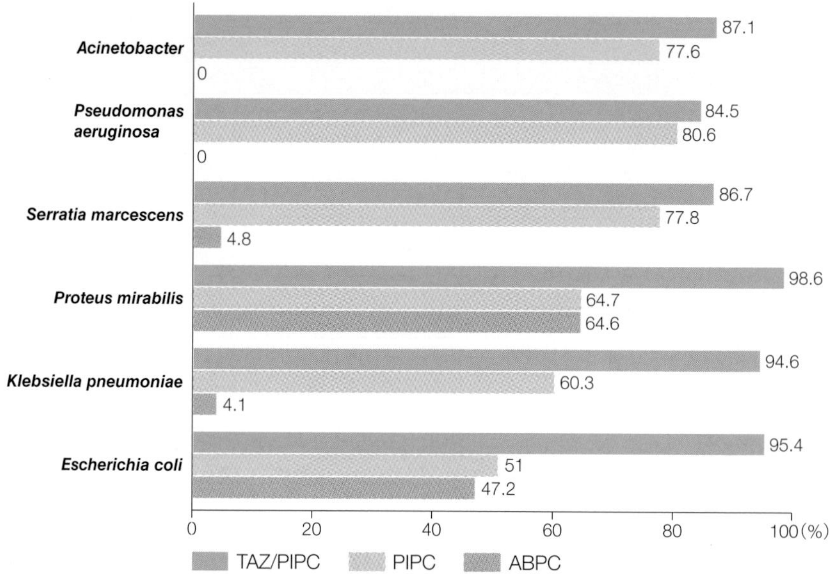

図2 JANISデータから見たペニシリン抗菌薬の感受性率

〔2020年7～9月四半期報（全集計対象医療機関，入院検体）より作成〕

トルの抗菌薬から開始し，効果が乏しければ広域スペクトルの抗菌薬に変更するescalation方式(**図3**)が多かった．しかし最近では，初めに広域スペクトル抗菌薬で治療を開始し，治療対象の菌種が特定された時点で，もっとも適した狭域スペクトル抗菌薬に変更するde-escalation(**図3**)が望ましいとされる．そのため，グラム陽性菌をはじめとする特定の細菌に対して数ある抗菌薬のなかでも優れた抗菌力を示すペニシリン系抗菌薬は，現在の感染症治療において重要な位置付けであるといえる．

ここでは，注射薬を**1** 天然ペニシリン，**2** 広域ペニシリン，**3** 広域ペニシリン(β-ラクタマーゼ阻害薬配合)，**4** 複合ペニシリン(耐性ブドウ球菌用ペニシリン配合)，**5** 抗緑膿菌ペニシリン，**6** 抗緑膿菌ペニシリン(β-ラクタマーゼ阻害薬配合)に，経口薬を**1** 天然ペニシリン，**2** 広域ペニシリン，**3** 広域ペニシリン(β-ラクタマーゼ阻害薬配合)に分類し，それぞれの特徴について解説する．

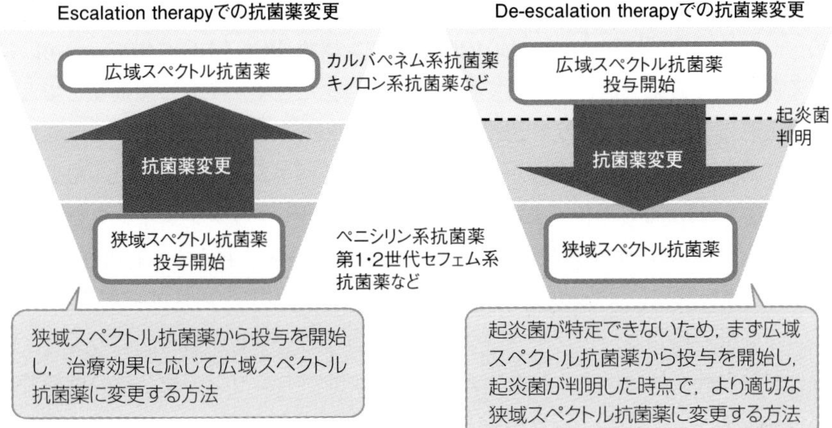

図3 Escalation therapyとde-escalation therapy

注射薬

1 天然ペニシリン

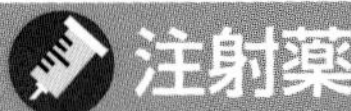

感染性心内膜炎，肺炎球菌(PCG MIC≦0.06μg/mL)による髄膜炎，人食いバクテリア，神経梅毒など

ベンジルペニシリン(ペニシリンG)は古典的ペニシリンとも呼ばれ，もっとも古いペニシリン系抗菌薬である．現在では多くの細菌がベンジルペニシリンに対して耐性をもつが，その作用の一つがβ-ラクタマーゼ(ペニシリナーゼ型βラクタマーゼ)の産生によるものである．なかでも，ブドウ球菌のほとんどはペニシリナーゼ型βラクタマーゼ産生菌であり，ベンジルペニシリンは無効である．

しかし，レンサ球菌属，肺炎球菌，髄膜炎菌においてはペニシリナーゼ型βラクタマーゼ産生菌がみられず強い感受性を示す．また，ペニシリナーゼ型βラクタマーゼ産生株でなければ腸球菌属やインフルエンザ菌，ブドウ球菌にも有効であるほか，梅毒トレポネーマにも有効な薬剤である．

梅毒は2017年に新聞などで20代，30代の女性患者が急増していることが報じられたように現代においても問題になる感染症で，ベンジルペニシリンは梅毒のなかでも経口薬などが効きにくい神経梅毒に対して使用される．「JAID/JCS感染症治療ガイド2019」では神経梅毒への投与として1回300～400万単位，1日6回・10～14日間と記載されている．

感受性のあるグラム陽性菌に対しては殺菌力が強く，大量投与も可能であるため，レンサ球菌属による感染性心内膜炎や肺炎球菌(PCG MIC $\leqq$ 0.06 μg/mL)による髄膜炎でも第一選択薬として使用される．また近年，テレビ報道などでとりあげられる人食いバクテリア *Streptococcus pyogenes*(A群溶連菌)による壊死性筋膜炎に対しても感受性に問題がなければベンジルペニシリン点滴静注400万単位×6回や1回1,200万単位を12時間かけて点滴×2回(クリンダマイシンを併用しながら)などの方法が推奨されているように重症感染症においても有用性は高い．

また，肺炎球菌による肺炎にも用いられるが，ペニシリン耐性肺炎球菌(PRSP)による肺炎の場合はベンジルペニシリンの効きが悪い場合がある．この場合，中等度耐性の肺炎球菌による肺炎であればベンジルペニシリンの投与量の増加で対応可能である．しかし，高度耐性菌の場合や易感染性患者(コンプロマイズドホスト)などリスクの高い患者では他剤を選択した方がよい．

また，細胞質内への移行性が悪いため，リケッチアやレジオネラなどの細胞内寄生性菌への殺菌作用は得られない．

2 広域ペニシリン

重要 感染症の適応　髄膜炎，腸球菌感染症，肺炎球菌性肺炎など

注射用広域ペニシリンの代表的な薬剤はアンピシリン(ビクシリン®)である．アンピシリンはグラム陽性菌に対する効果を維持しながら大腸菌，インフルエンザ菌などのグラム陰性菌にも抗菌スペクトルが拡大された薬剤である．しかし，β-ラクタマーゼに不安定である点はベンジルペニシリンと同じで，アンピシリンに感受性があったグラム陰性菌も現在ではβ-ラクタマーゼ産生菌となっている場合が多い．例えばインフルエンザ桿菌ではBLPAR（β-lactamase positive ampicillin-resistant)型インフルエンザ桿菌，BLNAR（β-lactamase negative ampicillin-resistant)型インフルエンザ桿菌によって2020年7～9月期のJANISデータではインフルエンザ桿菌のアンピシリンへの感受性試験の結果で感受性(S)とされた割合は40.2%と低くなっており，現在では「広域ペニシリン」とは言い難い状況になっている．

一方，リステリア(*Listeria monocytogenes*)による有効性は優れており，リステリア属による髄膜炎においては1日最大12gという大量投与で使用される．このようにアンピシリンは髄液移行性も良好である．また，肺炎球菌でもアンピシリン耐性菌はほとんど存在しないという点は重要である．このほか，腸球

菌(*Enterococcus faecalis*)に対する抗菌力が優れていることは特に重要で，腸球菌による感染性心内膜炎にも用いられる.

添付文書上の用法・用量はあるが，実際の臨床で使用する場合に有効と考えられる投与法は1回250mg〜2,000mgを6時間ごと(重症感染症の場合は1回2g)であり，PK/PDの概念からも1日の投与回数を増やすことが重要である.

3 広域ペニシリン(β-ラクタマーゼ阻害薬配合)

重要 感染症の適応 肺炎など

広域ペニシリンのアンピシリンは，β-ラクタマーゼに不安定で，β-ラクタマーゼ産生菌に使用できない．そのため，β-ラクタマーゼ阻害薬を配合することでペニシリン系抗菌薬のもつ本来の抗菌力を発揮できるようにしたものが，広域ペニシリン(β-ラクタマーゼ阻害薬配合)である．現在，アンピシリンに配合されているβ-ラクタマーゼ阻害薬にはスルバクタムがある．スルバクタムは構造がペニシリンに似ており，β-ラクタマーゼに結合して不活化することで効果を発揮する．スルバクタム・アンピシリン(ユナシン®-S)はスルバクタムとアンピシリンを1：2に配合した薬剤で，β-ラクタマーゼを産生することでアンピシリン耐性のインフルエンザ菌，大腸菌などのグラム陰性菌や，ブドウ球菌のようなグラム陽性菌など広域の抗菌スペクトルを示す．アシネトバクター属による敗血症，口腔内常在グラム陰性桿菌の学名の頭文字をとって感染性心内膜炎の原因菌としても知られているHACEK(*Haemophilus*, *Aggregatibacter*, *Cardiobacterium*, *Eikenella*, *Kingella*)による感染性心内膜炎，細菌性肺炎か非定型肺炎か明らかでない場合の初期治療などに幅広く使用されるほか，有効性の面では嫌気性菌のバクテロイデス属などにも抗菌活性を有する．ただしユナシン®-Sの添付文書上での適応菌種はブドウ球菌属，肺炎球菌，大腸菌，モラクセラ・カタラーリス，プロテウス属，インフルエンザ菌となっている.

4 複合ペニシリン(耐性ブドウ球菌用ペニシリン配合)

重要 感染症の適応 慢性膿皮症，肺炎など

耐性ブドウ球菌用ペニシリンはペニシリナーゼ耐性ペニシリンとも呼ばれている．しかし，日本では耐性ブドウ球菌用ペニシリン単剤の商品は販売されていない．現在，耐性ブドウ球菌用ペニシリンのクロキサシリンとアンピシリン

が1：1で配合されたアンピシリン・クロキサシリン（ビクシリン®S）のみが発売されている．ペニシリナーゼ産生ブドウ球菌属，多剤耐性ブドウ球菌属にも有効であるが，メチシリン耐性黄色ブドウ球菌（MRSA）には無効である．その他の抗菌スペクトルは基本的にはアンピシリンと同じである．クロキサシリンのみでみた場合，ペニシリナーゼ非産生菌にはベンジルペニシリンの方が殺菌力が強い．

5 抗緑膿菌ペニシリン

重要 感染症の適応　中等症以上の呼吸器，胆道，腹腔内感染症など

抗緑膿菌ペニシリンは現在のところピペラシリン（ペントシリン®）のみである．アンピシリンの有効菌種に加えて，セラチア属，エンテロバクター属，バクテロイデス属などのほか，緑膿菌にも抗菌活性を有する．また，近年増加しているBLNARにも感受性がある．

アンピシリンよりもグラム陰性菌のβ-ラクタマーゼで分解されにくいという特徴があるが，一部のβ-ラクタマーゼでは分解されてしまう．単独の大量療法やアミノグリコシド系抗菌薬などの他の薬剤との併用で，易感染性患者での緑膿菌感染症に使用される．

ピペラシリンは広域のスペクトルをもつが，現実的な使用場面としては原因菌が緑膿菌，BLNARの時であり，他の細菌をターゲットにした使用は避けるべきである．

6 抗緑膿菌ペニシリン（β-ラクタマーゼ阻害薬配合）

重要 感染症の適応　肺炎，敗血症および腎盂腎炎，複雑性膀胱炎

抗緑膿菌ペニシリンのピペラシリンは，グラム陰性菌のβ-ラクタマーゼには安定であるが，ブドウ球菌など一部の菌から産生されるβ-ラクタマーゼには不安定である．そのためβ-ラクタマーゼ阻害薬であるタゾバクタムを配合することで，β-ラクタマーゼ産生ブドウ球菌を含む好気性グラム陽性菌や好気性グラム陰性菌の大部分，*Clostridium difficile*を除く嫌気性菌の大部分に効果をもつ．タゾバクタム・ピペラシリン（ゾシン®）はタゾバクタムとピペラシリンを1：8に配合した薬剤で，現在使用できる抗菌薬のなかで最も広い抗菌スペクトルが期待できる．

敗血症でのempiric therapy，発熱性好中球減少症，重症肺炎，肝胆道系感染症など幅広い感染症に使用される．Empiric therapyで開始された場合には，原因菌が判明した時点で適切な抗菌薬に変更を検討することが必要である．

経口薬

1 天然ペニシリン

重要 感染症の適応　梅毒など

ベンジルペニシリンベンザチン（バイシリン®G）は注射用ベンジルペニシリンと同様の古典的ペニシリンである．ベンジルペニシリンが胃酸で破壊されるため，内服での吸収を改良した薬剤がベンジルペニシリンベンザチンである．「性感染症診断・治療ガイドライン2016」や「JAID/JSC感染症治療ガイド2019」で顕症梅毒・潜伏梅毒（神経梅毒を除く）の第一選薬として示されているが，感受性菌に対する殺菌力は強いものの，ペニシリナーゼ型β-ラクタマーゼで分解されやすいため，その他の場面では積極的に使用されるケースは少ない[2,5]．

ベンジルペニシリンベンザチンの感受性などの特徴は，注射用ベンジルペニシリンと同様である（注射薬の天然ペニシリンの項を参照）．

2 広域ペニシリン

重要 感染症の適応　扁桃炎，中耳炎，副鼻腔炎，梅毒

経口広域ペニシリンの代表は，アモキシシリン（アモリン®）である．アモキシシリンの抗菌スペクトルはアンピシリンとほぼ同じで，グラム陽性菌に対する効果を維持しながら大腸菌，インフルエンザ菌などのグラム陰性菌に抗菌スペクトルが拡大された薬剤である．製剤的な特徴としては，内服後の吸収率は約80%と良好であり食事の影響も受けにくいが，線維の多い食事の場合には吸収が低下する可能性がある．しかし，β-ラクタマーゼに不安定である点は同様で，ペニシリナーゼ産生のブドウ球菌やグラム陰性菌には無効である．

これまで，A群溶連菌，インフルエンザ菌，肺炎球菌が原因菌である扁桃炎，副鼻腔炎などの上気道感染にアモキシシリンが用いられてきた．ガイドラインでは中耳炎，副鼻腔炎の場合に第一選択薬であり，重症例や2次・3次治療の場

合でも1回500mgを1日3～4回の高用量投与によって経口薬での治療が可能である．しかし近年，BLNARの増加や，ペニシリン結合タンパクの変異によるPRSPの分離頻度が高くなっており，アモキシシリンでの治療が困難になる場合もあるため，注意が必要である．

また，クラリスロマイシン，プロトンポンプ阻害薬(ランソプラゾールなど)と3剤併用で*Helicobacter pylori*の除菌にも使用されている．

3 広域ペニシリン(β-ラクタマーゼ阻害薬配合)

重要 感染症の適応　扁桃炎，中耳炎，副鼻腔炎など

広域ペニシリン系抗菌薬のアモキシシリンは，β-ラクタマーゼ産生菌に使用できない．そのため，β-ラクタマーゼ阻害薬を配合することでペニシリン系抗菌薬のもつ本来の抗菌力を発揮できるようにした薬剤がβ-ラクタマーゼ阻害薬配合広域ペニシリンである．

現在，アモキシシリンに配合されているβ-ラクタマーゼ阻害薬はクラブラン酸である．アモキシシリン・クラブラン酸にはアモキシシリンとクラブラン酸を14：1に配合したクラバモックスと2：1に配合したオーグメンチンがある．アモキシシリン耐性のブドウ球菌，大腸菌，インフルエンザ菌，バクテロイデスなどに抗菌スペクトルを示す．淋菌は，β-ラクタマーゼ産生株が多いのでアモキシシリン・クラブラン酸が使用された時代もあったが，現在では染色体性のペニシリン耐性菌が多く，ペニシリン系抗菌薬は使用されなくなっている．

アモキシシリン，クラブラン酸ともに吸収がよいが，クラブラン酸は食事によって吸収が低下することから14：1製剤のクラバモックスは食直前服用となる．また，クラバモックスはクラブラン酸の量を減らしたことにより下痢の発生頻度が減少している．

オーグメンチンは，細菌性肺炎か非定型肺炎かが明らかではないが外来治療が可能な肺炎の場合に第一選択薬として使用される．

アモキシシリン・クラブラン酸もしくはアモキシシリン単剤の投与では，治療上アモキシシリンの投与量を増やしたい場合でも添付文書上1,000mg/日までしか増量することができないため，アモキシシリン・クラブラン酸にアモキシシリン製剤を併用してアモキシシリン総量を1,500mg/日などに増量する投与法が用いられる場合もある(保険適用外)．

ペニシリン系抗菌薬投与の注意点

ペニシリン系抗菌薬のアナフィラキシー反応は，β-ラクタム系抗菌薬のなかでもっとも強いため注意が必要である．アナフィラキシー反応以外でもさまざまな副作用があるが，比較的多い副作用として，下痢を起こすことがある．下痢といっても，一過性のものから*C. difficile*による抗菌薬関連下痢症／腸炎（偽膜性腸炎を含む）までさまざまである．*C. difficile*腸炎は高齢者や全身状態不良の入院患者に多い．また，小児の扁桃炎などに広域ペニシリン系抗菌薬（β-ラクタマーゼ阻害薬配合剤を含む）が投与されることは多いが，この場合も下痢などの消化器症状が発現しやすい．下痢の予防対策として，耐性乳酸菌（ビオフェルミンR®やエンテロノン®-Rなど）の投与が行われることもある．抗菌薬投与中に下痢がみられた場合は，便培養と便中のクロストリジウム毒素検査を行うことが望ましい．

副作用歴の確認は特に注意すべき事項の一つであるが，「ペニシリン系抗菌薬で一過性の軽い下痢をしたことがある」との訴えから「ペニシリン系抗菌薬＝アレルギー薬」としてカルテに登録するような安易な判断は，薬剤の選択肢を狭めることになるため，副作用経験がある場合の聴取はしっかりと行う．

PK/PD理論でのペニシリン系抗菌薬の投与法を知ろう！

ペニシリン系抗菌薬は時間依存性薬剤で，%T＞MICと効果が相関する薬剤（以下，%T＞MICに依存する薬剤）である．%T＞MICに依存する薬剤は24時間のなかで抗菌薬の血中濃度が感染菌のMICを上回る時間の割合が重要で，%が指標として使用されている．高い効果を得るには，1回投与量を増やすよりも投与回数を増やすことが重要である．ただし，最大限の効果を得るためには，①1回量の増加，②投与回数の増加，③投与時間の延長が有用な戦略となる．

PK/PDパラメータ目標値

PK/PDパラメータにおいて効果を予測する目標値が設定されており，この目標値を達成できるように抗菌薬の投与量・投与方法を選択する．ペニシリン系抗菌薬の%T＞MIC目標値は，現時点での評価は定まっていないとされるものの増殖抑制作用が30%以上，最大殺菌作用を得るには50%以上とされる．

まとめ

ペニシリン系抗菌薬は，セフェム系抗菌薬などに比べると薬剤の種類は非常に少なく，ピペラシリン（β-ラクタマーゼ阻害薬配合剤を含む）を除けば，その抗菌スペクトルも狭域である．

フレミングが青かびから発見したペニシリンが抗菌薬の元祖であることは教科書等で誰もが知っていると思うので，まずは抗菌薬の元祖であるペニシリンから学ぶことで，抗菌薬の特徴や使い分け，投与法の基本を理解しやすいといえるのではないか．

（坂野 昌志）

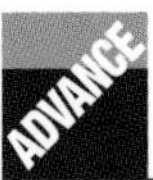

ペニシリン系抗菌薬の一歩進んだ臨床応用と副作用モニタリング

ペニシリンGの持続投与

ペニシリン系抗菌薬が第一選択となる起炎菌の多くはグラム陽性菌である．例えば，感受性がPCG MIC＞0.5 μg/mLの*Streptococcus bovis*による感染性心内膜炎に対してペニシリンGを用いる場合（正常腎機能），1回400万単位・1日6回投与する．一方，ペニシリンGの溶解後の安定性は，生理食塩液，5％ブドウ糖液等に溶解した場合，9時間までは90％以上の残存率が確認されている[4]．

現場の状況を考慮すると，1日3回の8時間間隔（8時間の持続投与）で投与する場合も治療の選択肢とされている．その場合，ペニシリンG 100万単位中に59.8mg（1.53mEq）のカリウムを含有しているため，腎機能や血清カリウム値，心電図の変化，血管痛に注意する必要がある．

咬傷

咬傷は主にヒトあるいは動物からの咬傷部位の感染症であり，推定される原因微生物はヒトと動物では異なる（**表4**）．

伝染性単核球症に対するアミノペニシリン投与による皮疹

アミノペニシリンにはアンピシリンとアモキシシリンがあり，アンピシリンは腸球菌の第一選択薬とされている一方，*Klebsiella*は常にアンピシリン耐性であることを理解しておく必要がある．また，EBウイルスによる伝染性単核

表4 咬傷の種類と推定される原因微生物

咬傷	推定される原因微生物
ヒト咬傷	*Viridans streptococci*, *Corynebacterium*属, *Staphylococcus aureus*, *Eikenella corrodens*, *Bacteroides*属, *Peptostreptococcus*属
動物咬傷	*Pasteurella multocida*, *Pasteurella canis*, *Capnocytophaga*属, *Staphylococcus aureus*, *Bacteroides*属, *Fusobacterium*属

感染症未発症の場合はアモキシシリン・クラブラン酸(250mg・125mg)＋アモキシシリン(500mg)を１日２回・3日間，感染症発症の場合はスルバクタム・アンピシリン点滴静注１回1.5～3.0gを１日４回・５～10日間の治療が推奨される．

球症の患者に対しては発疹の頻度が高くなるため投与禁忌である．発疹は抗菌薬投与後4～５日で出現することが多いことを理解しておく必要がある．代替投与として，発疹のリスクが低いニューキノロン系抗菌薬やマクロライド系抗菌薬が用いられる．

積極的な使用が推奨される感染症

ペニシリン系抗菌薬はグラム陽性菌から陰性菌，経口薬から注射薬まで幅広い場面で使用される．ここでは，さまざまな感染症の中でも積極的な使用が推奨される感染症について述べておく．

- 肺炎球菌や髄膜炎菌による髄膜炎
- 連鎖球菌による感染性心内膜炎や壊死性筋膜炎
- クロストリジウム属によるガス壊疽
- 梅毒　など

これらの感染症の場合には，原因微生物と対応する抗菌薬を想定したうえで，用法・用量および治療期間を検討することが重要となる．

（奥平　正美）

引用文献

1) 三鴨廣繁ほか：日常診療に役立つ抗感染症薬のPK/PD，ユニオンエース，2012.
2) JAID/JSC感染症治療ガイド・ガイドライン作成委員会：JAID/JSC感染症治療ガイド2019，ライフサイエンス出版，2019.
3) 南学正臣：腎機能低下時の薬剤ポケットマニュアル，中外医学社，2015.
4) Meiji Seikaファルマ株式会社：注射用ペニシリンGカリウム インタビューフォーム．2013年6月(改訂第8版).
5) 日本性感染症学会ガイドライン委員会：性感染症診断・治療 ガイドライン2016．日本性感染症学会誌，27(Suppl)：2016.

参考文献

・松本慶蔵：現在の化学療法剤におけるペニシリン剤の位置付け．化学療法の領域，4：2388-2395，1988.

・日本感染症学会・日本化学療法学会編：抗菌薬使用のガイドライン，協和企画，2005.

・菊池　賢ほか監：サンフォード感染症治療ガイド2017，改訂第47版，ライフサイエンス出版，2017.

・高野正彦：経口抗生物質投与時の食事による影響[1]．月刊薬事，18：813，1976.

・該当薬剤インタビューフォーム.

β–ラクタマーゼってなに？

β–ラクタマーゼとは，ペニシリン系，セフェム系，カルバペネム系などのβ–ラクタム環をもつ抗菌薬を分解する酵素で，クラスA，B，C，Dに分類される.

クラスAはペニシリンを効率よく分解するために，ペニシリナーゼとも呼ばれ，その阻害薬としてクラブラン酸，スルバクタム，タゾバクタムがある．クラスBはカルバペネムを効率よく分解するため，メタロβ–ラクタマーゼとも呼ばれる.

クラスCは第1世代セフェムを効率よく分解するため，セファロスポリナーゼとも呼ばれ，その阻害薬としてクロキサシリンがある．クラスDはペニシリン系や第1世代セフェム系に加え，クラスA β–ラクタマーゼに安定なペニシリンも効率よく分解する.

これらのβ–ラクタマーゼによる分解を防ぐために，クラブラン酸，スルバクタム，タゾバクタムといったβ–ラクタマーゼ阻害薬が使用される．β–ラクタマーゼ阻害薬配合の抗菌薬には，アモキシシリン・クラブラン酸(クラバモックス，オーグメンチン)，スルバクタム・アンピシリン(ユナシン®–S)，スルバクタム・セフォペラゾン(スルペラゾン®)，タゾバクタム・ピペラシリン(ゾシン®)などがある.

(坂野 昌志)

2 セフェム系抗菌薬

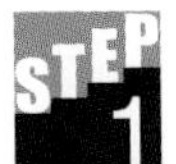

これだけは知っておこう！

基本情報	
分類	●化学構造にβ-ラクタム環をもつβ-ラクタム系抗菌薬である．
作用点	●細菌の細胞壁を構成するペプチドグリカン層の架橋を阻害することで細菌を破壊する．
抗菌作用 PK/PD	●作用は殺菌的で，時間依存性に作用を示す(%T＞MIC)．そのため治療対象とする微生物の最小発育阻止濃度(MIC)を超える血中濃度が維持される時間が重要になる(%T＞MICに依存する薬剤)．%T＞MICが40%以上の場合は増殖抑制作用，60～70%以上では最大殺菌作用が得られる．
抗菌スペクトル	●セフェム系抗菌薬とはセファロスポリン系，セファマイシン系，オキサセフェム系の総称として用いられ，一般に第1～4世代に分類される． ●第1世代はグラム陽性菌に対する抗菌力が強い． ●第2世代はグラム陰性菌にも抗菌力をもつが，グラム陽性菌に対する抗菌力は第1世代と同等か少し弱くなっている． ●第3世代は第2世代よりも多くのグラム陰性菌に対して高い抗菌力をもつが，グラム陽性菌に対する抗菌力は第1世代よりも弱い． ●第4世代はグラム陽性・陰性菌に抗菌力をもつが，グラム陰性菌には特に高い抗菌力をもつ．また一部はグラム陽性菌の腸球菌属に抗菌力をもつ．ただし，第3世代の中でも緑膿菌に活性があるものとないものがあるように世代分類で薬剤ごとの特徴を完全に理解できるものではないので注意が必要．
PAE	●グラム陽性菌に対してpost-antibiotic effect (PAE)を有しているが，グラム陰性菌へのPAEはない．
副作用	●セフェム系抗菌薬の副作用は少ないが，過敏症，下痢，肝障害，腎障害，中枢神経障害(痙攣)，ジスルフィラム様作用がある．

耐性機序	●グラム陽性菌ではペニシリン結合タンパク(PBP)の変異，グラム陰性菌ではポーリンの変異または欠損，薬剤排出ポンプによる薬剤の作用点への到達阻害，β-ラクタマーゼによる不活化がある．
その他の特徴	●細胞壁をもたないマイコプラズマ属やクラミドフィラ属，リケッチアなどには効果がない．また，細胞内への移行性が悪く，細胞内寄生性菌のレジオネラ属やクラミドフィラ属などには効果がない． ●グラム陽性菌の腸球菌属に適応を有する製剤もあるが臨床上は無効であるため，使用されない．

薬剤の分類と特徴

【注射薬】

●第1世代

セファゾリン(CEZ) 商品名 セファメジン®α

用法・用量 1回0.5gを12時間ごと．効果不十分時1.5～3g/日まで増量可．重篤時5g/日．

特徴 グラム陽性菌に優れた抗菌力をもち，黄色ブドウ球菌（MSSA），肺炎球菌を除くレンサ球菌属に対して強い抗菌活性をもつ．一部のグラム陰性菌にも抗菌力をもつが，臨床でグラム陰性菌をターゲットに使用することはない．β-ラクタマーゼに不安定である．腎，肝などへの移行がよく，とくに胆汁への移行がよいが，髄液移行は不良である．

●第2世代(バクテロイデス属に活性無)

セフォチアム(CTM) 商品名 パンスポリン®

用法・用量 1回0.5～1gを6～12時間ごと．効果不十分時4g/日まで増量可．

特徴 CEZよりグラム陰性菌への抗菌力が強くなり，インフルエンザ桿菌にも抗菌力をもつようになったが，BLNAR（β-lactamase negative ampicillin resistant）型インフルエンザ桿菌には無効．グラム陽性菌に対する抗菌力は，CEZと同等である．体内でほとんど代謝を受けないという特徴もある．胆汁への移行はよいが，髄液移行は不良である．

●第2世代(バクテロイデス属に活性有)

フロモキセフ(FMOX) 商品名 フルマリン®

用法・用量 1回0.5～1gを12時間ごと（最大1日4gを2～4回で分割投与）．

セフメタゾール(CMZ) 商品名 セフメタゾン®

用法・用量 1回0.5～1gを12時間ごと．最大4g/日（1回1g，6時間ごと）まで増量可．

特徴 第1世代のCEZに比べグラム陽性菌への抗菌力はやや劣るものの，グラム陰性菌への抗菌力は拡大している．嫌気性菌にも抗菌力をもち，好気性菌，嫌気性菌ともに広い抗菌スペクトルをもつ．バクテロイデスグループ，腸内細菌科に有効であるため汚染手術の手術部位感染予防薬としても使用される．体液，組織への移行はよいが，髄液移行は不良である．

第3世代（緑膿菌に活性無）

セフトリアキソン（CTRX） 商品名 ロセフィン®，セフキソン
用法・用量 1日1～2gを1～2回に分割投与（最大1日4gを2回で分割投与）．

特徴 β-ラクタマーゼに対して安定で，肺炎球菌にも有効．またインフルエンザ桿菌や大腸菌などのグラム陰性菌に対して第2世代よりも抗菌力が強い．髄膜炎，肺炎，尿路感染などに広く使用される．半減期が7～8時間と長く，高い血中濃度が24時間持続するため，1日1回投与が可能な唯一の薬剤．髄液移行は良好である．

セフォタキシム（CTX） 商品名 クラフォラン®，セフォタックス®
用法・用量 1日1～2gを2回に分割投与（最大1日4gを2～4回で分割投与）

特徴 抗菌スペクトルなどの特徴はCTRXとほぼ同等で，CTRXを使用すべき場面の多くでCTXに置き換えることができるが，代謝経路がCTRXは肝排泄なのに対しCTXは腎排泄であるため肝障害がある場合ではCTXが優先されるケースもある．

第3世代（緑膿菌に活性有）

セフタジジム（CAZ） 商品名 モダシン，モベンゾシン®
用法・用量 1回0.5～1gを12時間ごと（最大1日4gを2～4回で分割投与）．

スルバクタム・セフォペラゾン（SBT/CPZ） 商品名 スルペラゾン®
用法・用量 1回0.5～1gを12時間ごと（最大1日4gを2回で分割投与）．

特徴 CAZはβ-ラクタマーゼに対して安定であるが，グラム陽性菌に対する抗菌力が低く，緑膿菌感染治療に限定して使用されることが多い．CPZは第1・2世代よりもグラム陰性菌に強い抗菌力を示し，緑膿菌にも抗菌力を示すが，β-ラクタマーゼに不安定であるためβ-ラクタマーゼ阻害薬のSBTを配合している．髄液移行は良好である．

第4世代

セフォゾプラン（CZOP） 商品名 ファーストシン®
用法・用量 1回0.5～1gを12時間ごと（最大1日4gを2～4回で分割投与）．

セフェピム（CFPM） 商品名 マキシピーム®
用法・用量 1回0.5～1gを12時間ごと（最大1日4gを2回で分割投与）．

特徴 グラム陽性・陰性菌に対して広い抗菌力を示す．特にβ-ラクタマーゼを産生するグラム陰性菌には第3世代よりも強力である．また，緑膿菌への活性は高く，CAZ耐性緑膿菌にも有効である．「緑膿菌＋グラム陰性菌＋グラム陽性菌」に有効な広域スペクトルを有する．CFPMは発熱性好中球減少症への適応がある．各組織への移行は良好で，髄液移行も良好である．

タゾバクタムナトリウム/セフトロザン硫酸塩（TAZ/CTLZ） 商品名 ザバクサ®
用法・用量 ＜膀胱炎，腎盂腎炎，腹膜炎，腹腔内膿瘍，胆嚢炎，肝膿瘍＞1回1.5g（タゾバクタムとして0.5g／セフトロザンとして1g）を1日3回，60分かけて点滴静注．腹膜炎，腹腔内膿瘍，胆嚢炎，肝膿瘍に対しては，メトロニダゾール注射液と併用すること．
＜敗血症，肺炎＞1回3g（タゾバクタムとして1g／セフトロザンとして2g）を1日3回，60分かけて点滴静注．

特徴 グラム陰性菌に対して広い抗菌力を示す．グラム陽性菌への抗菌力は低く，適応はレンサ球菌属のみである．一部のグラム陰性桿菌はAmpC βラクタマーゼを過剰産生することで，第3世代セフェムへの耐性を獲得するが，CTLZ自体が安定であり，さらにペニシリン系，セフェム系の多くを分解するESBL*をTAZが阻害することで高い安定性を示す．また，外膜変化の影響や薬剤排出ポンプによる影響を受けにくい．嫌気性菌への効果は一部の菌種に限定されており，TAZ/CTLZの単独使用はESBLや緑膿菌を考慮して嫌気性菌のカバーが必要ない場面が考えられる．今回，第4世代に分類したが第3世代や第5世代といった記載もみられる．

＊ ESBL：Extended-spectrum beta-lactamase

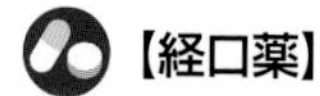

【経口薬】

●第1世代

セファクロル(CCL) 商品名 ケフラール®
用法・用量 1回250～500mgを1日3回.

特徴 グラム陽性菌およびインフルエンザ桿菌に抗菌活性を示すが，一部のグラム陰性菌にも抗菌力をもつが現在は耐性化が進んでいる．経口投与後は速やかに吸収される．同世代で最も古い薬剤であるセファレキシン（ケフレックス®）と比べ抗菌スペクトルは同程度であるが，より低濃度，短時間での殺菌効果をもつ.

●第2世代

セフロキシム アキセチル(CXM-AX) 商品名 オラセフ®
用法・用量 1回250～500mgを1日3回.

特徴 第1世代に比べ，グラム陽性菌に対して同程度もしくはやや弱い抗菌力を示す．一方で，インフルエンザ桿菌，大腸菌，クレブシエラ属などのグラム陰性菌に対する抗菌力が増している．臨床で第2世代を積極的に選択する場面は少ない.

●第3世代

セフジニル(CFDN) 商品名 セフゾン®，セフジニル
用法・用量 1回100mgを1日3回.

特徴 第2世代よりも，さらにグラム陰性菌に対する抗菌力が優れている．β-ラクタマーゼに対しても安定であるがペニシリン耐性肺炎球菌（PRSP）やBLNARには無効．服用で尿が赤くなるほか，鉄含有の製品との併用で吸収が1/10程度に低下する.

●第4世代

セフカペン ピボキシル(CFPN-PI) 商品名 フロモックス®
用法・用量 1回100～150mgを1日3回.

特徴 プロドラッグであり腸管壁で代謝されセフカペンとなる．β-ラクタマーゼに安定で，グラム陽性菌から陰性菌まで広い抗菌スペクトルと強い抗菌力を示す．BLNARやPRSPにも効果が期待できる.

効果に相関するパラメータと目標値[1]

効果に相関するパラメータ	%T＞MIC	
PK/PDパラメータ目標値	≧40%（増殖抑制作用）	≧60～70%（最大殺菌作用）

セフェム系抗菌薬の効果に相関するパラメータは%T＞MIC（MICを超える血中薬物濃度が維持される時間が全体の何割にあたるか）で，目標値は増殖抑制作用が40%以上，最大殺菌作用を得るには60～70%以上とされる．%T＞MICに依存する薬剤では，1回量を増やすより投与間隔を短くした方がよい．注射薬では，点滴時間を長くすると効果が高くなる（**図1**）.

1日2回，0.5時間点滴で，1回2g投与の場合は分離菌のMICが16μg/mL以下であれば増殖抑制作用が期待でき，MIC 4μg/mL以下であれば最大殺菌作用が期待できる．投与回数，点滴時間が同じでも1回量が1gの場合は増殖抑制作用のMICが8μg/mL，最大殺菌作用のMICが2μg/mLまで下がる．

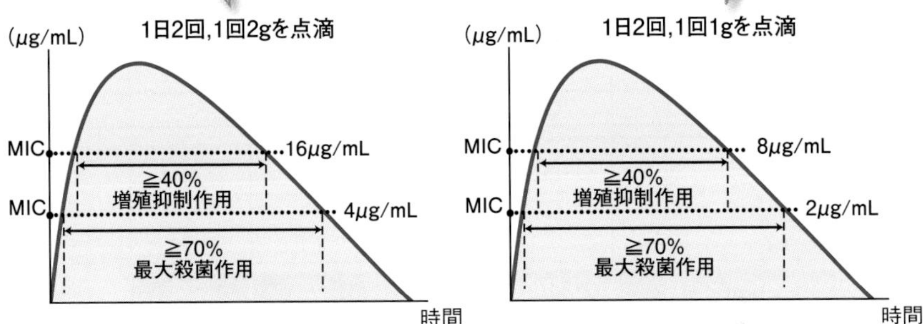

たとえば 点滴時間が0.5時間と同じであれば，MIC 4μg/mLの菌では，1日2回，1回2g投与の場合は最大殺菌作用が得られるが，1日2回，1回1g投与の場合では最大殺菌作用が得られない．

図1 %T＞MIC薬の点滴時間での効果比較

セフェピムを1日2回，0.5時間で点滴した場合の1日投与量でのブレイクポイントの比較．

（文献1より数値を引用）

組織移行性

セファゾリンは髄液移行性が乏しいため髄膜炎には使用できないが，セフトリアキソンはガイドライン上で髄膜炎の第一選択薬として使用される場合があるように，セフェム系抗菌薬では各薬剤によって組織移行性は異なる．そこで，簡易に組織移行性を考える指標として添付文書上に対応する適応がある場合を移行性有として○，ない場合を—，ガイドラインに第一・二選択薬として記載されている場合を移行性良好と考え◎とした（**表1**）[2]．

排泄

主な排泄経路は腎である．薬剤ごとに異なるが，平均90%が腎で排泄される．このなかで，セフトリアキソンとセフォペラゾンは他と異なる特性を示し，セフトリアキソンは腎で約55%，肝で約45%，セフォペラゾンは腎で約40%，肝で約60%の排泄割合である．

表1 セフェム系抗菌薬の組織移行性

	薬品名(略号)	血中	髄液	肺	胆汁	腎・尿路	皮膚
注射	CEZ	◎	–	◎	◎	○	◎
	CTM	◎	–	◎	◎	◎	○
	CMZ	○	–	○	○	○	○
	FMOX	○	–	○	○	○	○
	CTRX	◎	◎	◎	○	◎	–
	CTX	◎	◎	◎	○	○	○
	CAZ	◎	◎	◎	○	◎	○
	SBT/CPZ	○	–	○	○	○	–
	CZOP	◎	◎	◎	○	◎	○
	CFPM	◎	◎	◎	◎	◎	○
	TAZ/CTLZ	○	–	○	○	◎	–

	薬品名(略号)	耳	上気道	肺	皮膚	尿路
経口	CCL	○	○	○	◎	◎
	CXM-AX	○	○	○	○	○
	CFDN	○	○	○	○	◎
	CFPN-PI	◎	◎	◎	○	◎

添付文書上に対応する適応がある場合を移行性有として○，ない場合を–，「JAID/JSC感染症治療ガイド2019」に第一・二選択薬として記載されている場合を移行性良好と考え◎とした．

用量調節

腎機能による調節が必要な薬剤，不要な薬剤があるため薬剤ごとの特徴を理解しておく必要がある(**表2**)[3)]．

薬剤別抗菌スペクトル

代表的な抗菌スペクトルを比較した(**表3**)．第1世代から順にグラム陰性菌への抗菌力が増しているのがわかる．また，第3世代もグラム陽性菌への適応はあるものの抗菌力は第1世代よりも弱く，なかでもセフタジジムは緑膿菌にのみ使用されることが多い．

また，適応菌種ではあってもJANISデータ(**図2**)を見ると薬剤感受性試験で「S：感受性」と判定される割合には違いがあるため，自施設の感受性試験データ，JANISのような全国サーベイランスデータなどを確認する必要がある．

表2 セフェム系抗菌薬の腎機能による用量調節

薬品名（略号）	クレアチニンクリアランス(mL/min)		
	≧50	10≦Ccr＜50	＜10
CEZ	通常量	1回1gを12時間ごと	1回1g 24〜48時間ごと
CTM	1回1〜2gを6〜12時間ごと	1回0.5〜1gを24時間ごと	1回0.5gを24時間ごと
CMZ	1回1gを12時間ごと	1回1gを12時間ごと	1回1gを24時間ごと
FMOX	1回1gを12時間ごと	1回0.5gを12時間ごと	1回0.5gを24時間ごと
CTRX	通常量	通常量	通常量
CTX	通常量	1回0.5〜1gを12時間ごと	1回0.5gを12時間ごと
CAZ	1回1gを8〜12時間ごと	1回1gを12時間ごと	1回1gを24時間ごと
SBT/CPZ	通常量	通常量	1回2gを24時間ごと
CZOP	1回1gを12時間ごと	1回0.5gを12時間ごと	1回0.5gを24時間ごと
CFPM	1回1gを12時間ごと	1回1gを12時間ごと	1回0.5〜1gを24時間ごと
TAZ/CTLZ	通常量	添付文書参照	
CCL	1回250mgを1日3回	1回250mgを1日3回	1回250mgを1日2回
CXM-AX	Ccr≧50：1回250mgまたは500mgを8時間ごと Ccr 30〜49：12時間ごと(投与量同じ) Ccr 10〜29：24時間ごと(投与量同じ) Ccr＜10：48時間ごと(投与量同じ)		
CFDN	通常量	1回100mgを1日2回	1回50mgを1日2回
CFPN-PI	通常量	1回100mgを1日2回	1回100mgを1日1回

表3 代表的なセフェム系抗菌薬の抗菌スペクトル

	薬品名（略号）		グラム陽性菌					グラム陰性菌						
			MRSA	レンサ球菌	肺炎球菌	腸球菌	ブドウ球菌	大腸菌	インフルエンザ桿菌	緑膿菌	セラチア	エンテロバクター	シトロバクター	アシネトバクター
注射	第1世代	CEZ		○			○	○						
	第2世代	CTM		○				○						
		CMZ												
		FMOX		○										
	第3世代	CTRX		○	○			○	○			○		
		CTX		○	○			○	○		○	○	○	
		CAZ								○				○
		SBT/CPZ						○		○	○	○		
	第4世代	CZOP		○				○		○	○	○		○
		CFPM		○				○		○	○	○		○
		TAZ/CTLZ						○		○	○	○	○	
経口	第1世代	CCL		○				○	○					
	第2世代	CXM-AX		○										
	第3世代	CFDN		○				○	○					
		CFPN-PI		○				○	○					

[網掛け]は適応菌種，○は第一・二選択になる菌種．

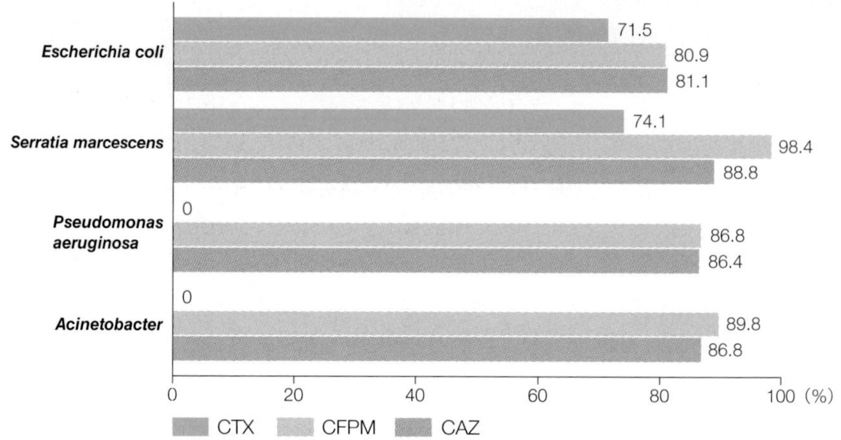

図2 JANISデータから見たセフェム系抗菌薬の感受性率

〔2020年7～9月四半期報（全集計対象医療機関，入院検体）より作成〕

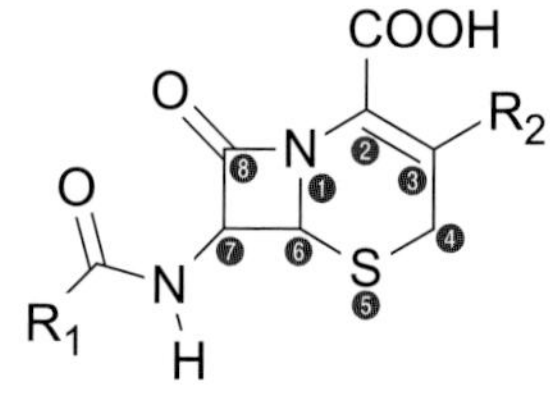

図3 セフェム系抗菌薬の基本骨格

R_1，R_2など，化学修飾できる場所が多い．図はセファロスポリン系である．

7α位にメトキシ基（$-OCH_3$）をもつものがセファマイシン系，5位の硫黄(S)を酸素原子(O)にして，7α位にメトキシ基（$-OCH_3$）をもつものがオキサセフェム系である．

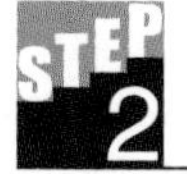

STEP 2 少し詳しい内容を知ろう！

セフェム系抗菌薬は，一般細菌に対する広い抗菌スペクトルと高い安全性によって第一選択薬として使用されることが多い抗菌薬である．また，セフェム系抗菌薬は構造上に化学修飾できる部分が多く（**図3**），新規薬剤の開発が容易なため非常に種類が多い．種類の多い薬剤の特徴を理解するためには世代分類が有用である．分類された各世代内では同じような抗菌スペクトルをもっている．一般的な世代分類として，第1～4世代に分類されるが，このなかでも第1～3世代と第4世代を分けて考えるとよい．おおまかな目安としては，第1世代がグラム陽性菌用，第3世代がグラム陰性菌用，第2世代は第1世代と第3世代の中間で，第4世代は第1世代と第3世代の長所を併せもつ（ただし，嫌気性菌に対する抗菌活性は低い）と考えると特徴を捉えやすい．ここでは第1～4世代の分類ごとに注射薬，経口薬の特徴について解説する．

注射薬

1 第1世代

重要 感染症の適応 周術期感染予防，急性単純性腎盂腎炎，メチシリン感性黄色ブドウ球菌による院内肺炎など

第1世代セフェム系抗菌薬の代表的な薬剤はセファゾリン（セファメジン® α）である.「術後感染予防抗菌薬適正使用のための実践ガイドライン」では，セファゾリンは清潔手術や準清潔手術の周術期感染予防に使用される第一選択薬である．一般的な投与期間は，清潔手術では単回，準清潔手術では2～3日間の投与が多い．手術時の予防投与の場合，1回1gが通常投与量だが体重が80kg以上の場合は1回2g（≧120kgの場合は3g）で，半減期が短い薬剤であるため，手術開始のおよそ30分前に投与され，手術時間が3～4時間を超える場合には術中再投与も必要になる．

第1世代セフェム系抗菌薬の特徴として最も重要な点は，ブドウ球菌属やレンサ球菌属などのグラム陽性菌に対する抗菌活性が強いことがあげられ，特に黄色ブドウ球菌感染に重要な役割をもつ．しかし，メチシリン耐性黄色ブドウ球菌（MRSA）には無効である．一方，グラム陰性菌に対する抗菌力は弱く，大腸菌，肺炎桿菌，*Proteus mirabilis*に活性を示すが，これらの菌に対して敢えてセファゾリンを使用することはない．インフルエンザ菌や緑膿菌などグラム陰性菌の大部分には無効である．また，ペニシリンを分解するペニシリナーゼ型β-ラクタマーゼには安定で，ペニシリナーゼ産生黄色ブドウ球菌やレンサ球菌属などに有効であるが，セフェム系を分解するセファロスポリナーゼ産生菌には無効である．また，髄膜炎に対しては髄液へ移行しないため使用することができない．

2 第2世代（バクテロイデス属に活性無）

重要 感染症の適応 呼吸器感染症（市中肺炎など），尿路感染

第2世代セフェム系抗菌薬はセファロスポリン系とセファマイシン系，オキサセフェム系で抗菌力に違いがあるため，分けて考えると理解しやすい．

セファロスポリン系の代表的薬剤はセフォチアム（パンスポリン®）で，第1世代セフェム系抗菌薬のセファゾリンと比べグラム陽性菌への活性は同等であ

りながら，グラム陰性菌への抗菌力が拡大されインフルエンザ菌にも抗菌力をもつようになった．インフルエンザ桿菌に有効なため上気道感染症や耳鼻科領域に使用されるがBLNAR（β-lactamase negative ampicillin resistant）型インフルエンザ桿菌に対しては無効である．セファゾリンと同様にペニシリナーゼ型β-ラクタマーゼに安定で，ペニシリナーゼ産生黄色ブドウ球菌やレンサ球菌属などに有効であるが，セファロスポリナーゼ産生菌には無効である．

3 第2世代（バクテロイデス属に活性有）

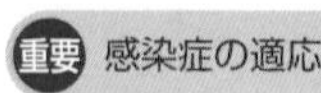

嫌気性菌への曝露が想定される消化器，婦人科領域，口腔咽頭粘膜切開を伴う口腔耳鼻領域の術前感染予防投与

セファマイシン系，オキサセフェム系の代表的な薬剤としては，それぞれセフメタゾール（セフメタゾン®）とフロモキセフ（フルマリン®）がある．これらは第1世代セフェム系抗菌薬と比べると，グラム陽性菌への抗菌力はやや劣るものの，グラム陰性菌への抗菌力が拡大され，さらに嫌気性菌であるバクテロイデス属にも抗菌力が拡大されている．また，ペニシリナーゼ型・セファロスポリナーゼ型のβ-ラクタマーゼにも安定とされている．MRSAに対しては，セフメタゾールはその原因の一つであるペニシリン結合タンパク-2'（PBP-2'）に結合親和性が高いこと，またフロモキセフはMRSAが産生するペニシリナーゼに安定でありPBP-2'を誘導しにくいことなどから，比較的抗菌力を有するとされていた．しかし，最近ではいずれも耐性化が進んでおり，使用できないのが現状である．

セフメタゾールは「術後感染予防抗菌薬適正使用のための実践ガイドライン」において汚染手術の術後感染予防として示されている．嫌気性菌に対しても有効であるが近年，耐性菌が増加しているため注意が必要である．

嫌気性菌に抗菌力をもつセフメタゾール，フロモキセフなどは，嫌気性菌感染の可能性がある消化器領域や婦人科領域の手術や口腔咽頭粘膜切開を伴う耳鼻科領域の手術などにも使用されるほか，手術以外でも腹腔内感染や子宮内感染など嫌気性菌が関与する深部感染への投与が行われる．

4 第3世代(緑膿菌に活性無)

重要 感染症の適応 淋菌感染症，髄膜炎，市中肺炎など

第3世代セフェム系抗菌薬は，グラム陽性菌に対する抗菌力が弱く，グラム陰性菌に対する抗菌力が強い．β-ラクタマーゼにも安定である．セフェム系のなかで髄液への移行が良好になるのは第3世代以降の薬剤であるため，この世代以降の薬剤は髄膜炎に使用することができる．

一般に，第3世代セフェム系抗菌薬は緑膿菌への活性の有無で2群に分けることができ，緑膿菌活性のない代表的な薬剤にセフトリアキソン，セフォタキシムがある．セフトリアキソンは大腸菌，*P. mirabilis*などの腸内細菌属やインフルエンザ菌にきわめて有用である．一方，グラム陽性菌に対する活性は，世代分類からすると第1世代セフェム系抗菌薬よりも弱いと考えられる．しかし，セフトリアキソンはメチシリン感性黄色ブドウ球菌(MSSA)やペニシリン低感受性肺炎球菌(PISP)にも抗菌作用を示すなど，グラム陽性菌に対しても腸球菌属以外には抗菌力をもつ．また，ペニシリン結合タンパク(PBP)の変化による耐性機構をもつ肺炎球菌(PRSP)に対しても有効である．このように，一般的な世代分類とは異なる特性をもつ薬剤には注意が必要である．セフトリアキソンは，髄膜炎や市中肺炎，淋菌感染症などに対してガイドラインで第一選択薬の一つとして推奨されているが，髄膜炎の場合は1回2g，12時間ごとのような高用量投与が必要になる．

セフォタキシムは，基本的にはセフトリアキソンと似た抗菌スペクトル，移行性などの特徴をもつため，セフトリアキソンが推奨される適応症において置き換えることができるケースが多い．しかし，代謝経路の違いや臨床上の効果が期待できる場合もあるがブドウ球菌属に対する添付文書上の適応がないこと，腎盂腎炎の適応がないことやセフトリアキソンの使用が推奨される淋菌感染症に使用できないなどの違いもあるため，使用時には添付文書の確認が必要となる．

5 第3世代(緑膿菌に活性有)

重要 感染症の適応

セフタジジム…緑膿菌が原因菌である可能性が高い感染症全般(なかでも髄膜炎, 複雑性尿路感染)

スルバクタム・セフォペラゾン…入院患者での誤嚥性肺炎, 胆道感染症など

セフェム系抗菌薬のなかで緑膿菌活性のある代表的な薬剤はセフタジジムである. セフタジジムの抗緑膿菌活性はセフェム系抗菌薬のなかで強い部類に入るほか, 腸内細菌属にも比較的良好な活性を示す.

一方でグラム陽性菌に対する抗菌力は, 添付文書上では示されているものの, 臨床では抗菌力活性がきわめて低いため, セフタジジムは緑膿菌専用の抗菌薬として位置付けられている.

同様に抗緑膿菌活性を示す薬剤にセフォペラゾン(セフォペラジン®)がある. セフォペラゾンもβ-ラクタマーゼへの抵抗性は示すものの, ほかの第3世代に比べて不安定で, 腸内細菌属への活性が低い. β-ラクタマーゼ阻害薬のスルバクタムとの合剤としてスルペラゾン®(スルバクタム・セフォペラゾン)が開発された. 日本でよく使用される「スルバクタム・セフォペラゾン1gを12時間おきに投与」ではスルバクタム・セフォペラゾン1g中にスルバクタム500mg, セフォペラゾン500mg含有であり, 国際的な投与量の半分程度であることは理解しておく必要がある.

6 第4世代

重要 感染症の適応

呼吸器感染症, 敗血症, 腹膜炎, 髄膜炎など

セフェピム…抗がん薬投与に伴う発熱性好中球減少症に適応をもつ. 嫌気性菌に対する抗菌活性は低い

セフォゾプラン…第4世代セフェム系抗菌薬のなかで緑膿菌に対する抗菌力がやや強い

第4世代セフェム系抗菌薬はセフェム系のなかでも最も広い抗菌スペクトルを示す薬剤である. 第3世代セフェム系抗菌薬は腸内細菌属からの誘導型β-ラクタマーゼの影響を受けやすく, 抗緑膿菌活性を高めるとブドウ球菌属への抗菌力が低下するなどの欠点があった. それらの欠点を補ったのが, 第4世代

セフェム系抗菌薬である．

代表的な薬剤としてセフピロムやセフェピム（マキシピーム®），セフォゾプラン（ファーストシン®）がある．これらは，第3世代セフェム系抗菌薬のセフトリアキソンとセフタジジムを足した抗菌スペクトルをもつ薬剤と考えると理解しやすい．グラム陽性菌ではMRSA，メチシリン耐性コアグラーゼ陰性ブドウ球菌（MRCNS）以外にはほとんど有効である．一方，グラム陰性菌ではセフタジジム耐性の緑膿菌を含むほとんどの腸内細菌属にも有効性が高いが，嫌気性菌に対する抗菌活性は低い．

7 第4世代（第5世代）

重要 感染症の適応	膀胱炎，腎盂腎炎，腹膜炎，腹腔内膿瘍，胆嚢炎，肝膿瘍，敗血症，肺炎．腹膜炎，腹腔内膿瘍，胆嚢炎，肝膿瘍に対しては，メトロニダゾール注射液と併用
	タゾバクタム/セフトロザン…グラム陰性菌に対して広い抗菌力を示し，AmpC βラクタマーゼを過剰産生やESBL産生菌にも有効

2019年6月に24年ぶりのセフェム系新薬として発売されたセフトロザンとβラクタマーゼ阻害薬のタゾバクタムの合剤．適応菌種は本剤に感性のレンサ球菌属，大腸菌，シトロバクター属，クレブシエラ属，エンテロバクター属，セラチア属，プロテウス属，インフルエンザ菌，緑膿菌となっており，基本的にグラム陰性菌用の薬剤である．IFの記載によるとセフトロザンは①*P. aeruginosa*のAmpC酵素に対する親和性が低く，AmpCによる加水分解を受けず安定であること，②外膜蛋白質ポーリン（OprD）の変異のある*P. aeruginosa*に対してセフトロザンは抗菌活性を示し，OprDの欠損による影響を受けなかったこと，③*P. aeruginosa*の非酵素的耐性機構である排出ポンプを過剰発現した菌株の影響を受けにくいことなどの特徴をもっている．さらに，タゾバクタムを配合することでESBL産生菌に対しても有効で医療現場で問題になる多くのグラム陰性桿菌に有効である．一方でバクテロイデス・フラジリスなど一部の嫌気性菌に対しては有効である可能性はあるが，嫌気性菌に対する効果はおおむね乏しく，添付文書にも記載されているように嫌気性菌が起炎菌となりうる腹膜炎，腹腔内膿瘍，胆嚢炎，肝膿瘍ではメトロニダゾールとの併用が必須である．これまでに腎盂腎炎を含む複雑性尿路感染症でレボフ

ロキサシンに対して非劣性であるとの報告や腹腔内感染症や肺炎，敗血症に対してメロペネムに対して非劣性との報告があるが，現状ではタゾバクタム/セフトロザンを第一選択とするケースは極めて少ない．

海外では 欧州泌尿器科学会(EAU)のガイドラインで非複雑性腎盂腎炎のエンピリック治療の第二選択薬として推奨されており，ウロセプシスにもカルバペネム系抗菌薬，TAZ/PIPCなどと並んで推奨されている．また，米国外科感染症学会(SIS)のガイドラインでは標的治療として多剤耐性緑膿菌に対して推奨されているほか，スペインの化学療法学会ガイドラインでは重症度の高い病態では第一選択薬としての使用が推奨されているが，現状ではAmpC，ESBL産生菌や緑膿菌などに対する標的治療やESBLや緑膿菌に考慮して嫌気性菌のカバーが必要ない場面でのカルバペネム系抗菌薬の温存などが考えられる．いずれにしろ貴重な新規薬剤であるため乱用を避け，適切な使用の中でのエビデンス蓄積が待たれる．

経口薬

1 第1世代

重要 感染症の適応　中耳炎，副鼻腔炎，慢性気管支炎の急性増悪時など

第1世代経口セフェム系抗菌薬の特徴としてもっとも重要な点は，ブドウ球菌属やレンサ球菌属などのグラム陽性菌に対する抗菌活性が強いことである．一方，グラム陰性菌に対しても大腸菌やクレブシエラなどに優れた抗菌力をもつが，インフルエンザ菌などにはやや弱い．

第1世代経口セフェム系抗菌薬の代表的な薬剤にセファクロル(ケフラール®)があり，経口投与後は速やかに吸収されるという特徴がある．ペニシリナーゼ型β-ラクタマーゼに安定で，ペニシリナーゼ産生黄色ブドウ球菌やレンサ球菌属などに有効であるが，セファロスポリナーゼ産生菌には無効である点は第1世代注射薬のセファゾリンと同じである．

2 第2世代

重要 感染症の適応　中耳炎，副鼻腔炎，扁桃炎など

第2世代経口セフェム系抗菌薬は，グラム陽性菌に対しては第1世代経口セフ

ェム系抗菌薬と同程度，もしくは菌種によってはやや弱い抗菌力を示す．一方で，インフルエンザ菌などのグラム陰性菌に対しては抗菌力が増している．代表的な薬剤にセフロキシム アキセチル（オラセフ®）がある．セフロキシム アキセチルはプロドラッグであり，内服後の吸収段階で腸管壁のエステラーゼにより脱エステル化されてセフロキシムになる．第一選択薬として使用される場面は少ない．

3 第3世代

重要 感染症の適応　中耳炎，尿路感染，皮膚感染など

第3世代経口セフェム系抗菌薬は第1・2世代の経口セフェム系抗菌薬に比べグラム陽性菌にも強い抗菌力を示す．グラム陰性菌に対しても，インフルエンザ菌などへの抗菌力が強くなっているが注射薬に比べ腸内細菌属への抗菌力は乏しい．また，β-ラクタマーゼには安定である．バイオアベイラビリティは第1・2世代の経口セフェム系抗菌薬に比べて劣る．

代表的な薬剤にセフジニル（セフゾン®）がある．第3世代経口セフェム系抗菌薬はインフルエンザ菌への抗菌力が強くなっているものの，セフジニルはインフルエンザ菌やペニシリン耐性肺炎球菌（PRSP）への活性が低いので，気道感染に用いることはできない．また，セフジニルは鉄剤および制酸薬（マグネシウム，アルミニウム含有製剤）との併用で効果が減弱されるので，併用時には2時間程度の間隔が必要である．セフジニル服用時に十分説明すべき点として尿が赤色になったり，鉄添加剤との併用で便が赤色になることなどがある．

4 第4世代

重要 感染症の適応　気道感染など

第4世代経口セフェム系抗菌薬は第3世代経口セフェム系抗菌薬に比べ，ブドウ球菌属や肺炎球菌への抗菌力を増し，PRSPにも有効になった．β-ラクタマーゼにも安定で，嫌気性菌の一部にも抗菌力をもつ．第4世代経口セフェム系抗菌薬の代表的な薬剤にセフカペン ピボキシル（フロモックス®）がある．セフカペン ピボキシルはプロドラッグであり，内服後の吸収段階で代謝されてセフカペンになる．これらは小腸上皮から血中への吸収を高めるためにエステル基をもつものが多い．セフカペンをはじめとする第4世代経口セフェム系抗菌薬はPRSPおよびBLNAR型インフルエンザ菌に強い抗菌力を示すため，特

に市中の呼吸器感染に使われることが多いが，肝などへの組織移行性が低いことが問題点としてあげられる．

セフェム系抗菌薬投与の注意点

セフェム系抗菌薬は，一般的に副作用の頻度は低く，副作用があった場合でも軽度で，安全性の高さが使用頻度の増加につながっているといっても過言ではない．

重要な副作用として急性腎不全などがあり，相互作用として，フロセミド(ラシックス®)などの利尿薬との併用で腎障害が増強されることが知られている．

また，ペニシリン系抗菌薬のような過敏反応は少ないが，ペニシリンアレルギーのある患者では5％程度がセフェム系抗菌薬にもアレルギーを示す．そのため，ペニシリン系抗菌薬に過敏反応を示す場合には注意が必要である．

構造に由来するがセフメタゾール，セフォペラゾンなど一部のセフェム系抗菌薬では，特徴的な副作用としてアンタビュース様作用(肝のaldehyde dehydrogenaseを阻害するために生じる，ジスルフィラム様作用)がある．アルコール摂取は，該当薬剤中止後10日までは注意が必要である．その他，投与中の臨床検査値異常として肝胆道系酵素の上昇や好酸球の増多，クームス試験(赤血球表面に結合しうる抗赤血球抗体の有無を調べる．溶血が疑われる場合に行われる)陽性などを生じることがある．また，最近ではクリンダマイシンの副作用として有名な偽膜性大腸炎が，セファロスポリンでもクリンダマイシンと同程度偽膜性大腸炎を起こしやすいことが報告されている．

STEP 3 PK/PD理論でのセフェム系抗菌薬の投与法を知ろう！

セフェム系抗菌薬は時間依存性薬剤で，%T＞MICと効果が相関する薬剤(以下，%T＞MICに依存する薬剤)である．%T＞MICに依存する薬剤は24時間のなかで抗菌薬の血中濃度が感染菌のMICを上回る時間の割合が重要で，%が指標として使用されている．高い効果を得るには，1回投与量を増やすよりも投与回数を増やすことが重要である．ただし，最大限の効果を得るためには，①1回量の増加，②投与回数の増加，③投与時間の延長が有用な戦略となる．

PK/PDパラメータ目標値

PK/PDパラメータにおいて効果を予測する目標値が設定されており，この目標値を達成できるように抗菌薬の投与量・投与方法を選択する必要がある．セフェム系抗菌薬の%T＞MIC目標値は，現時点での評価は定まっていないとされるものの増殖抑制作用が40%以上，最大殺菌作用を得るには60～70%以上とされる．

まとめ

セフェム系抗菌薬はほかの抗菌薬に比べ薬剤の種類が非常に多い．そのため，抗菌薬の特徴や使い分けを理解するには，世代ごとの特徴をつかむことが重要である．分類してしまえば注射薬では4世代6分類，経口薬では4世代4分類で，前後の世代との比較をしながら考えると，理解しやすい薬剤であるといえるのではないか．

（坂野 昌志）

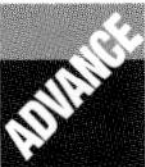

セフェム系抗菌薬の一歩進んだ臨床応用と副作用モニタリング

MSSAによる細菌性髄膜炎

市中発症の成人における細菌性髄膜炎では，推定される原因微生物として *Streptococcus pneumoniae* が主体であり，empiric therapyとしてはセフトリアキソンまたはセフォタキシムが選択される．セフェム系は第3・4世代のみが髄液移行を有するため，第1・2世代セフェムは髄膜炎治療に用いることはできない．原因微生物がMSSAやグラム陰性桿菌の場合にセフェピムを用いる場合があり，投与量は1回2 gを8時間ごととなる[2)]．なお，本邦の添付文書では1日4gまでとして記載されているため，保険適応外の用法・用量であることにご留意いただきたい．

セフェピムの副作用で注意しておきたいものとして，セフェピム脳症がある．セフェム系抗菌薬のなかでセフェピムは中枢移行性がよい抗菌薬であり，肝・腎機能障害を有している場合や，血液脳関門での血管透過性が亢進している病態ではセフェピム脳症を発現する可能性がある．意識障害などの症状が発現した場合にはセフェピム脳症を疑うことが重要である．

経口セフェム系抗菌薬の薬物動態

経口セフェム系抗菌薬のバイオアベイラビリティには幅がある(**表4**). 特に第3世代のバイオアベイラビリティは低く, かつセフェム系の分布容積は低値であるため, 十分な組織濃度を維持することは困難である.

第1世代のセファレキシンはバイオアベイラビリティが高く, ブドウ球菌に活性を有するという特徴がある. 成人のMSSA, レンサ球菌による皮膚軟部感染症では1回250～500mg, 1日4回(成人)で治療が可能である.

AmpC型β-ラクタマーゼ産生菌に対する治療

AmpC型β-ラクタマーゼは, 第3世代セフェムに感受性があっても, 第3世代セフェムを使用中に誘導される可能性があるβ-ラクタマーゼとして知られている. そのAmpC β-ラクタマーゼを産生することが知られている *Enterobacter, Serratia, Citrobacter, Morganella, Providentia* に対しては, 第4世代セフェム系, カルバペネム系, ニューキノロン系抗菌薬が選択薬となる.

2019年に国内で承認を取得した新規抗菌薬として注射用タゾバクタムナトリウム/セフトロザンがある. AmblerクラスAのβ-ラクタマーゼ(CTX-M, SHV, TEM)およびクラスCを産生するグラム陰性桿菌に活性を示す. したがって, AmpC型β-ラクタマーゼ産生菌の治療選択肢として用いることができる. また, ESBL産生菌に対しても選択肢の一つとなる一方, KPC産生菌やクラスBのメタロβ-ラクタマーゼ産生菌などのカルバペネマーゼ産生菌には活性を示さない.

表4 経口セフェム抗菌薬のバイオアベイラビリティ

世代	薬品名(略号)	バイオアベイラビリティ
第1世代	CEX	90%
	CCL	93%
第2世代	CXM-HE	52%
第3世代	CFDN	25%
	CDTR-PI	16%
第4世代	CFPN-PI	35%

CEX：セファレキシン, CXM-HE：セフロキシム アキセチル, CDTR-PI：セフジトレン ピボキシル

(文献4を参考に著者作成)

便や尿の色調変化

セフジニルは，鉄剤や無機鉄が含まれる粉ミルクを併用すると便や尿の色が赤くなることがある．これは，腸管内でセフジニルにヒドロキシイミノ基を介してFe^{2+}とFe^{3+}との赤色錯体が形成されることによる．他にも色調変化をもたらす抗菌薬として，リファンピシン(燈色)やミノサイクリンは尿を黄褐色に着色するなどがある．これら色調の変化の原因は服用した抗菌薬自体の色調や体内で変化したことに由来する．色調の変化は一時的なもので，服薬が終了すると正常な色に戻るため，服薬指導時に説明しておくことはアドヒアランスの面で重要である．

ピボキシル基を有する抗菌薬

ピボキシル基は抗菌薬の吸収を改善するために付属された側鎖である．このピボキシル基を有する抗菌薬(セフカペンピボキシル，セフジトレンピボキシル，テビペネムピボキシル)を小児に投与した場合，重篤な低カルニチン血症に伴って低血糖症状(痙攣，脳症など)を起こした報告[5)]があるため，投与には注意が必要である．

(奥平　正美)

引用文献

1) 三鴨廣繁ほか：日常診療に役立つ抗感染症薬のPK/PD，ユニオンエース，2012.
2) JAID/JSC感染症治療ガイド・ガイドライン作成委員会：JAID/JSC感染症治療ガイド2019，ライフサイエンス出版，2019.
3) 南学正臣：腎機能低下時の薬剤ポケットマニュアル，中外医学社，2015.
4) 日本化学療法学会　抗菌化学療法認定制度審議委員会編：抗菌薬適正使用生涯教育テキスト，2008.
5) 医薬品医療機器総合機構：ピボキシル基を有する抗菌薬投与による小児等の重篤な低カルニチン血症と低血糖について.

参考文献

・渡辺　彰：セフェム系抗生剤，cefpirome，cefepime，cefozoplanおよびcefclidin1. Medical Practice, 11 : 671-678, 1994.
・日本化学療法学会・日本外科感染症学会：術後感染予防抗菌薬適正使用のための実践ガイドライン，2016.
・日本感染症学会・日本化学療法学会編：抗菌薬使用のガイドライン，協和企画，2005.
・Llarrull LI, et al : The future of the β-lactams. Curr Opin Microbiol, 13 : 551-557, 2010.
・菊池　賢ほか監：サンフォード感染症治療ガイド2017，改訂第47版，ライフサイエンス出版，2017.

- Schwaber MJ, et al : Factors associated with nosocomial diarrhea and Clostridium difficile-associated disease on the adult wards of an urban tertiary care hospital. Eur J Clin Microbiol Infect Dis, 19 : 9-15, 2000.
- Solomkin J, et al : Ceftolozane/Tazobactam Plus Metronidazole for Complicated Intra-abdominal Infections in an Era of Multidrug Resistance: Results From a Randomized, Double-Blind, Phase 3 Trial (ASPECT-cIAI). Clin Infect Dis, 60 : 1462-1471, 2015.
- Wagenlehner FM, et al : Ceftolozane-tazobactam compared with levofloxacin in the treatment of complicated urinary-tract infections, including pyelonephritis: a randomised, double-blind, phase 3 trial (ASPECT-cUTI). Lancet, 385 : 1949-1956, 2015.
- Kollef MH, et al : Ceftolozane-tazobactam versus meropenem for treatment of nosocomial pneumonia (ASPECT-NP): a randomised, controlled, double-blind, phase 3, non-inferiority trial. Lancet Infect Dis, 19 : 1299-1311, 2019.
- Bonkat G, et al : EAU Guidelines on Urological Infections, 2018.
- Sartelli M, et al : The management of intra-abdominal infections from a global perspective: 2017 WSES guidelines for management of intra-abdominal infections. World J Emerg Surg, 12 : 29, 2017.
- Mensa J, et al : Antibiotic selection in the treatment of acute invasive infections by Pseudomonas aeruginosa: Guidelines by the Spanish Society of Chemotherapy. Rev Esp Quimioter, 31 : 78-100, 2018.
- 該当薬剤インタビューフォーム.

3 カルバペネム系・ペネム系抗菌薬

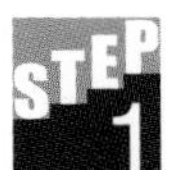

これだけは知っておこう！

■ カルバペネム系抗菌薬

基本情報	
分類	●化学構造にβ-ラクタム環をもつβ-ラクタム系抗菌薬である.
作用点	●細菌のペニシリン結合タンパク(PBP)に高い親和性を示し，細胞壁の合成を阻害することで殺菌作用を示す.
抗菌作用 PK/PD	●作用は殺菌的で，時間依存性に作用を示す(%T＞MIC). そのため，対象微生物の最小発育阻止濃度(MIC)を超える血中濃度が維持される時間が重要になる(%T＞MICに依存する薬剤). %T＞MICが20～30%以上の場合は増殖抑制作用，40～50%以上では最大殺菌作用が得られる.
抗菌スペクトル	●グラム陽性菌からグラム陰性菌および嫌気性菌に至るまで，現存する抗菌薬のなかで最も広い抗菌スペクトルを有する.
PAE	●ペニシリン系抗菌薬，セフェム系抗菌薬と異なり，グラム陽性菌だけでなく緑膿菌などのグラム陰性菌にもpost-antibiotic effect(PAE)をもち，その効果は比較的長い.
副作用	●発疹，嘔吐，嘔気，下痢のほか痙攣をはじめとした中枢神経系副作用がある.
耐性機序	●カルバペネム系抗菌薬を菌内へ取り込む孔(OprD)の減少・欠損，カルバペネム系抗菌薬を菌体外に排出する孔の過剰発現，作用標的部位であるPBPの変異，メタロβ-ラクタマーゼなどの酵素の出現による耐性化がある.
その他の特徴	●セフェム系抗菌薬に比べ，β-ラクタマーゼに対して高い安定性をもつ. ●ペニシリン系抗菌薬，セフェム系抗菌薬のような抗菌スペクトルによる分類は行われていない.

その他の特徴	●現在，日本で発売されているカルバペネム系抗菌薬の注射薬はイミペネム・シラスタチン(チエナム®)，パニペネム・ベタミプロン(カルベニン®)，メロペネム(メロペン®)，ビアペネム(オメガシン®)，ドリペネム(フィニバックス®)の5種類で，各菌種に対する抗菌力に差がある． ●経口薬はテビペネム ピボキシル(オラペネム®)小児用細粒がある． ●セフェム系抗菌薬などと異なり，短時間で殺菌作用を示す．

■ペネム系抗菌薬

基本情報	
作用点	●PBPに高い親和性を示し，細胞壁の合成を阻害することで殺菌作用を示す．
抗菌作用 PK/PD	●作用は殺菌的で，時間依存性に作用を示す(%T＞MIC)．そのため，対象微生物のMICを超える血中濃度が維持される時間が重要になる(%T＞MICに依存する薬剤)．
抗菌スペクトル	●グラム陽性菌に優れた抗菌力をもつが，カルバペネム系抗菌薬と異なり緑膿菌に抗菌力を示さないなど，グラム陰性菌に対する抗菌力は高くない．
その他の特徴	●β-ラクタマーゼに対して高い安定性をもつ． ●現在，日本で発売されているペネム系抗菌薬はファロペネム(ファロム®)のみで，経口薬である． ●ペネム系抗菌薬はカルバペネム系抗菌薬に類似した構造をもつ．

薬剤の分類と特徴

【注射薬】

●カルバペネム系

イミペネム・シラスタチン(IPM/CS)　**商品名** チエナム®

用法・用量 IPMとして1日0.5～1.0gを2～3回に分割投与．最大2g/日．

特徴 最初のカルバペネム系抗菌薬である．腎臓に多く存在するデヒドロペプチダーゼ-1(DHP-1)という酵素により速やかに分解されてしまうため，この酵素の阻害薬であるCSが配合されている．CSの配合は腎毒性の軽減の目的もある．グラム陽性・陰性菌の好気性菌，嫌気性菌に殺菌的で強い抗菌力をもつ．各組織への移行は良好で尿中に高濃度に排泄される．

●カルバペネム系

パニペネム・ベタミプロン(PAPM/BP) 商品名 カルベニン®
用法・用量 PAPMとして1回0.5gを12時間ごと．最大2g/日．

特徴 PAPMはIPMに比べDHP-1への安定性は高い．しかし，臨床での使用にあたっては，腎毒性軽減の目的でのBPの配合が必要である．溶菌作用が速く，グラム陽性・陰性菌の好気性菌，嫌気性菌に殺菌的で強い抗菌力をもつ．PAPMはIPMに比べ肺炎球菌などのグラム陽性菌に対して強い抗菌力をもつが，緑膿菌などへの抗菌力は劣る．

メロペネム(MEPM) 商品名 メロペン®
用法・用量 1日0.5～1gを2～3回に分割投与．最大1回1g，1日3回まで（化膿性髄膜炎：1日6gを3回に分割投与）．

特徴 MEPMはDHP-1への安定性が高い．また腎毒性も軽減されたため，カルバペネム系抗菌薬で初めて単剤で使用できるようになった薬剤である．グラム陽性・陰性菌の好気性菌，嫌気性菌に殺菌的で強い抗菌力をもつ．IPM/CS，PAPM/BPに比べ緑膿菌に対する抗菌力が強い．

ビアペネム(BIPM) 商品名 オメガシン®
用法・用量 1回0.3gを12時間ごと（最大1日1.2g）．

特徴 BIPMはMEPMと同様にDHP-1への安定性が高く単剤で使用される．IPM/CS，PAPM/BP，MEPMと同様にグラム陽性・陰性菌の好気性菌，嫌気性菌に殺菌的で強い抗菌力をもつ．広い抗菌スペクトルを示すが，特に緑膿菌などのグラム陰性菌に強い抗菌力をもち，ニューキノロン系，アミノグリコシド系などの他剤に耐性を示す緑膿菌にも抗菌力を示す．

ドリペネム(DRPM) 商品名 フィニバックス®
用法・用量 1回0.25～0.5gを8～12時間ごと．最大1回1g，1日3回まで．

特徴 DRPMもMEPM，BIPMと同様にDHP-1への安定性が高く単剤で使用される．MEPMと同様に中枢神経系の副作用が少ないと考えられている．グラム陽性・陰性菌の好気性菌，嫌気性菌に殺菌的で強い抗菌力をもつ．緑膿菌に対する抗菌力はカルバペネム系抗菌薬のなかでも強い．

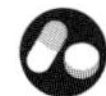

【経口薬】

●カルバペネム系

テビペネム ピボキシル(TBPM-PI) 商品名 オラペネム®小児用細粒
用法・用量 小児に対して1回4mg/kg，1日2回（最大1回6mg/kg）．

特徴 唯一のカルバペネム系抗菌薬の経口薬．DHP-1への安定性が高く単剤で使用される．小児の感染症治療において問題になっていたペニシリン耐性の肺炎球菌，βラクタマーゼ非産生アンピシリン耐性インフルエンザ桿菌やマクロライド耐性肺炎球菌に対しても強い抗菌活性を示す．カルバペネム系抗菌薬であるため組織移行性は良好であると考えられるが，ターゲットがはっきりと決められており，適応症は肺炎，小児中耳炎，副鼻腔炎のみである．

●ペネム系

ファロペネム(FRPM) 商品名 ファロム®
用法・用量 1回150～300mgを1日3回．小児に対して1回5～10mg/kg，1日3回．

特徴 唯一のペネム系抗菌薬．グラム陽性・陰性菌に抗菌力をもつ．グラム陽性菌に対しては経口セフェム系抗菌薬の第1世代CCLや第2世代のCTMよりも抗菌力が強い．特にペニシリン耐性肺炎球菌（PRSP）に良好な活性をもつ．

効果に相関するパラメータと目標値[1]

効果に相関するパラメータ	%T＞MIC
PK/PDパラメータ目標値	≧20～30%（増殖抑制作用） ≧40～50%（最大殺菌作用）

カルバペネム系抗菌薬の効果に相関するパラメータは%T＞MIC（MICを超える血中薬物濃度が維持される時間が全体の何割にあたるか）で，目標値は増殖抑制作用が20～30%以上，最大殺菌作用を得るには40～50%以上とされる．%T＞MICに依存する薬剤では，1回量を増やすより投与間隔を短くした方がよい．点滴時間を長くすると効果が高くなる（**図1**）．

組織移行性

ペニシリン系抗菌薬やセフェム系抗菌薬と異なり，薬剤ごとに組織移行性が大きく異なるということはなく，カルバペネム系抗菌薬5剤の組織移行性はおおむね似通っている．しかし，髄膜炎への適応の有無など，承認されている適応症は異なっているので注意が必要である．

0.5時間点滴の場合は分離菌のMICが2μg/mL以下であれば増殖抑制作用が期待でき，MIC 0.5μg/mL以下であれば最大殺菌作用が期待できる．同じ投与量・投与回数でも3時間点滴にした場合は分離菌のMICが4μg/mL以下であれば増殖抑制作用が期待でき，MIC 1μg/mL以下であれば最大殺菌作用が期待できる．

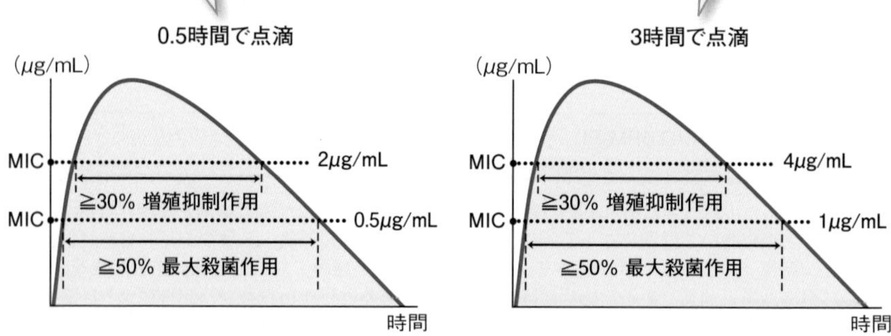

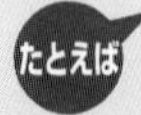

MIC 4μg/mL の菌では，0.5 時間点滴の場合は増殖抑制作用が得られないが，3 時間点滴であれば増殖抑制作用が期待できる．同様に MIC1μg/mL の菌には 3 時間点滴では最大殺菌作用が得られるが，0.5 時間点滴では最大殺菌作用は得られない．同じ用量でもブレイクポイント MIC にこれだけの差が生じる．

図1 %T＞MIC薬の点滴時間での効果比較

メロペネム1回1gを1日2回点滴した場合の点滴時間でのブレイクポイントの比較．

（文献 1 より数値を引用）

そこで，簡易に組織移行性を考える指標として添付文書上に対応する適応がある場合を移行性有として○，ない場合を－，ガイドラインに第一・二選択薬として記載されている場合を移行性良好と考え◎とした(**表1**)[2)].

排泄

主な排泄経路は腎である．薬剤ごとに異なるが，平均60%が腎で排泄される．このなかで特徴的なのは，パニペネムの腎排泄率が約30%であるのに対し，その配合剤であるベタミプロンはほぼ100%が腎で排泄されることが挙げられる．また，経口薬のファロペネムは約10%が腎で排泄される．

用量調節

腎機能による調節が必要な薬剤，不要な薬剤があるため薬剤ごとの特徴を理解しておく必要がある(**表2**)[3)].

薬剤別抗菌スペクトル

代表的な抗菌スペクトルを比較した(**表3**)．抗菌スペクトルをみると，パニペネム・ベタミプロン，メロペネムはアシネトバクター属への適応はないが，臨床的には有効であると考えられる．

それ以外では，ここに提示した菌種に対して，イミペネム・シラスタチン，パニペネム・ベタミプロン，メロペネム，ビアペネム，ドリペネムのいずれも

表1 カルバペネム系・ペネム系抗菌薬の組織移行性

	薬品名(略号)	血中	髄液	肺	胆汁	腎・尿路	皮膚
注射	IPM/CS	◎	○*	◎	◎	◎	◎
	PAPM/BP	◎	◎	◎	◎	◎	○
	MEPM	◎	◎**	◎	◎	◎	◎
	BIPM	◎	－***	◎	－***	◎	－***
	DRPM	◎	◎	◎	◎	◎	◎

	薬品名(略号)	耳	上気道	肺	皮膚	尿路
経口	TBPM-PI	◎	◎	◎	－	－
	FRPM	○	○	○	－	○

添付文書上に対応する適応がある場合を移行性有として○，ない場合を－，「JAID/JSC感染症治療ガイド2019」に第一・二選択薬として記載されている場合を移行性良好と考え◎とした．
＊：中枢痙攣のリスクがあるため，本系統で第一選択にはならない．
＊＊：移行性は高くないが髄膜炎に使用できる．
＊＊＊：移行性は良好だが保険適用をもたない．

表2 カルバペネム系・ペネム系抗菌薬の腎機能による用量調節

薬品名（略号）	クレアチニンクリアランス(mL/min)		
	≧50	10≦Ccr＜50	＜10
IPM/CS	1回0.25～ 0.5gを12時間ごと	1回0.25gを12～24時間ごと	1回0.25gを24時間ごと
PAPM/BP	通常量	1回0.5gを12～24時間ごと	1回0.5gを24時間ごと
MEPM	1回0.25～ 0.5gを12時間ごと	初回0.5g，以降0.25gを8～12時間ごと	初回0.5g，以降0.25gを24時間ごと
BIPM	通常量	1回0.3gを12～24時間ごと	1回0.3gを24時間ごと
DRPM	50≦Ccr＜70：1回0.25gもしくは0.5gを1日2～3回．1回1gを1日2回 30≦Ccr＜50：1回0.25gを1日2～3回．1回0.5gを1日2～3回 Ccr＜30：1回0.25gを1日2～3回		
TBPM-PI	減量は必要だが明確な基準はない		
FRPM	減量は必要だが明確な基準はない		

表3 代表的なカルバペネム系・ペネム系抗菌薬の抗菌スペクトル

	薬品名（略号）	グラム陽性菌					グラム陰性菌						
		MRSA	レンサ球菌	肺炎球菌	腸球菌	ブドウ球菌	大腸菌	インフルエンザ桿菌	緑膿菌	セラチア	エンテロバクター	シトロバクター	アシネトバクター
注射	IPM/CS												○
	PAPM/BP												
	MEPM												
	BIPM				*								○
	DRPM				*								○
経口	TBPM-PI		○										
	FRPM		○										

菌種が分かった時点でカルバペネム系を第一選択にするケースは少ない．
＊：*Enterococcus faecium*は除く．
　は適応菌種，○は第一・二選択になる菌種．

承認が得られており，カルバペネム系抗菌薬の広い抗菌スペクトルがわかる．しかし，腸球菌属に対する抗菌力は臨床で使用するには十分なものではないことは理解しておく必要がある．経口薬でペネム系抗菌薬のファロペネムは，カルバペネム系抗菌薬の注射薬よりも抗菌スペクトルは狭い．

テビペネム ピボキシル小児用細粒は，注射用のカルバペネム系抗菌薬と異なり，ブドウ球菌，レンサ球菌属，肺炎球菌，モラクセラ・カタラーリス，インフルエンザ菌のみを承認菌種として，適応菌種を絞っている．

また，適応菌種ではあってもJANISデータ(**図2**)をみると薬剤感受性試験で「S：感受性」と判定される割合には違いがあるため，自施設の感受性試験データ，JANISのような全国サーベイランスデータなどを確認する必要がある．**図2**をみると肺炎球菌や緑膿菌に対するメロペネムの感受性は必ずしも高くなく，適応菌種に対するカルバペネム系抗菌薬投与だからといって必ず有効であるわけではない．

特に注意すべき耐性菌情報

カルバペネム耐性腸内細菌科細菌(CRE)は，2014年9月に感染症法施行規則の改正により5類全数報告疾患に指定されたもので，簡単にいえばカルバペネム系抗菌薬に耐性を示す腸内細菌科細菌のことである．腸内細菌科細菌には大腸菌などのエシェリキア属，肺炎桿菌などのクレブシエラ属，エンテロバクター属，シトロバクター属，セラチア属など20数種類の菌がある．CREはカルバペネマーゼを産生することでカルバペネム系抗菌薬に対して高度な耐性を示し治療が困難であることのほかに世界的に広がっていることも問題である．

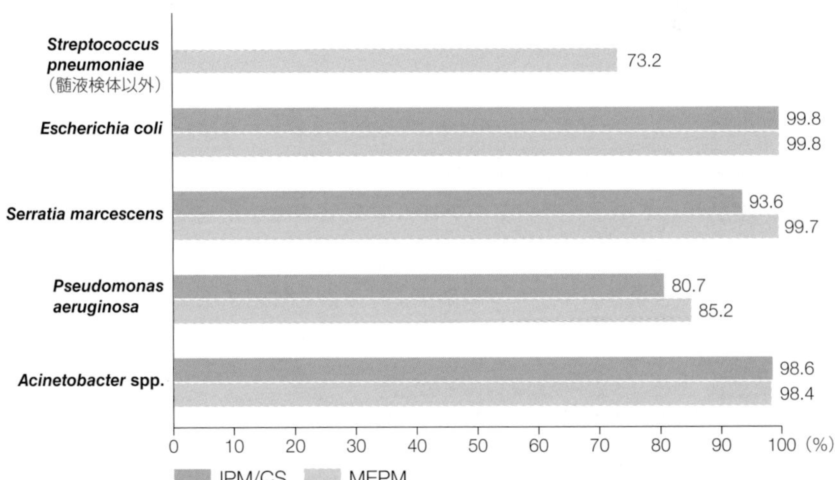

図2 JANISデータからみたカルバペネム系・ペネム系抗菌薬の感受性率
〔2020年7～9月四半期報（全集計対象医療機関，入院検体）より作成〕

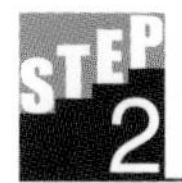

少し詳しい内容を知ろう！

カルバペネム系抗菌薬は，グラム陽性菌，グラム陰性菌から嫌気性菌に至るまで，現在市販されている抗菌薬のなかでもっとも広い抗菌スペクトルをもっている．また，ほとんどのβ-ラクタマーゼに安定であるとともに，有効菌種に対して短時間で強い殺菌作用を示す．そのため，原因菌がわからない時点での抗菌薬選択（経験的治療：empiric therapy）に有効で，de-escalation（→p. 8）療法の初期選択薬として活用される．

カルバペネム系抗菌薬はペニシリン系，セフェム系抗菌薬などのほかのβ-ラクタム系抗菌薬と異なり，緑膿菌などのグラム陰性菌に対してもPAE（→p. 83）をもち，その持続時間も比較的長い（**表4**）．カルバペネム系抗菌薬は％T>MICに依存する薬剤であり，効果的な投与法として1回量を増やすよりも投与間隔を短くした方がよいが，ほかのβ-ラクタム系抗菌薬よりも投与間隔に余裕をもたせた投与が可能になる．また，カルバペネム系抗菌薬はほとんどのβ-ラクタマーゼに安定であるが，メタロβ-ラクタマーゼ（カルバペネマーゼともいわれる）によって分解されることは知っておかなければならない．メタロβ-ラクタマーゼはカルバペネム系抗菌薬をはじめ，ほとんどのβ-ラクタム薬（β-ラクタマーゼ阻害薬配合薬も含む）を分解してしまう．現在までに分離頻度は高くないと思われるが，メタロβ-ラクタマーゼの産生菌については特に注意し，蔓延の防止に努める必要がある．

カルバペネム系抗菌薬は，注射薬でイミペネム・シラスタチン，パニペネム・ベタミプロン，メロペネム，ビアペネム，ドリペネムの5種類で，抗菌スペクトルは似通っているものの構造上の特徴（**図3**）もあり，薬剤ごとの特徴は大きく異なる（**表5**）．ここでは，経口薬のテビペネム ピボキシル小児用細粒，ペネム系抗菌薬のファロペネムも加えた7剤の特徴について解説する．

特に注意すべき事項に，バルプロ酸ナトリウムと併用することでバルプロ酸

表4 β-ラクタム系抗菌薬のPAEの比較

分類	グラム陽性菌	グラム陰性菌
ペニシリン系抗菌薬	○	×
セフェム系抗菌薬	○	×
カルバペネム系抗菌薬	○	○

○：PAEあり
×：PAEなし

図3 カルバペネム抗菌薬の基本骨格

イミペネム・シラスタチン，パニペネム・ベタミプロンは R_1 に側鎖はないが，メロペネム，ビアペネム，ドリペネムは R_1 にメチル基（CH_3）を導入している．このメチル基の導入で DHP–1 への安定性，腎毒性の軽減が得られ，単剤での使用が可能になっている．また，R_2 の側鎖の塩基性の強さも DHP–1 への安定性，腎・中枢への毒性に関与している．

表5 注射用カルバペネム系抗菌薬の特徴

薬品名（略号）	成人（小児）における1日最大投与量	適応		
		小児	化膿性髄膜炎	発熱性好中球減少症
IPM/CS	2g（100mg/kg）	○		
PAPM/BP	2g（100mg/kg）	○	○	
MEPM	6g*（6g）	○	○	○
BIPM	1.2g			
DRPM	3g（1g）	○	○	

*：メロペン®のみ6g投与可能．後発品は3g/日まで.

ナトリウムの血中濃度が低下し，てんかんの発作が再発する可能性があるため併用禁忌であることが挙げられる．

注射薬

1 イミペネム・シラスタチン

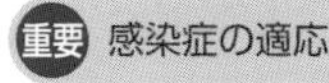

重症細菌感染症全般
（肺炎，感染性心内膜炎，敗血症，肝・胆道系感染症など）

イミペネム・シラスタチンは最も古いカルバペネム系抗菌薬で，イミペネムとシラスタチンが1：1の割合で配合された合剤である．カルバペネム系抗菌薬は，ほとんどのβ–ラクタマーゼなどに安定であるものの，デヒドロペプチダーゼ1（DHP–1）というカルバペネム系抗菌薬を加水分解して失活させる腎臓の酵素により速やかに分解されてしまう．また，DHP–1によって生じた分解産物により腎毒性が生じる．

特にイミペネムは，DHP−1に対する安定性がカルバペネム系抗菌薬のなかで最も低い．そのため，DHP−1の特異的な阻害薬であるシラスタチンを配合し，イミペネムの分解を防いでいる．また，イミペネムは腎尿細管に蓄積して強い腎毒性を示すが，シラスタチンは腎尿細管へのイミペネムの取り込みを抑制する作用ももつため，腎毒性が軽減される．このようにシラスタチンはイミペネムの効果を高めるとともに安全性も高めている．

腎毒性以外の副作用では，痙攣誘発作用などの中枢毒性が問題である．中枢毒性の原因は，カルバペネム系抗菌薬の構造の一部が脳内抑制性神経物質に類似していることが原因である．イミペネムはカルバペネム系抗菌薬のなかで最も中枢毒性が高いと考えられており，高齢者に対する投与時などは特に注意する必要がある．

イミペネムは，カルバペネム系抗菌薬のなかでも，グラム陽性菌には特に強い抗菌力をもつ．また，緑膿菌をはじめとするグラム陰性菌に対する抗菌力も優れているが，メロペネムやドリペネムには劣る．広い抗菌スペクトルを示すが，メチシリン耐性黄色ブドウ球菌（MRSA），多剤耐性緑膿菌（MDRP），*Stenotrophomonas maltophilia*などには抗菌力がなく，腸球菌属に対する抗菌力も十分なものではない．

製剤的な特徴としては，カルバペネム系抗菌薬のなかで唯一，筋注用製剤がある．また，髄膜炎には適応がないことも記憶しておく必要がある．

2 パニペネム・ベタミプロン

重要 感染症の適応　髄膜炎，重症細菌感染症全般
（肺炎，感染性心内膜炎，敗血症，肝・胆道系感染症など）

パニペネム・ベタミプロンはパニペネムとベタミプロンが1：1の割合で配合された合剤である．パニペネムはイミペネムと同様にβ−ラクタマーゼに安定であり，DHP−1に対する安定性はイミペネムよりも高い．しかし，パニペネム以降に開発されたカルバペネム系抗菌薬に比べるとDHP−1への安定性は格段に低い．そのため，イミペネムにDHP−1阻害作用をもつシラスタチンを配合したイミペネム・シラスタチンのように，パニペネムにもDHP−1阻害薬を配合した方が有効であると考えられるが，実際には配合されていない．DHP−1

阻害薬は配合されていなくてもパニペネム・ベタミプロンが安全に高い臨床効果を示していることをみれば，承認用量で十分な抗菌力が得られると考えられる．一方，パニペネムもイミペネムと同様に腎毒性の問題があったが，ベタミプロンを配合することによって腎尿細管へのパニペネムの取り込みが抑制され，臨床使用が可能な程度にまで腎毒性が軽減されている．痙攣誘発作用などの中枢毒性はイミペネムと比べると低くなっているが，高齢者に対する投与時などは注意が必要である．

パニペネムは，ほかのカルバペネム系抗菌薬と比較して肺炎球菌(PRSP：ペニシリン耐性肺炎球菌含む)に対する抗菌力が特に優れている．しかし，緑膿菌をはじめとするグラム陰性菌に対する抗菌力はカルバペネム系抗菌薬のなかで最も弱く，緑膿菌感染であると特定できれば使用すべきではない．また，イミペネムと同様にMRSA，MDRP，*S.maltophilia*などには抗菌力がなく，腸球菌属に対する抗菌力も十分なものではない．

3 メロペネム

重要 感染症の適応　髄膜炎，重症細菌感染症全般
（肺炎，感染性心内膜炎，敗血症，肝・胆道系感染症など）

メロペネムは，DHP−1に対する安定性を高めながら腎毒性を軽減することに成功したため，単剤での使用が可能になった世界で初めてのカルバペネム系抗菌薬である．これは構造特性に起因しており，メロペネム以降に発売されたカルバペネム系抗菌薬は同じ構造特性をもっている．また，痙攣誘発作用などの中枢毒性も軽減されており，その頻度は0.1%以下である．

添付文書上で承認されているメロペネムの抗菌スペクトルは，ほかのカルバペネム系抗菌薬とほぼ同じであるが，抗菌力を比較した場合には差がみられる．一般にグラム陽性菌に対する抗菌力は，カルバペネム系抗菌薬５剤のなかでは弱いとされるが臨床上問題になることはない．MRSAや腸球菌属の一部を除けば十分な抗菌力をもっている(カルバペネム系抗菌薬に共通)．グラム陰性菌に対してはカルバペネム系抗菌薬のなかでも強く，特に緑膿菌に対する抗菌力が優れている．また，市中肺炎の原因菌として重要な肺炎球菌にはパニペネム・ベタミプロンが優れているが，次いで頻度の高いインフルエンザ菌にはメロペネムが優れた抗菌力をもっている．さらに，PK/PDからみた投与方法を考えるうえで，カルバペネム系抗菌薬のなかで最もエビデンスの多い薬剤である．

化膿性髄膜炎では，1日6gまで投与可能である．また，イミペネム・シラスタチン，パニペネム・ベタミプロンと同様にMRSA，MDRP，*S.maltophilia*などには抗菌力がなく，腸球菌属に対する抗菌力も十分なものではない．

メロペネムは注射用カルバペネム系抗菌薬で唯一，発熱性好中球減少症の適応を有している(後発品含む)．非常に使い勝手の良い薬剤であり，カルバペネム系抗菌薬のなかで最も使用量の多い薬剤であるが，大切な資源として今後も活用するためには，使用すべき場面を決め適切に使用することが求められる．

4 ビアペネム

重要 感染症の適応　**重症細菌感染症全般**
（肺炎，感染性心内膜炎，敗血症，肝・胆道系感染症など）

ビアペネムもメロペネムと同様に単剤でDHP−1に対して安定である．ビアペネムは糸球体濾過が主たる排泄経路であるため，腎毒性という点では腎機能障害患者や高齢者に対して使いやすいと考えられる．また，痙攣誘発作用などの中枢毒性は低い．ビアペネムの抗菌スペクトルはほかのカルバペネム系抗菌薬とほぼ同じである．

抗菌活性は，イミペネム・シラスタチンとメロペネムの中間だと考えると理解しやすい(**図4**)．イミペネム・シラスタチン，メロペネム，ビアペネムで比較した場合，グラム陽性菌においては抗菌活性が強い順に①イミペネム・シラスタチン，②ビアペネム，③メロペネムで，緑膿菌をはじめとするグラム陰性菌では，抗菌活性が強い順に①メロペネム，②ビアペネム，③イミペネム・シラスタチンだと考えられている．PK/PDからみたビアペネムの投与方法では

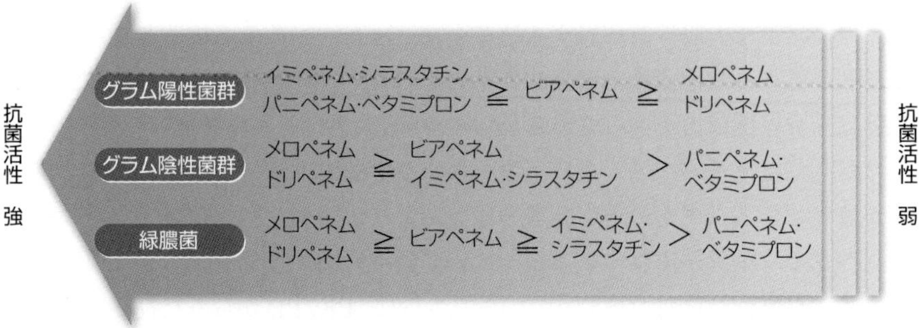

抗菌活性 強　←　→　抗菌活性 弱

グラム陽性菌群：イミペネム・シラスタチン／パニペネム・ベタミプロン ≧ ビアペネム ≧ メロペネム／ドリペネム

グラム陰性菌群：メロペネム／ドリペネム ≧ ビアペネム／イミペネム・シラスタチン ＞ パニペネム・ベタミプロン

緑膿菌：メロペネム／ドリペネム ≧ ビアペネム ≧ イミペネム・シラスタチン ＞ パニペネム・ベタミプロン

図4 菌種に対する薬剤間の抗菌活性の比較

投与回数を増やした方がよいと考えられるが，添付文書上の投与方法は1日2回と規定されている．ほかのカルバペネム系抗菌薬はすべて1日3回投与が可能である点で，ビアペネムは大きく異なる．

MRSA, MDRP, *S.maltophilia*などには抗菌力がなく，腸球菌属に対する抗菌活性も十分なものでない点はほかのカルバペネム系抗菌薬と同じである．

5 ドリペネム

重要 感染症の適応　重症細菌感染症全般
（肺炎，感染性心内膜炎，敗血症，肝・胆道系感染症など）

ドリペネムもDHP-1への安定性が高く単剤で使用される．メロペネムと同様に，痙攣誘発作用などの中枢神経系の副作用が少ないと考えられている．

ドリペネムの抗菌スペクトルはほかのカルバペネム系抗菌薬と同等で，抗菌力はメロペネムとほぼ同じである．ドリペネムは，基本的な投与方法として1日3回投与が推奨されており，1回0.25g × 3回/日の使用でも有効な症例もあるが，この用量では効果が不十分である症例も多く，高い効果を得るには1回0.5g × 3回/日(最大投与量は1日3g)が必要である．

MRSA, MDRP, *S.maltophilia*などには抗菌力がなく，腸球菌属に対する抗菌力も十分なものでない点はほかのカルバペネム系抗菌薬と同じである．

経口薬

1 テビペネム ピボキシル

重要 感染症の適応　肺炎，中耳炎，副鼻腔炎

テビペネム ピボキシル小児用細粒は，2009年に発売された唯一のカルバペネム系経口抗菌薬である．カルバペネム系抗菌薬であるために，本来であれば注射薬と同じような抗菌スペクトルを示すと考えられる．しかし，小児の感染症治療において問題になっているPRSP，マクロライド耐性肺炎球菌やアンピシリン耐性のインフルエンザ菌などにターゲットを絞っており，適応菌種はテビペネムに感性のブドウ球菌，レンサ球菌属，肺炎球菌，モラクセラ・カタラーリス，インフルエンザ菌のみである．また，適応症も肺炎，中耳炎，副鼻腔炎と適応菌種が問題になる可能性の高い感染症に限定されている．このように限

られた適応は，唯一のカルバペネム系経口抗菌薬を十分に活かしていないと考えられるかもしれないが，優れた抗菌薬の乱用を防止し耐性菌を生み出さないために重要なことである．投与日数も7日以内を目安にすることが示されており，十分量を短期間使用するという抗菌薬の原則が重視されている．副作用は下痢，軟便などの消化器症状が多い．

2 ファロペネム

重要 感染症の適応　**皮膚軟部組織感染症，耳鼻科領域感染症，歯科領域感染症**

ファロペネムは世界初のペネム系経口抗菌薬で，β-ラクタマーゼやDHP-1に安定である．ファロペネムは，コンピュータ分子設計手法を応用してペニシリンとセファロスポリンの構造をもとにコンパクトな構造(分子量が少ない)で創製された．そのため，ほかの経口β-ラクタム系抗菌薬よりもPBPへの親和性が高く，ペニシリン系抗菌薬やセフェム系抗菌薬よりも広い抗菌スペクトルを示す．特にグラム陽性菌に対して高い抗菌力をもち，PRSPにも抗菌力をもつ．また，大腸菌やインフルエンザ菌などのグラム陰性菌，バクテロイデス属などの嫌気性菌にも抗菌力をもつが，カルバペネム系抗菌薬と異なり緑膿菌への抗菌力はない．しかし，実際にはインフルエンザ菌への抗菌力は弱く，インフルエンザ菌が主要な原因菌になる呼吸器感染症には使用しにくい．このような現状を考えると，グラム陰性菌感染症への使用は，大腸菌による尿路感染症程度と考えてよい．

カルバペネム系抗菌薬投与の注意点

カルバペネム系抗菌薬の副作用で最も注意する必要があるものは，痙攣などの中枢神経系副作用である．その他の副作用としては，下痢，発疹などで重大なものは少ない．しかし，カルバペネム系抗菌薬共通の注意事項として，デパケン®，セレニカ®Rなどのバルプロ酸ナトリウムと併用すると，バルプロ酸ナトリウムの血中濃度が低下して，てんかん発作を起こす危険性があるため併用は禁忌となっている．バルプロ酸の代謝物であるバルプロ酸グルクロン酸抱合体は脱グルクロン酸に関与する酵素であるacylpeptide hydrolase (APEH)によって脱グルクロン酸を受け，再びバルプロ酸となる代謝特性を有する．最近，カルバペネム系抗菌薬がAPEHを阻害することによってバルプロ酸の血中濃度が低下するという新しい機序が報告されている．ペネム系抗菌薬のファロペネムは併用禁忌にはなっていないものの，バルプロ酸ナトリウムと併用するときには注意が必要である．

カルバペネム耐性腸内細菌科細菌（CRE）

CREの代表的な耐性菌として①メタロβ-ラクタマーゼ産生菌，②New Delhi metallo-β-Lactamase1（NDM-1）産生菌，③*Klebsiella pneumoniae* Carbapenemase（KPC）産生菌がある．現在CREは大腸菌や肺炎桿菌が多くさまざまな感染症の原因になる．CREの基準は**図5**のように定められており，CRE感染症に対して単独で有効な抗菌薬は限られている．既存の抗菌薬のなかではコリスチン，チゲサイクリンがある．

自施設からCREが検出された場合には，適切な治療とともに接触感染予防策の徹底が必要になる．

STEP 3 PK/PD理論でのカルバペネム系・ペネム系抗菌薬の投与法を知ろう！

カルバペネム系抗菌薬は時間依存性薬剤で，%T＞MICと効果が相関する薬剤（以下，%T＞MICに依存する薬剤）である．%T＞MICに依存する薬剤は24時間のなかで抗菌薬の血中濃度が感染菌のMICを上回る時間の割合が重要で，%が指標として使用されている．高い効果を得るには，1回投与量を増やすよりも投与回数を増やすことが重要である．ただし，最大限の効果を得るためには，①1回量の増加，②投与回数の増加，③投与時間の延長が有用な戦略となる．

1. メロペネムのMIC≧2μg/mLまたは感受性ディスクの阻止円直径≦22mm以下
2. 以下のA，Bの両方に該当
   A. イミペネムのMIC≧2μg/mLまたは感受性ディスクの阻止円直径≦22mm以下
   B. セフメタゾールのMIC≧64μg/mLまたは感受性ディスクの阻止円直径≦12mm以下

図5 CREの基準

PK/PDパラメータ目標値

PK/PDパラメータにおいて効果を予測する目標値が設定されており，この目標値を達成できるように抗菌薬の投与量・投与方法を選択する必要がある．カルバペネム系抗菌薬の%T＞MIC目標値は，現時点での評価は定まっていないとされるものの増殖抑制作用が20～30%以上，最大殺菌作用を得るには40～50%以上とされる．

MEMO

● カルバペネム系抗菌薬が広域スペクトルを示す理由

カルバペネム系抗菌薬は，3つの特徴により現存する抗菌薬のなかで最も広域の抗菌スペクトルを示す．

① グラム陰性菌の外膜に存在する特殊な孔を通過でき，PBPに到達できること

② 複数のPBPに親和性をもつこと

③ β-ラクタマーゼに安定な構造であること

● 耐性機序

ほとんどのβ-ラクタマーゼに安定なカルバペネム系抗菌薬に耐性を示すようになる機序として，4つの理由が考えられている．

① カルバペネム系抗菌薬を菌内へ取り込む孔（OprD）の減少・欠損

② カルバペネム系抗菌薬を菌体外に排出する孔の過剰発現

③ 作用標的部位であるPBPの変異

④ メタロβ-ラクタマーゼなどの酵素の出現

● 短時間殺菌能

カルバペネム系抗菌薬の短時間殺菌能は，PBPのどこに作用するかが関与しているといわれている．主にPBP-2，4を阻害する薬剤が短時間殺菌能をもち，イミペネム・シラスタチン，ビアペネムでこの効果が認められている．

まとめ

カルバペネム系抗菌薬は，非常に広い抗菌スペクトルと短時間での強い殺菌作用をもつため大変有用な抗菌薬である．そのため，de-escalationの初期選択薬として使用される場合や，抗菌薬療法の切り札的な存在として使用される場合も多い．しかし，一方で「とりあえずカルバペネム系抗菌薬を投与しておけば何とかなる」との考えで不適切な投与をされる事例もあるため，院内での投与状況を十分に把握しておくことは重要である．

現在，多くの施設でカルバペネム系抗菌薬は届出制・許可制などの対象薬になっているが，形骸化することなく，使用状況が適正であるか，de-escalationはできないかなどを常に考えながら使用する必要がある．

カルバペネム系抗菌薬はすべて同一ではなく，薬剤により抗菌力や適応など理解しておかなければならない点がある．また，現在のところ薬剤数が少ないため，他剤との比較をしながらポイントを押さえれば理解は難しくない．

（坂野 昌志）

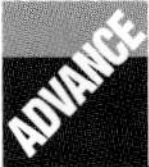

カルバペネム系抗菌薬の一歩進んだ臨床応用と副作用モニタリング

カルバペネム系抗菌薬は，重症・難治性感染症に対する治療薬として“最後の砦”的な位置づけにある抗菌薬である．カバーするスペクトラムも幅広く，いわゆる広域抗菌薬である．したがって，使用に際しては必要最小限に留めることを常に意識しておく必要がある．日常診療において，カルバペネム系抗菌薬が選択されるべきケースとして，主に基質特異性拡張型β-ラクタマーゼ産生菌など，多剤耐性のグラム陰性菌を原因微生物とする場合に限られる．

一方で，広域抗菌薬であるカルバペネム系抗菌薬でもカバーできない微生物が存在することも理解しておかなければならない．カルバペネム系抗菌薬が効かない/効きにくい微生物として，*Enterococcus faecium*, *Stenotrophomonas multophilia*, *Burkholderia cepacia*, MRSA, *Corynebacterium* sp, *Clostridioides difficile*がある．

昨今では，多剤耐性菌の出現によりカルバペネム系抗菌薬による治療が困難なケースも散見されている．このような事態を招かないための適正抗菌薬使用が求められるが，特にグラム陰性桿菌に対する治療選択に関する検査方法およびカルバペネム系抗菌薬による副作用に関して以下に示す.

チェッカーボード法による併用薬剤の確認

多剤耐性の場合に最初から，コリスチンやチゲサイクリンを選択するのではなく，チェッカーボード法により併用療法の選択肢を確認することができる．例えば，市販されている「BCプレート栄研」はMDRPを含む緑膿菌感染症の治療に使用される8薬剤が選択されており，ボードには2薬剤2濃度の組み合わせを19パターン配置されている．それらの組み合わせから治療可能な薬剤を併用することで，カルバペネム系抗菌薬を含むコリスチン以外の他系統の抗菌薬による併用療法が可能となる．コリスチンなどを使用する際にも多剤耐性菌という特殊事情を考慮し，コリスチン単剤での治療はせず，併用療法を検討する.

いずれの治療においても腎障害の発現には十分配慮し，定期的な腎機能検査を実施することで腎障害を回避するよう努める．また，投与期間については10～14日間を基本とし，安全性および耐性化の観点から長期使用を控えるよう注意する.

副作用

カルバペネム系抗菌薬は中枢感染症の治療選択肢としてされている一方，中枢毒性の副作用(特に痙攣誘発)を併せもつことを理解しておく必要がある．一般的に，痙攣の頻度は低いものの，腎機能が低下している患者やてんかんを有する患者では発現リスクが上昇する．また，発現リスクとしてIPM (1～2%)，MEPMおよびDRPM (0.1～0.3%)との報告がある[4]．また，バルプロ酸ナトリウムとの併用は禁忌であるため，既往歴や現疾患においてカルバペネム系抗菌薬を回避すべきポイントを整理しておかなければならない.

(奥平 正美)

引用文献

1) 三鴨廣繁ほか：日常診療に役立つ抗感染症薬のPK/PD，ユニオンエース，2012.

2) JAID/JSC感染症治療ガイド・ガイドライン作成委員会：JAID/JSC感染症治療ガイド2019，ライフサイエンス出版，2019.

3) 南学正臣：腎機能低下時の薬剤ポケットマニュアル，中外医学社，2015.

4) Bennett JE, Dolin R & Blaser MJ：In Mandell, Douglas, and Bennett's Principles and Practice of Infectious Diseases, ELSEVIER, p. 293-297, 2019.

参考文献

- 掛屋　弘ほか：カルバペネム系抗菌薬5剤の臨床的特性．感染と抗菌薬，11：141-146, 2008.
- 菊池　賢ほか監：サンフォード感染症治療ガイド2017，改訂第47版，ライフサイエンス出版，2017.
- 岸　建志ほか：抗菌薬の特性から考えること 2．カルバペネム系とペネム系抗菌薬．化学療法の領域，24：176-180, 2008.
- 本田芳宏ほか：Meropenemの*in vitro*抗菌力，組織移行および呼吸器感染症に関する臨床的検討．Chemotherapy, 40：302-311, 1992.
- 日本化学療法学会 抗菌化学療法認定医認定制度審議委員会：抗菌薬適正使用生涯教育テキスト（改訂版），2013.
- 三和秀明ほか：Doripenemの抗緑膿菌活性．日本化学療法学会雑誌，53：80-91, 2005.
- Masuo Y, et al : Characterization of Inhibitory Effect of Carbapenem Antibiotics on the Deconjugation of Valproic Acid Glucuronide. Drug Metab Dispos, 38 : 1828-1835, 2010.
- 大曲貴夫監：抗菌薬コンサルトブック，南江堂，2015.
- 戸塚恭一ほか：Doripenemの*in vitro* postantibiotic effectと*in vivo*抗菌作用．日本化学療法学会雑誌，53：52-56, 2005.

ESBL，メタロβ-ラクタマーゼってなに？

ESBLとは，基質特異性拡張型β-ラクタマーゼのことで，ペニシリンを分解する能力しかなかったβ-ラクタマーゼがセフェム系抗菌薬を分解する能力を身につけてしまったものを指す．メタロβ-ラクタマーゼはクラスB（→p. 26）のβ-ラクタマーゼの別名で，酵素活性の中心に亜鉛があるために“メタロ”β-ラクタマーゼと呼ばれる．メタロβ-ラクタマーゼはβ-ラクタム系抗菌薬すべてを分解してしまうため，産生菌には十分注意する必要がある．

（坂野 昌志）

4 アミノグリコシド系抗菌薬

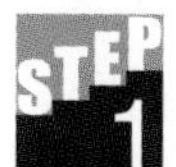

これだけは知っておこう！

基本情報	
構　造	● アミノグリコシド系抗菌薬は化学的に安定な構造の抗菌薬である.
作用点	● 細菌のリボソーム30Sサブユニットに作用してタンパク合成を非可逆的に阻害することで，細胞分裂の増殖過程を阻止して殺菌作用を示す.
抗菌作用 PK/PD	● 作用は殺菌的で，濃度依存的に作用を示す(C_{max}/MIC，AUC/MIC)．そのため，薬物血中濃度をどれだけ高くできるかが重要になる(C_{max}/MIC，AUC/MICに依存する薬剤)．C_{max}/MIC≧8～10，AUC/MIC≧100が目標値となる.
抗菌スペクトル	● 抗結核薬として使用されるものや，緑膿菌を含むグラム陰性菌に使用されるものなどがあり，ターゲットとなる菌は薬剤ごとに特徴的である.
PAE	● グラム陰性菌にpost-antibiotic effect (PAE)をもち，その効果も比較的長い．グラム陰性菌に対して2～8時間，グラム陽性菌に対して4～7時間.
副作用	● 比較的高頻度に聴器毒性，腎毒性などの深刻な副作用が伴う. ● 通常，腎毒性は可逆的で投与を中止すれば腎機能は回復する. ● 聴器毒性は，内耳の細胞の一部が破壊される重篤なものでは聴力が回復しない. ● 血中濃度を測定し，毒性に注意しながら投与する必要がある.
耐性機序	● 修飾酵素の産生，リボソームとの親和性の低下，薬剤の通過障害，薬剤排出ポンプなどによる耐性化がある.
その他の特徴	● グラム陰性菌が主なターゲットであり，グラム陽性菌には，アルベカシン(ハベカシン®)を除いて基本的に単剤で使用されることは少ない．また，嫌気性菌には無効である. ● 臨床上の特長からおおまかな分類をすることができる. ● β-ラクタム系抗菌薬との併用で相乗効果を示す.

その他の特徴	● 有効な投与のために至適濃度内でピークは高く，副作用回避のためにトラフは低くする． ● 消化管からはほとんど吸収されないため，消化管殺菌目的以外では注射薬が用いられる． ● 耐性菌の発生率は少なく，アレルギー性の副作用も少ない．

薬剤の分類と特徴

【注射薬】

●抗結核薬

ストレプトマイシン硫酸塩(SM) 商品名 **硫酸ストレプトマイシン**

用法・用量 〈結核〉1日1g（60歳以上では1回0.5～0.75g）を筋注．週2～3日．あるいははじめの1～3ヵ月は毎日，その後週2日筋注．〈その他〉1日1～2gを1～2回に分けて筋注．

特徴 SMは比較的耐性菌が出現しやすく，腎毒性よりも聴器毒性が強い．いくつかの適応はあるものの，現在は結核以外にはほとんど使われない．非結核性抗酸菌症にも用いられる（2014年2月効能追加）．投与方法は筋肉注射である．

●グラム陰性菌に抗菌力をもつ薬

ゲンタマイシン硫酸塩(GM) 商品名 **ゲンタシン®**

用法・用量 1日3mg/kgを3回に分割（最大1日5mg/kgを3～4回に分割）．

アミカシン硫酸塩(AMK) 商品名 **アミカシン硫酸塩**

用法・用量 1回100mg～200mg，12時間ごと．

トブラマイシン(TOB) 商品名 **トブラシン®**

用法・用量 膀胱炎・腎盂腎炎：1回60mg，12時間ごと．その他：1回60mg，8～12時間ごと．

特徴 緑膿菌を含むグラム陰性菌に強い抗菌力を示す．グラム陽性菌に対してはGMなどの一部がブドウ球菌属に適応をもつが承認菌種は少ない．AMKはGM耐性菌への抗菌力が増している．GMは腎毒性，聴器毒性は強くAMKは比較的少ない．単剤でも使用されるが，β-ラクタム系抗菌薬との併用で使用されることが多い．なかでもTOBは緑膿菌に対する効果が高く，GMはセラチア属に対する効果が高い．

●淋菌感染症治療薬

スペクチノマイシン塩酸塩(SPCM) 商品名 **トロビシン®**

用法・用量 1日2gを1回臀部に筋注．不十分な場合には4gを1回追加．4g投与は左右臀部の2ヵ所に分けて筋注も可能．

特徴 ペニシリナーゼ産生淋菌に有効．使用法は臀部筋注のみである．淋菌感染症に第一選択薬であるCTRXとともに使用される．

●抗MRSA薬

アルベカシン硫酸塩(ABK) **商品名** ハベカシン®

用法・用量 1回150～200mg，24時間ごと（または1回75～100mg，12時間ごと）.

特徴 メチシリン耐性黄色ブドウ球菌（MRSA）に対して強い抗菌力をもつ．以前は1日2回投与のみであったが，2008年2月に1日1回投与法が承認された．腎毒性は強いが聴器毒性はアミノグリコシド系抗菌薬のなかで中程度である．

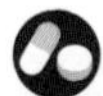

【経口薬】

●消化管殺菌用抗菌薬

カナマイシン硫酸塩(KM) **商品名** カナマイシンカプセル・シロップ

用法・用量 1日2～4gを4回に分けて服用.

特徴 大腸菌，赤痢菌，腸炎ビブリオが原因の腸炎に使用される．このほか，肝性脳症の要因となるアンモニアを産生する腸内細菌を抑える目的でも使用される（適応外）が，2016年10月に保険適用をもったリファマイシン系抗菌薬であるリファキシミンが発売され，KMを適応外で使用する必要はなくなった．カプセル（250mg）は比較的大きいため，1回1g（4cp）の服用時には患者が服用しにくさを訴える場合もある．

効果に相関するパラメータと目標値[1)]

効果に相関するパラメータ	C_{max}/MICおよびAUC/MIC
PK/PDパラメータ目標値	C_{max}/MIC≧8～10 AUC/MIC≧100

アミノグリコシド系抗菌薬の効果に相関するパラメータはC_{max}/MIC（MICに対してどれだけ最高血中濃度を上げることができるか）で，目標値は8～10以上とされる．また，AUC/MICが効果に相関するパラメータとされる場合もあり，この場合の目標値は100以上と考えられている．

C_{max}/MICに依存する薬剤では，複数回に分けて投与するよりも，1回量を増やすことや点滴時間を短くして最高血中濃度を上げることが重要になる(**図1**)．また，AUC/MICに依存する薬剤として捉えた場合では，1日の総投与量が同じであればAUCは変わらないため，投与方法よりも総投与量を工夫する必要がある．

組織移行性

組織移行性は注射薬と経口薬で異なる．そこで，簡易に組織移行性を考える指標として，添付文書上に対応する適応がある場合を移行性有として○，ない

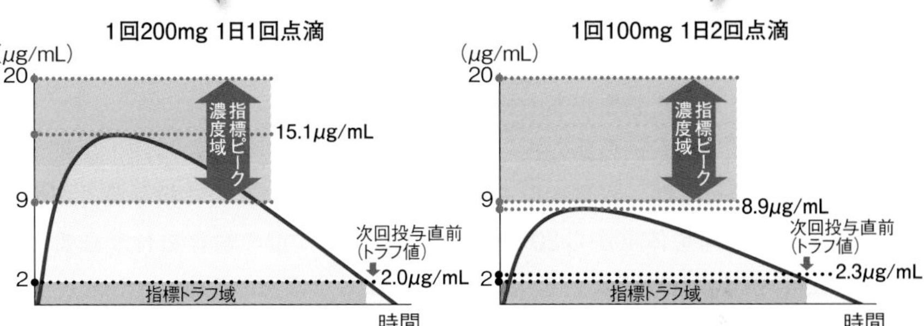
アルベカシンの投与で1日1回(24時間間隔), 1回200mgを0.5時間かけて点滴投与した場合のピーク値は15.1μg/mL, トラフ値は2.0μg/mLと予想される. 1日投与量が同じ200mgでも1日2回(12時間間隔), 1回100mgを0.5時間かけて点滴投与した場合のピーク値は8.9μg/mL, トラフ値は2.3μg/mLとピーク値が大きく下がる.
1回200mg 1日1回点滴
(μg/mL)
20
9
2
指標ピーク濃度域
15.1μg/mL
次回投与直前
(トラフ値)
2.0μg/mL
指標トラフ域
時間
1回100mg 1日2回点滴
(μg/mL)
20
9
2
指標ピーク濃度域
8.9μg/mL
次回投与直前
(トラフ値)
2.3μg/mL
指標トラフ域
時間

60歳男性, 体重50kg, 血清クレアチニン1.0mg/dLの場合.
ハベカシン®TDM解析ソフトver.2.0でシミュレーションした結果.

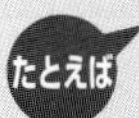
たとえば

アルベカシンのピーク濃度域は9～20μg/mLで, トラフ濃度は2.0μg/mL以下が指標とされる. 1日1回200mgを0.5時間で投与した場合, ピークは15.1μg/mLで指標濃度域に入るが, 1回100mg, 1日2回の場合は8.9μg/mLとなり, 指標濃度域に届かない.
また, トラフ値も1日1回投与の場合は2.0μg/mLと指標濃度域になるが, 1日2回投与の場合は2.3μg/mLで指標濃度域以上で副作用の危険性が増加する.

図1 C_{max}/MICに依存する薬剤の点滴回数での効果比較
アルベカシン1日200mgを点滴した場合に点滴回数で生じる血中濃度の差.

表1 アミノグリコシド系抗菌薬の組織移行性

	薬品名(略号)	血中	髄液	肺	胆汁	腎・尿路	皮膚
注射	SM	ー	ー	◎	ー	ー	ー
	TOB	◎	ー	◎	ー	○	○
	GM	◎	ー	◎	ー	◎	○
	AMK	◎	ー	◎	ー	◎	○
	SPCM	ー	ー	ー	ー	◎	ー
	ABK	◎	ー	◎	ー	ー	ー
	薬品名(略号)	血中	髄液	肺	胆汁	腎・尿路	皮膚
経口	KM	吸収されないため各組織へは移行しない					

添付文書上に対応する適応がある場合を移行性有として○, ない場合をー,「JAID/JSC感染症治療ガイド2019」に第一・二選択薬として記載されている場合を移行性良好と考え◎とした.

場合をー, ガイドラインに第一・二選択薬として記載されている場合を移行性良好と考え◎とした(**表1**)[2].

排泄

主な排泄経路は腎である．薬剤ごとに異なるが，平均85%が腎で排泄される．

用量調節[3)]

腎機能による調節が必要な薬剤，十分な情報がない薬剤があるため薬剤ごとの特徴を理解しておく必要がある(**表2**)．

アミノグリコシド系抗菌薬の投与量は添付文書に定められた用法・用量があるが，臨床上の有効性・安全性を考慮した場合，体重に基づく投与設計が推奨される．また，理想体重から20%を超える場合は体重の補正を行う必要がある．詳細は「抗菌薬TDMガイドライン2016」などを参照のこと．

薬剤別抗菌スペクトル

代表的な抗菌スペクトルを比較した(**表3**)．主たる対象菌種はストレプトマイシンは結核，スペクチノマイシン(トロビシン®)は淋菌，アルベカシン(ハベカシン®)はMRSAである．他剤は主にグラム陰性菌に使用することが多いが，ゲンタマイシンはβ-ラクタム系抗菌薬やバンコマイシンと併用してグラ

表2 アミノグリコシド系抗菌薬の腎機能による用量調節

薬品名(略号)	実臨床で有効と考えられる投与量と腎機能低下時の投与量
SM	通常量：1日2回の場合1回7.5mg/kg（ピーク15～30μg/mL，トラフ5～10μg/mL)，1日1回の場合1回15mg/kg（ピーク56～64μg/mL，トラフ1μg/mL未満） 10≦Ccr＜50：1回15mg/kgを24～72時間ごと Ccr＜10：1回15mg/kg，72～96時間ごと
TOB	重症：1日1回7mg/kg，軽・中等症：1日1回5mg/kg， 尿路感染：1日1回3mg/kg 腎機能低下時：「抗菌薬TDMガイドライン2016」参照
GM	重症：1日1回7mg/kg，軽・中等症：1日1回5mg/kg， 尿路感染：1日1回3mg/kg 腎機能低下時：「抗菌薬TDMガイドライン2016」参照
AMK	重症：1日1回7mg/kg，軽・中等症：1日1回5mg/kg， 尿路感染：1日1回3mg/kg 腎機能低下時：「抗菌薬TDMガイドライン2016」参照
SPCM	明確な基準なし
ABK	通常量：1日1回5.5～6mg/kg，腎機能低下時の投与について十分な情報はない．他の抗菌薬が使用できない場合はTOB,GMの投与量を参考(「抗菌薬TDMガイドライン2016」参照)．

表3 代表的なアミノグリコシド系抗菌薬の抗菌スペクトル

	薬品名（略号）	グラム陽性菌					グラム陰性菌						
		MRSA	レンサ球菌	肺炎球菌	腸球菌	ブドウ球菌	大腸菌	インフルエンザ桿菌	緑膿菌	セラチア	エンテロバクター	シトロバクター	アシネトバクター
注射	SM												
注射	TOB						■		■		■		
注射	GM					■	■		■	■	■		
注射	AMK						■		■		■		
注射	SPCM												
注射	ABK	■											
経口	KM						■						

■ は適応菌種

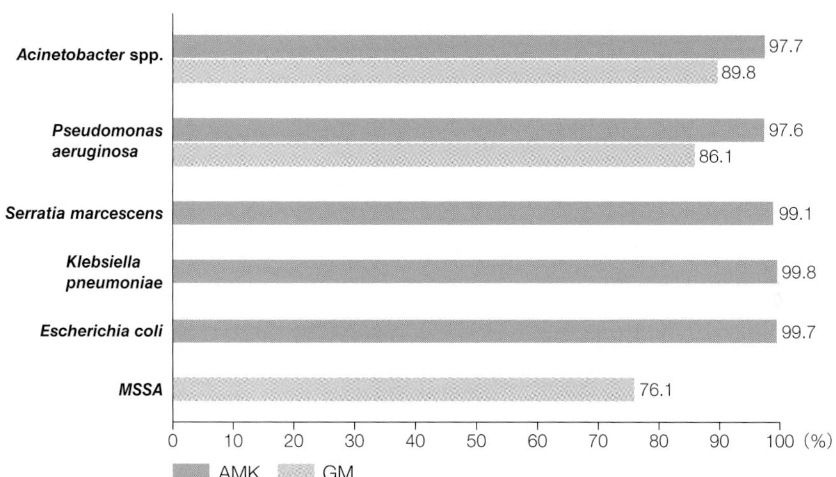

図2 JANISデータから見たアミノグリコシド系抗菌薬の感受性率

〔2020年7～9月四半期報（全集計対象医療機関，入院検体）より作成〕

ム陽性菌に対して使用される場合がある．

また，JANISデータ（**図2**）をみると，緑膿菌に対する感受性はGMが84.9%であるのにAMKは96.2%とともに適応菌種でありながら違いがある．薬剤感受性試験で「S：感受性」と判定される割合には違いがあるため，自施設の感受性試験データ，JANISのような全国サーベイランスデータなどを確認する必要がある．

表4 構造による分類

分類	一般名(略号)	商品名
ストレプトマイシン系	ストレプトマイシン硫酸塩(SM)	硫酸ストレプトマイシン
カナマイシン系	カナマイシン硫酸塩(KM)	硫酸カナマイシン
	アミカシン硫酸塩(AMK)	アミカシン硫酸塩
	アルベカシン硫酸塩(ABK)	ハベカシン®
ゲンタマイシン系	ゲンタマイシン硫酸塩(GM)	ゲンタシン®

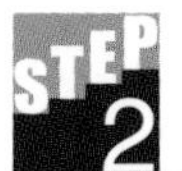

少し詳しい内容を知ろう！

アミノグリコシド系抗菌薬の最初の薬剤として，ストレプトマイシンが報告されて以降，カナマイシン，ゲンタマイシン(ゲンタシン®)と開発された．現在発売されている薬剤は，抗菌スペクトルのほかに構造上の特性などからストレプトマイシン系，カナマイシン系，ゲンタマイシン系の分類をすることもできる(**表4**)．

抗菌スペクトルでは，グラム陽性菌からグラム陰性菌まで幅広い抗菌スペクトルをもつとされるが，肺炎球菌，レンサ球菌属への抗菌力が弱く，グラム陽性菌への適応となる薬剤は少ない．また，アミノグリコシド系抗菌薬を細菌のなかに取り込むときには酸素を必要とするため，酸素のない嫌気的条件下に存在する嫌気性菌には無効であり臨床上使用することはできない．

また，アミノグリコシド系抗菌薬は20～30年と長い間使用されているにもかかわらず耐性菌は少なく，今なお多くの菌種に対して有効である．耐性を示すようになる機序として，β-ラクタマーゼのような構造を破壊する酵素の産生はない．耐性機序は，①菌から産生される酵素で薬の構造に余分なものを付加(修飾酵素の産生)，②薬の作用点である細菌のリボソーム構造の突然変異，③細菌内部からの薬の排出(排出ポンプの産生増加)が主なものとして知られている(**図3**)．

アミノグリコシド系抗菌薬はβ-ラクタム系抗菌薬などとの併用で相乗効果(→p.79)が期待できるため，単独で使用されるよりも併用で使用されることが多い(**表5**)．併用時にはアミノグリコシド系抗菌薬を先に投与し，菌をPAEの時間まで誘導した後にβ-ラクタム系抗菌薬を投与すると細菌増殖抑制効果

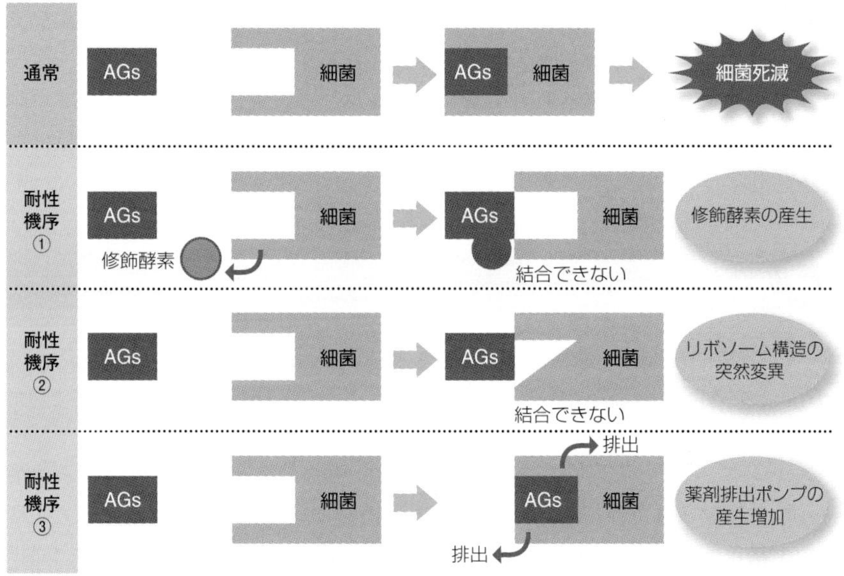

図3 アミノグリコシド系抗菌薬の耐性機序

表5 アミノグリコシド系抗菌薬の相乗効果

対象菌種	投与薬剤の順序
レンサ球菌	AGs → PC，AGs → ABPC
肺炎桿菌	AGs → セフェム系抗菌薬
腸球菌	AGs → ABPC（特に心内膜炎）
緑膿菌	AGs → PIPC，AGs → CAZ， AGs → SBT/CPZ　など

AGs：アミノグリコシド系抗菌薬　PC：ペニシリン　PIPC：ピペラシリン
CAZ：セフタジジム　SBT/CPZ：スルバクタム/セフォペラゾン

の増強や殺菌効果の増強が認められている．併用は相乗効果を期待したもののみではなく，ホスホマイシンやピペラシリンとの併用ではアミノグリコシド系抗菌薬の腎毒性を軽減させることも知られている．

アミノグリコシド系抗菌薬のPAEは最高血中濃度が高いほど長くなり，一般にグラム陰性菌では2～8時間持続することが知られている．また，重大な副作用である聴器毒性（投与開始9日以内に0～62%の発現頻度）や腎毒性（4～5日投与して初めて発現し10%程度の発現頻度）は高い最低血中濃度の持続が大きく影響していることからも，効果的な投与法として1回量を増やした1日1回投与がよい．最近の報告では，聴器毒性は遺伝的要因や投与期間・総投与量が関連していると考えられており，ゲンタマイシン，アミカシン，アルベカシンの薬物治療モニタリング(Therapeutic Drug Monitoring；TDM)による予防効果はコンセンサスが得られていない．

注射薬

1 抗結核薬

重要 感染症の適応　結核

ストレプトマイシンは，1944年にWaksmanらによって*Streptomyces griseus*から精製された最初のアミノグリコシド系抗菌薬で，ここからアミノグリコシド系抗菌薬の歴史が始まった．ストレプトマイシンは結核菌，ペスト菌，野兎病菌などに適応をもつが，現在では結核菌および非結核性抗酸菌症以外にはほとんど使用されない．結核に対してはFirst Line Drugsとして経口の抗結核薬と併用して使用され，非結核性抗酸菌症にはリファンピシン，エタンブトール，クラリスロマイシンとの併用で使用される．

注意すべき副作用である聴器毒性や腎毒性の程度は，アミノグリコシド系抗菌薬のなかでは弱い．1日1回投与でのピーク値は56～64μg/mL，トラフ値は1μg/mL以下が至適血中濃度であるといわれている．また，ストレプトマイシンに対するMICが10μg/mL以上の場合はストレプトマイシン耐性菌とされる．

2 グラム陰性菌に抗菌力をもつ薬

重要 感染症の適応　β-ラクタム系抗菌薬との併用で非常に幅広い．心内膜炎，敗血症，複雑性尿路感染など多数

緑膿菌を含む好気性グラム陰性菌に対して抗菌力をもつため，アミノグリコシド系抗菌薬のなかで最も頻用されている．抗緑膿菌活性をもつ薬剤ではゲンタマイシンが最も古い．ゲンタマイシンの発売以降，ゲンタマイシンと同等の抗菌スペクトルをもちながらアミノグリコシド系抗菌薬を不活化する修飾酵素に安定で，なおかつ安全性の高い薬剤の開発が進められている．

同群の薬剤は，承認されている菌種への抗菌力に大きな差はなく，特徴的な抗菌力をもつ薬剤と，副作用の程度で分類すると特徴を理解しやすい．もっとも代表的な薬剤であるゲンタマイシンの投与法は，海外では1日1回，5.1mg/kg（重症例では7mg/kg）が認められている．2013年9月に日本でも3mg/kgを3回分割投与，増量する場合は1日5mg/kgを限度とし，3～4回分割投与が認められたが，1日1回投与は効果が高く副作用も軽減できることから，抗MRSA薬のアルベカシンのように1日1回投与が承認されることが望まれる．

ゲンタマイシンは，同群のなかでもセラチア属に対する効果が高いことや，腸球菌による心内膜炎に対してアンピシリンとの併用で高い効果を示す点なども重要である．副作用の面では，ゲンタマイシンは聴器毒性，腎毒性を生じる程度が最も高い．

イセパマイシン（エクサシン®）は1日1回投与が認められている．副作用はゲンタマイシンよりも聴器毒性，腎毒性の程度が低い．また，不活化酵素に対して安定であるため，耐性菌が少なく他剤に耐性を示す菌に対しても有効である．

アミカシンも1日1回投与が認められており，ゲンタマイシンよりも聴器毒性，腎毒性の程度が低い．アミカシンはゲンタマイシン耐性グラム陰性菌による重症感染症に用いられる．そのため，ゲンタマイシンよりも先にアミカシンを投与することは避けた方がよい．また，特長としてはほかのアミノグリコシド系抗菌薬との間にほとんど交差耐性を認めないことなどがある．

トブラマイシン（トブラシン®）は緑膿菌に対して効果が高く，日本でも2013年1月に「嚢胞性線維症における緑膿菌による呼吸器感染に伴う症状の改善」を適応にトブラマイシン吸入液（トービイ®吸入液）が認可されている．

3 淋菌感染症治療薬

重要 感染症の適応　淋菌感染症

「サンフォード感染症治療ガイド」などのガイドラインでは，第一選択薬はセフェム系抗菌薬のセフトリアキソン（ロセフィン®）であり，スペクチノマイシンは主に第二選択薬として選択される．セフトリアキソン耐性である場合や，副作用の発現時にスペクチノマイシンが使用されることが多い．投与方法は臀部への筋注のみである．

MEMO

● 緑膿菌以外のグラム陰性菌に抗菌力をもつ薬

主としてグラム陰性菌に抗菌力をもつ注射薬にリボスタマイシン（ビスタマイシン®）があったが2017年3月末で経過措置満了となり発売が終了した．現在該当するのは外用剤のフラジオマイシン（ソフラチュール®，点眼・点鼻用リンデロン® A液など）であり，外傷・熱傷時のびらん，潰瘍や術後の感染防止などブドウ球菌属，レンサ球菌属からの二次感染予防に使用されている．

4 抗MRSA薬

重要 感染症の適応　MRSA感染症

アルベカシンは抗MRSA薬のなかで唯一のアミノグリコシド系抗菌薬である．以前の投与法は「1日150～200mg（力価）を2回に分け，筋肉内注射又は点滴静注する．点滴静注においては30分～2時間かけて注入する」であったが，2008年2月にPK/PD理論に沿う形で「1日1回150～200mg（力価）を30分～2時間かけて点滴静注する」に変更された．また，血中濃度の目安も「最高血中濃度が12μg/mLを超えないこと」から「最高血中濃度は9～20μg/mL」へと変更された．さらに，腎機能障害の観点からトラフ値は1～2μg/mL未満にすることが指標とされている．このように，少しずつではあるが臨床での考え方に沿う形で投与方法や血中濃度の目標値も変更されている．

最も有効だと考えられる量や点滴時間をシミュレーションソフトで予測してから開始し，初回投与後も薬物血中濃度測定値をもとに適切なモニタリングを行う必要がある．また，最近では多剤耐性緑膿菌（MDRP）を含めた緑膿菌への有効性が報告されている．

TDMにおける血中濃度測定

TDMとは治療効果や副作用に関するさまざまな因子をモニタリングしながらそれぞれの患者に個別化した薬物投与を行うことであるが，アミノグリコシド系抗菌薬はTDMが必要な薬剤である．アミノグリコシド系抗菌薬のTDM

を行うにあたり，どの点で採血するかがポイントになる．一般に，トラフ値（定常状態最低血中濃度）は投与直前に採血をすればよく，ピーク値は静注（30分点滴）であれば投与30分後（点滴開始1時間後）で，筋注であれば投与1時間後が目安とされる．血中濃度測定の時間が適切でなければ，採血データをもとにTDMを行っても有効性が乏しいだけでなく，誤った投与で副作用発現の頻度を増強することもあるので注意が必要である．アミノグリコシド系抗菌薬もTDMでは，ピーク値が効果判定，トラフ値が副作用発現（腎障害）の指標となる．採血ポイントは薬剤によって異なる場合があるので，すべての医療スタッフが正しく認識できるよう，血中濃度測定が必要な薬剤は投与時間とともに採血ポイントについても周知することが重要である．

経口薬

1 消化管殺菌用の抗菌薬

重要 感染症の適応	カナマイシン感受性の大腸菌，赤痢菌，腸炎ビブリオによる感染性腸炎

カナマイシンの経口薬はカプセル，シロップがある．肝性脳症の要因となる腸内のアンモニア産生菌を抑える目的でも使用される．基本的に体内に吸収されることはないため，腎毒性や聴器毒性などのアミノグリコシド系抗菌薬で注意しなければならない副作用や，その他の全身性の副作用が生じる可能性は低い．

アミノグリコシド系抗菌薬投与の注意点

アミノグリコシド系抗菌薬は，フロセミド（ラシックス®）のようなループ利尿薬との併用で聴器毒性や腎毒性が増強することが知られている．また，腎機能低下時は腎臓からの排泄が遅延するため血中濃度が上昇する．そのため，腎機能をもとに投与量の減量か投与間隔の延長が必要になる．今回特に触れなかったが，神経・筋ブロックもアミノグリコシド系抗菌薬に共通した副作用である．しかし，重症筋無力症患者への投与や筋弛緩薬との併用などでなければ，ほかの副作用ほど問題になることはない．

また，アミノグリコシド系抗菌薬は脂肪組織に移行しないので，肥満者に体重換算での投与を行うと過剰投与になる可能性がある．逆に浮腫のある患者では，分布容積が大きくなるため血中濃度が低くなることがあるため，理想体重や補正体重から投与量を算出する場合がある．

このほか，アミノグリコシド系抗菌薬の効果はアルカリ環境下で向上するため，膿瘍や肺や気道のような低いpHの組織では活性が低下し，効果が得られにくくなる可能性があることも注意しておかなければならない．

MEMO

● **聴器毒性**

聴覚機能障害はどのアミノグリコシド系抗菌薬の投与によっても起こる．アミノグリコシド系抗菌薬の半減期は血漿中よりも耳液中の方が長く，とくに血漿中濃度が高いときに内耳のリンパ中に蓄積しやすいためである．症状は耳の感覚細胞の破壊によって起こり，聴器毒性の初期症状は高音の耳鳴りや平衡感覚障害などがある．いったん感覚細胞が破壊されると，症状は不可逆的になる．遺伝的要素がある場合は，低濃度でも起こりうるので特に注意が必要である．副作用が発現した場合や長期投与が必要な場合は，耳鼻科で聴力試験を行うことが望ましい．

● **腎毒性**

大部分が未変化体で腎より排泄されるアミノグリコシド系抗菌薬は，近位尿細管から腎皮質に取りこまれ蓄積する．蓄積濃度が高くなると腎毒性が現れる．腎毒性は血中濃度だけでなく総投与量に比例することも知られている．

● **交差耐性**

アミノグリコシド系抗菌薬は，基本的な構造が類似しており交差耐性が多く認められる．このように，ある抗菌薬に耐性をもつ細菌が，構造上類似の抗菌薬に対しても耐性を獲得していくことを交差耐性という．

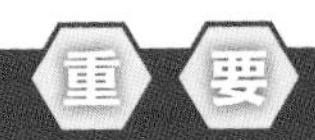

相乗効果（シナジー効果）

相乗効果とは，複数の抗菌薬を併用した場合に足し算での効果以上の効果を得ることができることをいう．著明な例としては，レンサ球菌属に対して効果が期待できないゲンタマイシンをペニシリン系抗菌薬でのレンサ球菌属治療に併用すると，ペニシリン系抗菌薬単剤投与時よりも高い効果が得られることなどがある．また，腸球菌感染症にはアミノグリコシド系抗菌薬とβ-ラクタム系抗菌薬の相乗効果を利用した治療が重要で，特に感染性心内膜炎に対してはペニシリン系抗菌薬のアンピシリン（ビクシリン®）とゲンタマイシンを長期間にわたり併用投与をすることが多い．

同様に，重症緑膿菌感染症に対してもアミノグリコシド系抗菌薬が併用されることが多い．がん化学療法時に起こることがある発熱性好中球減少症では，緑膿菌が原因菌であることが多く，年齢，基礎疾患などからハイリスク患者と判断されれば必ずアミノグリコシド系抗菌薬＋抗緑膿菌活性をもつ抗菌薬の併用となる．ただし，緑膿菌による尿路感染などの通常の緑膿菌感染症で，免疫力の低下や重大な基礎疾患などもない患者であればアミノグリコシド系抗菌薬の尿路への移行性は非常によいため（血中濃度の25～100倍）併用投与する必要はなく，単剤の使用で十分な効果を得ることができる場合も多い．

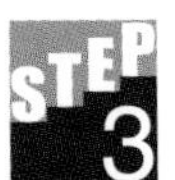

PK/PD理論でのアミノグリコシド系抗菌薬の投与法を知ろう！

アミノグリコシド系抗菌薬は濃度依存性薬剤で，C_{max}/MICおよびAUC/MICと効果が相関する薬剤（以下，C_{max}/MICおよびAUC/MICに依存する薬剤）である．

C_{max}/MICに依存する薬剤では，薬剤ごとに設定される指標血中濃度内でできるだけ最高血中濃度（C_{max}）を高くすることが重要になる．また，アミノグリコシド系抗菌薬は副作用を軽減する目的からトラフ値をできるだけ下げた方がよいため，1日1回投与が効果，安全性の両面で有効な投与法となる．

アミノグリコシド系抗菌薬は，C_{max}/MICとともにAUC/MICに依存する薬剤でもある．AUCは，1日の総投与量が同じであれば投与回数によって変化することはない．1日1回投与が推奨されるアミノグリコシド系抗菌薬で，1回量を増やしてC_{max}を高くするとAUCも相関して高くなる．C_{max}/MICおよびAUC/MICが指標であるものの，臨床現場においては，血中濃度値から有効性を計ることができるC_{max}/MICの方が有効性の指標として使用しやすいともいえる．高い効果を得るには，投与回数を増やすよりも1回投与量の増加と投与時間を短くすることが有用な戦略となる．

ただし，PAEを期待しにくい腸球菌感染症やβ-ラクタム系抗菌薬と併用して使用する場合などは，1日1回投与ではなく分割投与が行われる．

PK/PDパラメータ目標値

PK/PDパラメータにおいて効果を予測する目標値が設定されており，この目標値を達成できるように抗菌薬の投与量・投与方法を選択する必要がある．アミノグリコシド系抗菌薬の目標値は，C_{max}/MICではピーク値（C_{max}）がMICの8～10倍（C_{max}/MIC≧8～10），AUC/MICでは，AUCがMICの100倍（AUC/MIC≧100）が指標とされている．

【経口薬】

経口薬のアミノグリコシド系抗菌薬はカナマイシンのみであるが，カナマイシンのPK/PDブレイクポイント値のデータは得られていない．承認投与法は，「通常成人1日2～4g（力価）を4回に分割経口投与，小児には1日50～100mg（力価）/kgを4回に分割経口投与」と1日4回投与である．一般に効果が高いとされるアミノグリコシド系抗菌薬の投与法は1日1回であるが，カナマイシン経口薬で1日1回投与の検討は行われていない．これは，カナマイシン経口薬が血中への吸収がほとんどなく消化管殺菌目的でのみ使用されるため，安定した消化管内濃度を必要とすることに関係していると考えられる．

まとめ

アミノグリコシド系抗菌薬は，短時間で強い殺菌作用をもつことやβ-ラクタム系抗菌薬との併用で相乗効果が期待できることなどから，臨床で広く使用される有用な薬剤である．

しかし，高い血中濃度の持続によって不可逆性の聴器毒性や腎毒性の発現など重篤な副作用を生じるため，投与開始前には腎機能などを基に投与設計を行い，投与開始後は可能な限り血中濃度測定を行うことが望ましい．

薬剤も抗結核薬，淋菌感染症治療薬，抗MRSA薬などのようにはっきりとした特徴があるため，毒性の差や製剤ごとの特徴など細かな違いを理解する必要があるのは緑膿菌を含むグラム陰性菌に効果がある薬剤のみであるといえる．そのため，自施設での採用薬に限れば多くても2，3種類程度であり，他剤との比較をしながらポイントを押さえれば理解しやすいと考えられる．

（坂野　昌志）

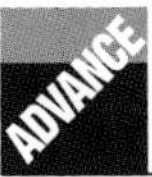

アミノグリコシド系抗菌薬の一歩進んだ臨床応用と副作用モニタリング

アミノグリコシド系抗菌薬の最適症例

アミノグリコシド系抗菌薬は，重症感染症におけるエンピリック治療として他剤と併用して用いられることが多い．しかし，臨床ではTDMが必要であることや腎毒性，また他剤との併用で用いることの煩雑性から，使用される機会は他の抗菌薬と比較して多くない．一方で，殺菌作用を有する特徴から有用な症例も少なくない．各薬剤の特徴と治療対象をセットにして覚えておくことで，使用すべき症例を外さなくて済む．

●各薬剤が適応となる症例

ゲンタマイシン，トブラマイシン，アミカシンの特徴については前述してある通りであり，これらを理解しておけばおおよそ臨床における治療は実施可能であり，これらの薬剤を『抗菌薬TDMガイドライン』に準じて使い分けることができる．

① グラム陰性菌感染症に対する治療

アミノグリコシド系抗菌薬が単剤で用いられる機会は少ない．一方，急性単純性腎盂腎炎で軽症・中等症の場合や重症における第二選択薬として用いられる場合がある．

② グラム陽性菌に対する併用療法（ゲンタマイシンのみ適応あり）

MSSA，腸球菌，レンサ球菌などによる感染性心内膜炎の場合，相乗効果を期待してセファゾリン，ペニシリンG，バンコマイシンと併用される場合がある．

③ グラム陰性菌に対する併用療法

グラム陰性菌による敗血症や多剤耐性グラム陰性桿菌感染症の場合，β-ラクタム系抗菌薬と併用される場合がある．

アミノグリコシド系抗菌薬を使用すべき症例が決まったら，投与量およびTDM実施計画を立案する．

副作用と回避方法

アミノグリコシド系抗菌薬の副作用として，腎障害と耳毒性が有名である．一般的に，腎機能障害はアミノグリコシド系抗菌薬の中止により改善するといわれている一方，耳毒性は不可逆的であるともいわれている．腎毒性はアミノグリコシド系抗菌薬が近位尿細管内に高濃度で蓄積することで生じることから，一定の血中濃度（トラフ値）以上が要因となる．また，AUCとの相関もあるため，TDMを実施しながら副作用の発現を回避することが重要である．

耳毒性は血中濃度（トラフ値）より総投与量と関係するため，投与が長期化する場合には注意が必要となる．特に高齢者に対して長期に使用する際には，聴覚検査を実施するなど考慮されたい．

（奥平　正美）

引用文献

1) 三鴨廣繁ほか：日常診療に役立つ抗感染症薬のPK/PD，ユニオンエース，2012.

2) JAID/JSC感染症治療ガイド・ガイドライン作成委員会：JAID/JSC感染症治療ガイド2019，ライフサイエンス出版，2019.

3) 南学正臣：腎機能低下時の薬剤ポケットマニュアル，中外医学社，2015.

参考文献

・田光　一ほか：アミノグリコシド系．総合臨床，44：1586-1589，1995.

・永井章夫ほか：Vancomycinとarbekacin誘発性腎毒性に対するpiperacillinの軽減作用．日本化学療法学会雑誌，43：200-206，1995.

・渡部宏臣：Fosfomycinの抗菌作用以外の薬理作用に関する基礎的・臨床的検討．日本化学療法学会雑誌，47：129-146，1999.

・佐藤和弘ほか：肺Mycobacterium avium-intracellulare complex症の化学療法の検討．結核，75：471-476，2000.

・日本化学療法学会　抗菌化学療法認定医認定制度審議委員会：抗菌薬適正使用生涯教育テキスト（改訂版），2013.

・日本化学療法学会ほか編：抗菌薬TDMガイドライン改訂版，2016.

・菊池　賢ほか監：サンフォード感染症治療ガイド2017，改訂第47版，ライフサイエンス出版，2017.

・MRSA感染症の治療ガイドライン作成委員会：MRSA感染症の治療ガイドライン2017改訂版，2017.

PAEってなに？

PAEとはpost-antibiotic effectの略で，「微生物が一定時間抗菌薬に曝露された後に持続的に微生物の増殖を抑制する効果で，薬剤のsub-MICの効果によらないもの」と定義されている.

要するに，抗菌薬を投与した後に濃度がMIC以下に下がっても，微生物の増殖抑制効果が持続している時間のことである．グラム陽性菌に対してはほとんどの抗菌薬がPAEをもっている．グラム陰性菌に対しては薬剤ごとに異なる.

（坂野 昌志）

5 キノロン系抗菌薬

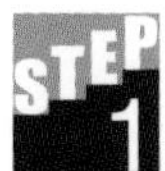

これだけは知っておこう！

基本情報	
作用点	● 細菌のDNA合成を調節する酵素のはたらきを阻害することによって殺菌作用を示す.
抗菌作用 PK/PD	● 作用は殺菌的で濃度依存的に作用を示す（AUC/MIC, C_{max}/MIC). 1日の総投与量および1回投与量の増加など投与方法の調節が重要になる（AUC/MICおよびC_{max}/MICに依存する薬剤). 肺炎球菌感染症：AUC/MIC≧30 グラム陰性菌・ブドウ球菌感染・易感染患者：AUC/MIC≧100～105，C_{max}/MIC≧8～10が目標値となる.
抗菌スペクトル	● グラム陰性菌に対する高い抗菌力とともにグラム陽性菌，クラミドフィラやマイコプラズマなどの非定型菌，結核菌などの抗酸菌，嫌気性菌など広い抗菌活性を示す.
PAE	● グラム陽性菌だけでなく，陰性菌にもpost-antibiotic effect（PAE)をもつ.
副作用	● 細菌のDNAを調節する酵素に作用するため，ほかの抗菌薬に比べて毒性は少ない. 最も多い副作用は下痢・腹痛などの消化器症状であるが，中枢神経障害，光線過敏症や高齢者でのアキレス腱断裂などにも注意が必要である.
耐性機序	● 主に遺伝子の単一もしくは複数の変異による耐性化がある.
その他の特徴	● 発売された年代により抗菌活性の特徴が異なり，第1～4世代に分類される（第1世代薬 ナリジクス酸は販売中止). ● 構造にF（フッ素)が導入された第2世代以降は新世代という意味でニューキノロン，もしくはFの存在からフルオロキノロンと呼ばれる. ● 呼吸器組織への移行性が良く，肺炎球菌を主とした呼吸器感染症の主要な原因菌に効果が高い薬剤をレスピラトリーキノロンと呼ぶ.

その他の特徴	● 経口薬の吸収は良好である. ● 酸化マグネシウムなどの制酸薬と同時に服用すると吸収が低下するため，併用する場合は2時間以上空けて服用する必要がある. ● 非ステロイド性消炎鎮痛薬(NSAIDs)との相互作用で，痙攣などの中枢神経障害の副作用が増強することがある.

薬剤の分類と特徴

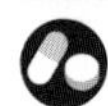

【経口薬】

● 第2世代(ニューキノロン系抗菌薬：主に尿路用)

ノルフロキサシン(NFLX)　商品名 バクシダール®

用法・用量 1回100～200mgを1日3～4回．腸チフス，パラチフスの場合は1回400mgを1日3回.

特徴 第1世代と比べグラム陰性桿菌への抗菌力が拡大し，緑膿菌にも抗菌力をもつようになった．グラム陽性菌への抗菌力も獲得したが活性は乏しく，嫌気性菌に対する抗菌力はない．全身への移行性は第1世代よりもよいが，これ以降の薬剤と比べると乏しく，高濃度で排泄される尿路感染用の薬剤として使用されることが多い.

● 第2世代(ニューキノロン系抗菌薬：全身用)

オフロキサシン(OFLX)　商品名 タリビッド®

用法・用量 1日300～600mgを2～3回に分割．ハンセン病：1日400～600mgを2～3回に分割．腸チフス，パラチフス：1回200mgを1日4回.

シプロフロキサシン(CPFX)　商品名 シプロキサン®

用法・用量 1回100～200mgを1日2～3回，炭疽に対しては1回400mgを1日2回.

プルリフロキサシン(PUFX)　商品名 スオード®

用法・用量 1回200mgを1日2回．1回用量上限は300mg．肺炎，慢性呼吸器病変の二次感染には，1回300mgを1日2回.

特徴 緑膿菌を含むグラム陰性桿菌に抗菌力をもつ．グラム陽性菌への活性は乏しく，嫌気性菌に対する抗菌力はない．細胞内濃度が高くなるためクラミドフィラ，マイコプラズマなどの非定型菌への抗菌力をもつ．組織移行性も良好で全身の感染症に対して有効である.

● 第3世代(ニューキノロン系抗菌薬：レスピラトリーキノロン)

レボフロキサシン(LVFX) 商品名 クラビット®
用法・用量 1回500mgを1日1回.

トスフロキサシン(TFLX) 商品名 オゼックス®
用法・用量 1日300～600mgを2～3回に分割. 骨髄炎, 関節炎：1日600mgを3回に分割. 腸チフス, パラチフス：1日600mgを4回に分割.

特徴 第2世代と比べて肺炎球菌, ブドウ球菌などのグラム陽性菌にも高い抗菌力をもつ. インフルエンザ菌, マイコプラズマなど呼吸器感染菌への抗菌力が強く, 肺組織への移行性も高いため呼吸器用キノロン（レスピラトリーキノロン）と呼ばれる. LVFXはPK/PDの観点から1日1回服用になっている.

● 第4世代(ニューキノロン系抗菌薬：レスピラトリーキノロン)

モキシフロキサシン(MFLX) 商品名 アベロックス®
用法・用量 1回400mgを1日1回.

シタフロキサシン(STFX) 商品名 グレースビット®
用法・用量 1回50mgを1日2回または1回100mgを1日1回.（最大1回100mgを1日2回).

ガレノキサシン(GRNX) 商品名 ジェニナック®
用法・用量 1回400mgを1日1回.

ラスクフロキサシン(LSFX) 商品名 ラスビック®
用法・用量 1回75mgを1日1回.

特徴 第3世代までの抗菌スペクトルに加え, バクテロイデス属などの嫌気性菌にも抗菌活性が拡大した, 最も広い抗菌スペクトルをもつニューキノロンである. ただし, 実際の抗菌スペクトルと保険適応菌種は異なるので注意が必要である. 第4世代もレスピラトリーキノロンに分類される. MFLX, GRNX, LSFXはPK/PDの観点から1日1回服用となっている. STFXは1日2回の用法のみだったが, PK/PDの観点から現在では1日1回の用法も追加されている.

【注射薬】

● 第2世代(ニューキノロン系抗菌薬：全身用)

シプロフロキサシン(CPFX) 商品名 シプロキサン®
用法・用量 1回300mgを1日2回.

パズフロキサシン(PZFX) 商品名 パシル®
用法・用量 1回300～500mgを1日2回, 最大1回1,000mg1日2回.

特徴 基本的な特徴は同世代の経口薬と同じで, 緑膿菌を含むグラム陰性桿菌, レジオネラなどが主たるターゲットになる. 注射薬であるため, より重症例に投与されることが多い. CPFXよりもPZFXの方が承認菌種は多い. PZFXは嫌気性菌のバクテロイデス属にもある程度の抗菌力を示すが, その活性は強くない.

● **第3世代(ニューキノロン系抗菌薬：全身用)**

レボフロキサシン(LVFX) 商品名 **クラビット®**
用法・用量 1回500mgを1日1回.

特徴 2011年に販売開始になった. 特徴は経口薬と同じであるが, 1日1回投与, 主に肺炎球菌が関与する重症肺炎など呼吸器感染症に用いられる（レスピラトリーキノロン).

● **第4世代(ニューキノロン系抗菌薬：呼吸器用)**

ラスクフロキサシン(LSFX) 商品名 **ラスビック®**
用法・用量 投与初日に300mg, 投与2日目以降は150mgを1日1回.

特徴 LVFX注射薬の販売から9年ぶりに販売された新規キノロン系注射薬で2020年に販売開始になった. 肺炎, 肺膿瘍, 慢性呼吸器病変という呼吸器感染症のみに限定された適応をもつ（レスピラトリーキノロン).

効果に相関するパラメータと目標値[1)]

効果に相関するパラメータ	**AUC/MICおよびC_{max}/MIC**
PK/PDパラメータ目標値	**肺炎球菌感染症：AUC/MIC≧30** **グラム陰性菌・ブドウ球菌感染・易感染患者：** **AUC/MIC≧100～105** **C_{max}/MIC≧8～10**

キノロン系・ニューキノロン系抗菌薬の効果に相関するパラメータはAUC/MIC (MICに対してどれだけ体内に取り込まれた抗菌薬の量を増やせるか)で, グラム陰性菌, ブドウ球菌, 易感染患者での目標値は100以上, 肺炎球菌感染症で効果を期待するには, 少なくとも30以上が必要とされる. C_{max}/MIC (MICに対してどれだけ最高血中濃度を上げることができるか)が効果に相関するパラメータとされる場合もあり, グラム陰性菌, ブドウ球菌, 易感染患者での目標値は8～10以上とされる. また, キノロン系抗菌薬ではmutant selection window (MSW)内の濃度を薬剤が推移する時間を表すTime inside MSWとAUC/MICが耐性化と関連すると考えられている.

AUC/MICに依存する薬剤では, 1日の総投与量が同じであればAUCは変わらないため, 投与方法よりも総投与量を増やす必要がある(**図1**).

組織移行性

組織移行性は注射薬と経口薬および世代分類で異なる. そこで, 簡易に組織移行性を考える指標として添付文書上に対応する適応がある場合を移行性有といずれも0.5時間点滴で，300mg投与の場合は肺炎球菌のMICが0.5μg/mL以下であればAUC/MICが30以上を満たすことができる．一方，500mg投与の場合は，肺炎球菌のMICが1μg/mLまでAUC/MICが30以上を満たすことができるようになる．AUC/MICを指標にした場合，このように1回投与量を増やすことがもっとも重要になる．

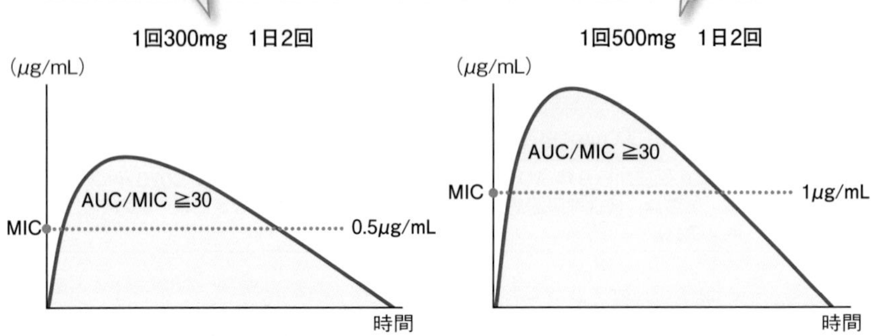

たとえば　MIC 1μg/mLの肺炎球菌では，1回300mgの場合はAUC/MIC ≧ 30にならないが，1回500mgであればAUC/MIC ≧ 30が期待できる．点滴時間を変えてもAUCは変わらないため，投与時間での効果向上は期待できない．

図1 投与量の差による効果比較

パズフロキサシン1回300mgを1日2回点滴した場合と1回500mgを1日2回点滴した場合の差．

（文献1より数値を引用）

表1 キノロン系抗菌薬の組織移行性

	薬品名(略号)	血中	髄液	肺	胆汁	腎・尿路	皮膚
注射	CPFX	◎	−	◎	○	◎	◎
	PZFX	◎	−	◎	○	◎	○
	LVFX	−	−	◎	○	○	○
	LSFX	−	−	○	−	−	−

	薬品名(略号)	耳	上気道	肺	皮膚	尿路
経口	NFLX	−	○	−	○	○
	OFLX	○	○	○	○	○
	CPFX	○	○	○	◎	◎
	PUFX	○	○	○	○	○
	LVFX	◎	◎	◎	◎	◎
	TFLX	◎	◎	◎	○	◎
	MFLX	◎	◎	◎	○	−
	STFX	◎	◎	◎	−	◎
	GRNX	◎	◎	◎	−	−
	LSFX	○	○	○	−	−

添付文書上に対応する適応がある場合を移行性有として○，ない場合を−，「JAID/JSC感染症治療ガイド2019」に第一・二選択薬として記載されている場合を移行性良好と考え◎とした．ただし，LSFXは2020年に発売開始のため「JAID/JCS感染症治療ガイド」への記載はない．

表2 主要な薬剤の体内動態

	Tmax (hr)	$T_{1/2}$ (hr)	Cmax (μg/mL)	AUC (μg・hr/mL)
LVFX500mg 単回点滴静注	1.00±0.00	8.05±1.54	9.79±1.05	$AUC_{0\text{-}72}$ 51.96±4.96
CPFX200mg錠 単回投与	1.08±0.07	3.68±0.27	1.21±0.08	AUC 4.59±0.18
LVFX500mg錠 単回投与	0.99±0.54	7.89±1.04	8.04±1.98	$AUC_{0\text{-}72}$ 50.86±6.46
MFLX400mg錠 単回投与	1.75 (中央値)	13.9±1.10	4.13±1.31	$AUC_{0\text{-}\infty}$ 51.51±1.10
STFX100mg錠 単回投与	2.0±0.8	5.5±0.5	0.88±0.31	$AUC_{0\text{-}\infty}$ 5.81±1.31
GRNX400mg錠 単回投与	1.58±0.97	12.4±1.1	8.86±2.36	AUC_{inf} 118.1±17.6
LSFX75mg錠	2.48±1.09	13.9±1.35	0.592±0.162	10.2±2.02
LSFX300mg単回点滴静注 (初回投与量)	2.00±1.00	15.9±0.948	2.99±0.273	51.7±6.74

インタビューフォームから抜粋．添付文書上で1日1回投与ではないCPFX錠とSTFX錠は1回量の値．

して○，ない場合を－，ガイドラインに第一・二選択薬として記載されている場合を移行性良好と考え◎とした(**表1**)[2]．また，**表2**にはレスピラトリーキノロンを中心に体内動態の値を示した．

排泄[3]

主な排泄経路は腎である．薬剤ごとに異なるが，平均75%が腎で排泄される．このなかで特徴的なのがトスフロキサシン(オゼックス®)で，腎排泄率が約45%，肝臓が約43%とほぼ1：1である．また，モキシフロキサシン(アベロックス®)では腎排泄率が約35%，肝臓が約60%と肝臓が主たる代謝経路となっている．

用量調節

腎機能による調節が必要な薬剤，不要な薬剤があるため薬剤ごとの特徴を理解しておく必要がある(**表3**)．

表3 キノロン系抗菌薬の腎機能による用量調節

	薬品名(略号)	クレアチニンクリアランス(mL/min)
注射	CPFX	31≦Ccr≦60：1回200mgを12時間ごと Ccr≦30：1回200mgを24時間ごと
	PZFX	・通常，1回500mgを1日2回投与する場合 20≦Ccr＜30：1回500mgを1日2回(用量調節不要)，Ccr＜20：1回500mgを1日1回 ・通常，1回1,000mg1日2回投与する場合 20≦Ccr＜30：1回500mgを1日2回，Ccr＜20：1回500mgを1日1回
	LVFX	20≦Ccr＜50：初日500mgを1回，2日目以降250mgを1日に1回 Ccr＜20：初日500mgを1回，3日目以降250mgを2日に1回
	LSFX	投与初日に300mgを、投与2日目以降は150mgを1日1回 腎機能による調節の必要はなし
経口	NFLX	Ccr＞50：明確な記載なし 10≦Ccr≦50：1回100～200mgを1日2～3回 Ccr＜10：1回100～200mgを1日2回
	OFLX	投与量を減量するか投与間隔をあける(明確な基準はない)
	CPFX	投与量を減量するか投与間隔をあける(明確な基準はない)
	PUFX	投与量を減量するか投与間隔をあける(明確な基準はない)
	LVFX	20≦Ccr＜50：初日500mgを1回，2日目以降250mgを1日に1回 Ccr＜20：初日500mgを1回，3日目以降250mgを2日に1回
	TFLX	投与量を減量するか投与間隔をあける(明確な基準はない)
	MFLX	腎機能による調節の必要はなし
	STFX	30≦Ccr＜50：1回50mgを1日1回 10≦Ccr＜30：1回50mgを48時間以上の間隔ごと
	GRNX	低体重(40kg未満)かつ透析などを受けていない高度の腎機能障害(Ccr 30mL/min未満)の患者への投与は，低用量(200mg)を用いることが望ましい
	LSFX	1回75mgを1日1回 腎機能による調節の必要はなし

薬剤別抗菌スペクトル

代表的な抗菌スペクトルを比較した(**表4**)．第2世代のシプロフロキサシン(シプロキサン®)は，適応菌種としてグラム陽性菌の承認はあるものの活性は低く，第4世代のモキシフロキサシンは第3世代のレボフロキサシン(クラビット®)よりも承認菌種は少ないが，実際には有効であると考えられている．

また，適応菌種ではあってもJANISデータ(**図2**)を見ると薬剤感受性試験で「S：感受性」と判定される割合には違いがある．JANISデータに記載があるキノロン系抗菌薬がLVFXのみであるため，LVFXの感受性について抜粋した．このなかで大腸菌(*Escherichia coli*)に対する感受性が62.2%と低い点は問題で，大腸菌が原因菌であることが多い膀胱炎に対して安易に経口キノロン薬を

表4 代表的なキノロン系抗菌薬の抗菌スペクトル

	薬品名(略号)	グラム陽性菌					グラム陰性菌						
		MRSA	レンサ球菌	肺炎球菌	腸球菌	ブドウ球菌	大腸菌	インフルエンザ桿菌	緑膿菌	セラチア	エンテロバクター	シトロバクター	アシネトバクター
注射	CPFX							○	○	○	○	○	
	PZFX							○	○	○	○	○	
	LVFX		○	○				○	○	○	○	○	
	LSFX												
経口	NFLX												
	OFLX												
	CPFX						○		○				
	PUFX												
	LVFX			○		○	○	○	○				
	TFLX		○	○			○	○	○				
	MFLX		○	○				○					
	STFX		○	○			○	○	○				
	GRNX		○	○				○					
	LSFX												

▒ は適応菌種，○は第一・二選択になる菌種.

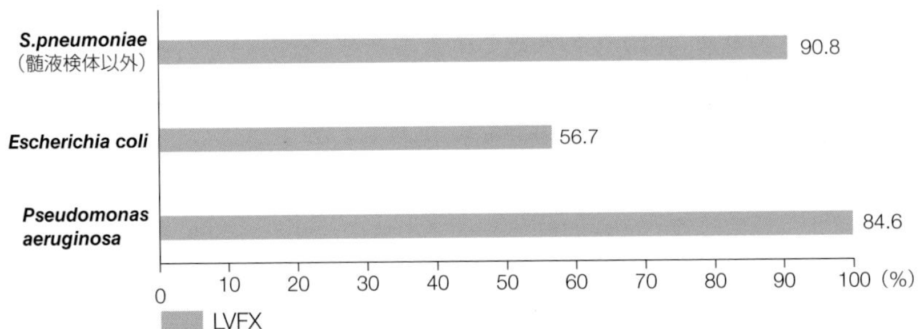

図2 JANISデータからみたキノロン系抗菌薬の感受性率

〔2020年7～9月四半期報（全集計対象医療機関，入院検体）より作成〕

投与することは注意が必要である．自施設の感受性試験データ，JANISのような全国サーベイランスデータなどを確認する必要がある．

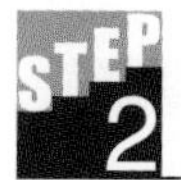

2 少し詳しい内容を知ろう！

現在，臨床で広く使われているのは構造にF（フッ素）を含むニューキノロン（フルオロキノロンとも呼ばれる）系抗菌薬である．第1世代に分類されるナリジクス酸（現在は販売中止）などのニューキノロン以前のキノロン系抗菌薬（構造にFをもたないもの）および第2世代前期のニューキノロン系抗菌薬は，体内でほとんど代謝されずに尿中に高濃度で排泄されることと全身移行性が乏しいことから主に尿路感染用として使用されてきた．しかし，第2世代後期のオフロキサシン（タリビッド®），シプロフロキサシンなど全身移行性が高い薬剤の発売以降は全身性の感染症に使用されるようになった．特に第3世代と呼ばれるニューキノロン系抗菌薬は，グラム陽性菌，グラム陰性菌，非定型菌に抗菌力をもち，第4世代では嫌気性菌に対する抗菌力も有する非常に広域なスペクトルをもつ抗菌薬である．

ニューキノロン系抗菌薬は，第2・3世代の3剤を除きすべて経口薬であるが，消化管からの吸収がよく高い効果を示す．グラム陽性菌のみでなく，緑膿菌などのグラム陰性菌に対してもPAEをもつ．ニューキノロン系抗菌薬はAUC/MIC，C_{max}/MICに依存する薬剤であり，効果的な投与法として1日総量を増やすことや最高血中濃度を高くすることなどが有効であるが，PAEは最高血中濃度が高いほど長くなることから，現在は1日3回投与よりも1日1回投与が有効であるとされる．

当然のことながら，β-ラクタム環をもたないためにβ-ラクタマーゼ産生菌にも有効で，ペニシリン系抗菌薬やセフェム系抗菌薬の経口薬での効果が期待できない場合にも有効である．また，結核にも抗菌活性があるため，呼吸器感染症にニューキノロン系抗菌薬を使用する場合は，必ず結核が除外できている条件下で使用すべきである．

種類の多い薬剤の特徴を理解するためには，世代分類で捉えると理解しやすい．分類された各世代内では同じような抗菌スペクトルをもっている．一般的な分類として，発売された年代で抗菌活性に差があり，第1～4世代に分類される．本項では第1～4世代の経口薬の特徴および第2・3世代の注射薬について解説する．

経口薬

1 第2世代(ニューキノロン系抗菌薬：主に尿路用)

重要 感染症の適応 単純性膀胱炎，単純性腎盂腎炎など

第1世代のキノロン系抗菌薬の骨格にF（フッ素）を導入して，ニューキノロン系抗菌薬と呼ばれた最初の薬剤がノルフロキサシン（バクシダール®）である（**図3**）．この構造上の工夫によって代謝の安定性と血中から組織への移行性が向上し，グラム陰性菌に対する抗菌スペクトルも拡大して緑膿菌にも抗菌活性を示すようになったが，嫌気性菌には無効である．このような臨床効果の拡大はFの導入のみによってもたらされたわけではなく塩基性基の導入なども関係しているが，ニューキノロン系抗菌薬に共通した構造上の特徴であるためにフルオロキノロンとも呼ばれる．

第2世代に分類される抗菌薬のなかで尿路用とされるのはノルフロキサシンである．第1世代に比べ組織移行性は格段に向上したが，これ以降に発売された薬剤に比べ血中濃度が低く，主に尿路に排泄されるために尿路用として使用されることが多い．添付文書上ではグラム陽性菌に対して適応はあるものの，実際には十分な臨床効果は期待できないためグラム陽性菌感染が疑われる場合には使用されない．また，小児に禁忌が多いニューキノロン系抗菌薬のなかで小児への適応がある薬剤である．

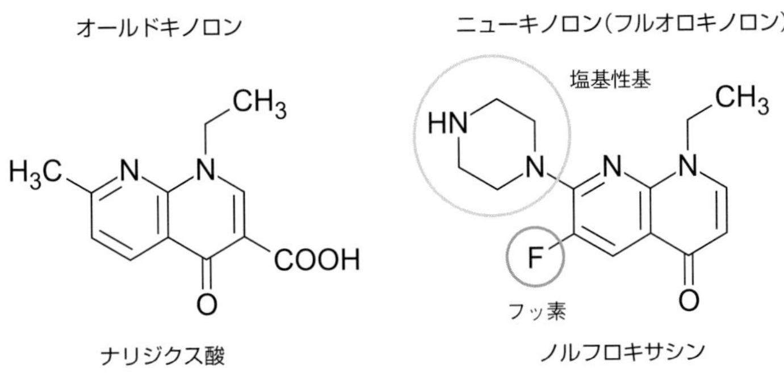

図3 キノロン，ニューキノロン系抗菌薬の基本骨格
ナリジクス酸は構造にFをもたない．一方，ノルフロキサシンは構造にFがあり，塩基性基を導入することで効果向上および副作用軽減が図られる．

2 第2世代(ニューキノロン系抗菌薬：全身用)

重要 感染症の適応 呼吸器感染症，尿路感染症(単純性・複雑性)，感染性腸炎など

組織移行性を改善し，尿路以外の臓器感染症にも使用できるようになったのがオフロキサシン，シプロフロキサシン，プルリフロキサシン(スオード®)などである．抗菌活性は尿路用の第2世代と変わらないが，細胞内の濃度が非常に高くなるためにクラミドフィラ，マイコプラズマなどの非定型菌に対しても有効である．

オフロキサシンは第3世代のレボフロキサシンと非常に似た構造であるが，ラセミ混合体(光学異性体の活性体と非活性体が混合しているもの)であるために，活性体のみのレボフロキサシンと比べると抗菌活性は半分程度である．そのため，内服の使用頻度は低く，眼軟膏，点耳薬などレボフロキサシンにない製剤の使用頻度が高い．

シプロフロキサシンは，グラム陰性菌に対して強力な抗菌活性を示し緑膿菌への効果も高い．第3世代セフェム系抗菌薬やカルバペネム系抗菌薬が無効なグラム陰性菌に対しても高い効果をもつ．また，グラム陽性菌のブドウ球菌や肺炎球菌にも抗菌活性を示すが，重症感染症に使用できるレベルではない．

プルリフロキサシンはプロドラッグ型の薬剤で，緑膿菌を含むグラム陰性菌に非常に強い抗菌活性を示し，近年問題になっているレボフロキサシン耐性の大腸菌にも有効であるとの報告もある．また，菌体内への移行性が高く短時間に強い殺菌作用を示すことや，親水性薬剤であるために血液脳関門を通過しにくく，中枢性の副作用が極めて少ないことも特徴である．

3 第3世代(ニューキノロン系抗菌薬：レスピラトリーキノロン)

重要 感染症の適応 呼吸器感染症(上下気道感染症)，尿路感染症(単純性・複雑性)，感染性腸炎など

第2世代の抗菌スペクトルに加えて肺炎球菌を主としたグラム陽性菌に対する活性をもつことが大きな特徴である．この世代の薬剤は，呼吸器感染症の主要な原因菌である肺炎球菌，インフルエンザ菌，マイコプラズマやクラミドフィラなどに対して高い抗菌活性を示し，肺組織への移行性が高いためレスピラトリーキノロン(呼吸器用キノロン)とも呼ばれる．特に肺炎球菌への抗菌力が第2世代よりも優れている点は大きな特徴である．**表5**にはレスピラトリーキノ

表5 レスピラトリーキノロン一覧と，長所・短所

薬品名（略号）	長所	短所
TFLX LVFX MFLX GRNX	・ペニシリン耐性株，マクロライド耐性株を含む肺炎球菌に強い抗菌活性を示す ・非定型病原菌を含め広く呼吸器病原菌をカバーする ・肺炎（および慢性気道疾患の2次感染）に対して高い臨床的有用性が確認されている ・β–ラクタム系抗菌薬やマクロライド系抗菌薬と比較して，同等以上の呼吸器感染菌をカバーし転帰にも優れている	・濫用により肺炎球菌，インフルエンザ菌による耐性が増加するリスクが問題になる ・β–ラクタム系抗菌薬などと比べて高価である ・NSAIDsとの併用で痙攣を誘発することがある ・骨形成（関節）に対する作用のため，レスピラトリーキノロンでは小児適応がない

ロンの長所・短所を示した．

構造上の特性でみると，トスフロキサシンは脂溶性の向上によって組織移行性が向上している．また，グラム陽性菌への活性向上とともに中枢毒性と薬物相互作用が軽減されている．糞便中への排泄濃度が高く，腸管感染症の原因菌に対する抗菌活性が高いことから腸管感染症にも有効である．第3世代のなかではレボフロキサシンの使用頻度が最も高いが，腸管感染症への有効性はトスフロキサシンの方が優れている．また第3世代の先発品のなかでは最も薬価が低い点も大きな特徴であるといえる．しかし，尿中排泄率は高くないなどの特徴もある．

レボフロキサシンは，現在もっとも頻用されているニューキノロン系抗菌薬であるといえる．分子全体のバランスを整えた構造で高い経口吸収性を示し，グラム陽性菌への活性増強とともに中枢毒性と薬物相互作用が軽減されている．緑膿菌を含むグラム陰性菌に対して有効で，ペニシリン耐性株を含む肺炎球菌感染にも有効である．従来，最も多い投与法であった1回100mg，1日2～3回投与では，呼吸器感染症の原因菌で最も重要な肺炎球菌に十分な効果が得られず，1回200mg，1日2回の投与法などが推奨されてきた．2009年に250mg，500mg製剤が発売され，1日1回投与が承認されたことにより，レスピラトリーキノロンとしての位置づけが向上した．

4 第4世代(ニューキノロン系抗菌薬：レスピラトリーキノロン)

重要 感染症の適応　呼吸器感染症(上下気道感染症)

第3世代の抗菌スペクトルに加えてバクテロイデス属などの嫌気性菌に対する活性をもつことが大きな特徴で，肺炎球菌やブドウ球菌などのグラム陽性菌への抗菌活性も増している．肺炎球菌に対する抗菌活性の増強は肺炎や慢性気道感染症の治療において重要である．現在，第4世代に分類されるのは，モキシフロキサシン，ガレノキサシン(ジェニナック®)，シタフロキサシン(グレースビット®)，ラスクフロキサシン(ラスビック®)の4剤である．

モキシフロキサシンは，1日1回400mg内服で高い効果を示すPK/PDパラメータを考慮した投与法が認められている薬剤である．呼吸器感染症の主要病原菌に対して高い抗菌活性を示す．ニューキノロン系抗菌薬は，第1～3世代のいずれの薬剤も尿路感染症に対して有効であるが，モキシフロキサシンは尿路への移行性が乏しく尿路感染症の適応はない．すべてのニューキノロン系抗菌薬が尿路感染症に適応を有するわけではないことに注意が必要である．また，光線過敏症，中枢毒性，細胞毒性や薬物相互作用の軽減が図られている．

ガレノキサシンは肺炎球菌などのグラム陽性菌とともにマイコプラズマやクラミドフィラへの抗菌活性が増強されている．特に多剤耐性菌を含む肺炎球菌に効果が高い．ガレノキサシンも，1日1回400mg内服で高い効果を示すPK/PDパラメータを考慮した投与法が認められている薬剤である．AUC/MICで評価した場合に，ニューキノロン系抗菌薬のなかで最も優れている薬剤であるといえる．耳鼻，呼吸器感染症の適応をもつが，尿路への移行性が乏しく尿路感染症の適応はない．

シタフロキサシンはペニシリン耐性肺炎球菌や緑膿菌に対する抗菌活性が増強している．また，シタフロキサシンが標的とする酵素は，DNAジャイレース，トポイソメラーゼⅣの両方であり，肺炎球菌や大腸菌などの耐性化が進みにくい．また，嫌気性菌を含め抗菌活性は非常に強くなっているが，下痢などの消化器系の副作用の頻度が高く，ほかの薬剤が無効である場合に使用されることが多い．

2020年に発売されたラスクフロキサシン(LSFX)はシタフロキサシン(2008年)以来，約12年ぶりに発売されたキノロン系抗菌薬の新薬で，DNAの複製に必要なDNAジャイレースとトポイソメラーゼⅣ両方のキノロン標的酵素を同程度に阻害する特徴をもっている．ほかのキノロン系抗生物質はどちらか片方のキノロン標的酵素をより強く阻害するのに対し，両方に同程度に働くために耐性菌が発生しにくいと考えられている．適応症は咽頭・喉頭炎，扁桃炎(扁桃周囲炎，扁桃周囲膿瘍を含む)，急性気管支炎，肺炎，慢性呼吸器病変の二次感染，中耳炎，副鼻腔炎であり，使用場面は限られている．また，胆汁排泄型の薬剤であり，腎機能に関係なく1日1回75mgの投与ができる点は使いやすさの面で優れているが，CYP3A4に関連する薬剤との併用や肝機能障害時には注意が必要である．適応症が限定されているが，そのなかにおいても現状でラスクフロキサシンを第一選択薬として使用しなければならない場面はなく，貴重な医療資源として乱用を避けるべきである．

第4世代全般の特徴として，呼吸器感染症に対する効果は非常に高いが，第3世代と比べて承認疾患が少なくなっている点には注意が必要である．

図4に主なレスピラトリーキノロンの代表的な適応症別の有効率の比較を示した．この図をみると，第3世代と第4世代との差がわかりやすい．また，**表6**にはこれまでに報告されている主要臨床分離株に対する主なレスピラトリーキノロンの抗菌活性比較(MIC_{90})を示した．地域などによって違いはあるが，この図に示すような数値での報告があること，キノロン系抗菌薬のなかでも**図5**のような差を知っておくこともレスピラトリーキノロン内での抗菌活性の違いを知るうえで重要であろう．

表6 主要臨床分離株に対する主なレスピラトリーキノロンの抗菌活性比較(MIC_{90})

菌名			LVFX	TFLX	MFLX	STFX	GRNX	LSFX
グラム陽性菌	黄色ブドウ球菌		0.25	0.06	0.12	0.06	−	≦0.06
	肺炎球菌	PSSP	1.56	0.39	0.2	0.06	0.1	≦0.06
		PISP	1.56	0.2	0.2	0.06	0.1	−
		PRSP	1.56	0.2	0.2	0.06	0.1	≦0.06
グラム陰性菌	インフルエンザ菌		0.025	0.025	0.05	≦0.004	0.05	≦0.06
	BLNAR		0.0313	0.0156	0.0625	≦0.004	0.0313	≦0.06
嫌気性菌	バクテロイデス属		32	8	−	0.5	−	−

PSSP：ペニシリン感受性肺炎球菌　PISP：ペニシリン低感受性肺炎球菌
PRSP：ペニシリン耐性肺炎球菌　BLNAR：β-ラクタマーゼ非産生アンピシリン耐性型インフルエンザ桿菌

(文献4，5を参考に著者作成)

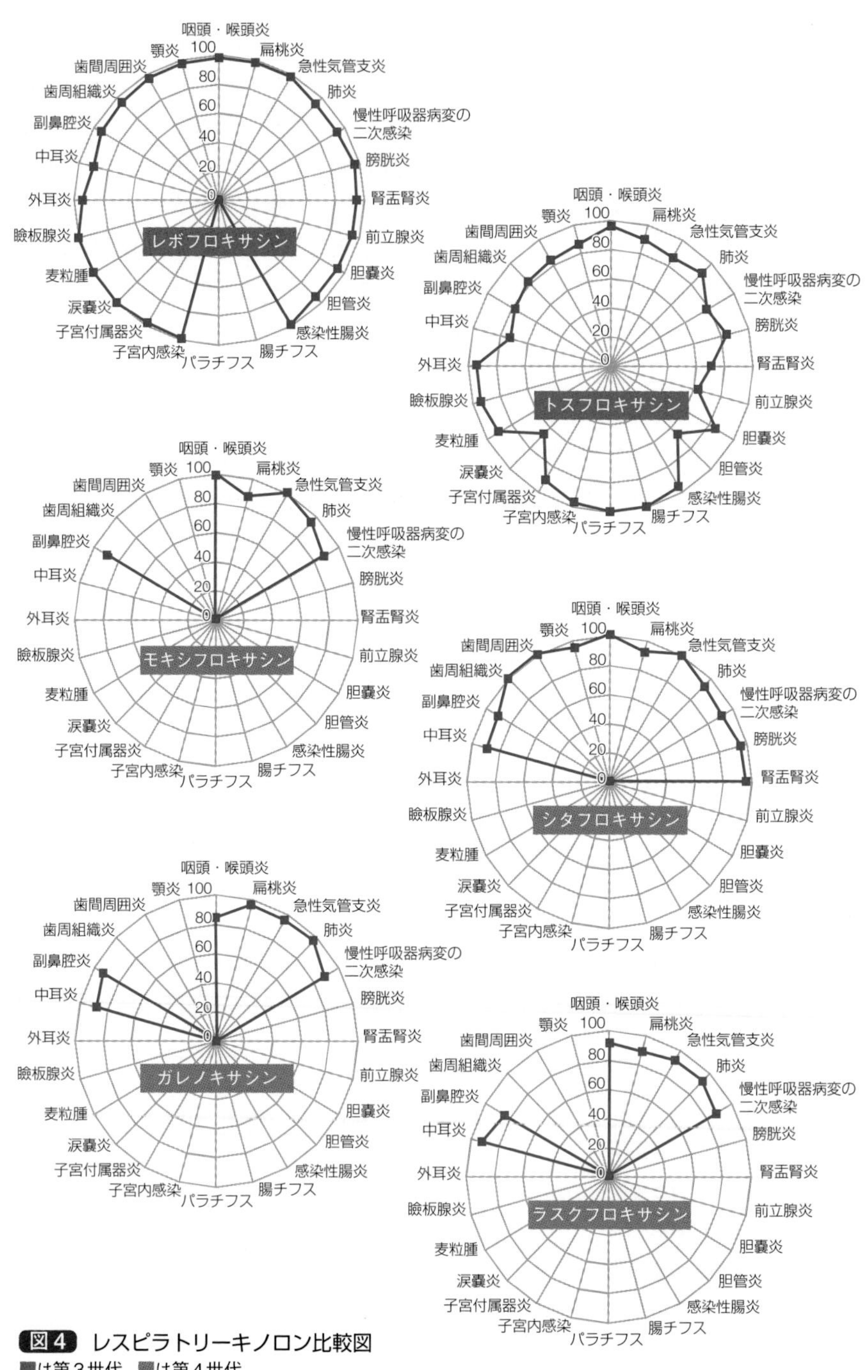

図4 レスピラトリーキノロン比較図

■は第3世代，■は第4世代

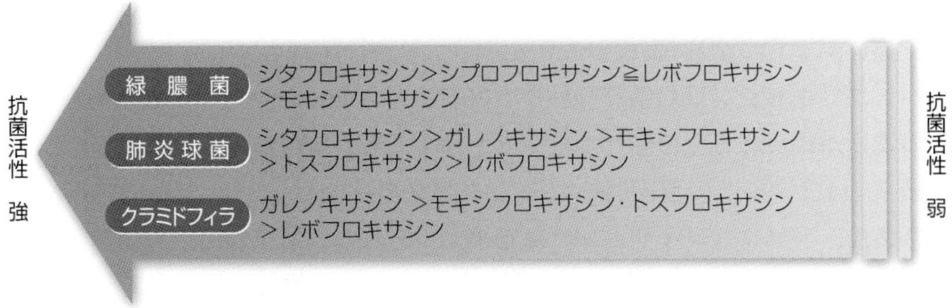

抗菌活性 強

緑膿菌	シタフロキサシン>シプロフロキサシン≧レボフロキサシン>モキシフロキサシン
肺炎球菌	シタフロキサシン>ガレノキサシン >モキシフロキサシン>トスフロキサシン>レボフロキサシン
クラミドフィラ	ガレノキサシン >モキシフロキサシン・トスフロキサシン>レボフロキサシン

抗菌活性 弱

図5 キノロン系抗菌薬の抗菌活性比較

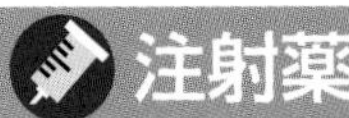

注射薬

1 第2世代・第3世代(ニューキノロン系抗菌薬)

重要 感染症の適応

シプロフロキサシン…敗血症，肺炎，腹腔内感染症(腹膜炎，胆嚢炎など)，外傷・熱傷および手術創などの二次感染など

パズフロキサシン…敗血症，呼吸器感染症，尿路感染症，腹腔内感染症(腹膜炎，胆嚢炎など)，外傷・熱傷および手術創などの二次感染，産婦人科領域感染症など

レボフロキサシン…肺炎，慢性呼吸器病変の二次感染，腸チフスなど

ニューキノロン系抗菌薬の注射薬は，現在のところシプロフロキサシン，パズフロキサシン，レボフロキサシンおよび第4世代のラスクフロキサシンを加えた計4剤である．

シプロフロキサシンは経口薬として開発され，緑膿菌を含むグラム陰性菌などに高い抗菌活性を示すが，消化管からの吸収が優れているとはいいがたく，中等症および重症感染例への安定した治療効果を得るために注射薬が開発された．

シプロフロキサシン注射薬の抗菌スペクトルは経口薬と同じであるが，注射薬であるために組織移行性が高く，肺，肝，腎，前立腺，胸水，腹水などに高率に移行する．そのため，内服のシプロフロキサシンで十分な効果が得られないグラム陽性菌に対しても効果が期待できる．インタビューフォームに記載されている経口薬と注射薬で200mgを単回投与した場合の血中濃度を比較すると，違いがよくわかる（**表6**）．

パズフロキサシンは組織移行性が良好で，各組織において血中濃度の1/2以上の濃度が得られるため優れた抗菌力を示す．特に肺組織への移行に優れ，血中濃度の1.3倍以上の値が得られるため呼吸器感染症に対して高い効果を示す．また，シプロフロキサシンでは効果が得られない嫌気性菌にも抗菌活性を示すため，産婦人科領域感染症や腹腔内感染症にも効果が得られる．2010年7月には，適応菌種に肺炎球菌，適応症に敗血症が追加された．敗血症，肺炎球菌による肺炎，重症・難治性の呼吸器感染症（肺炎，慢性呼吸器病変の二次感染に限る）に対して，投与量がそれまでの1日1,000mgから2,000mgにまで変更された．高用量投与時には，注射部位反応（疼痛，腫脹，静脈炎など）に注意が必要である．

レボフロキサシン注射薬は，海外では1990年代後半から使用されており，特に非定型菌や肺炎球菌による肺炎など呼吸器感染症において安全性と有用性が蓄積されている．日本でも2011年にようやく使用できるようになったが，PK/PD理論を考慮した500mg製剤を1日1回投与となっている．投与経路の違いによる血中濃度の違いもほとんどないため，注射薬は経口投与が困難な重症症例で使用されるべきである（**表7**）．日本呼吸器学会の「医療・介護関連肺炎（NHCAP）診療ガイドライン」では，「嫌気性菌に対する抗菌力は不十分なため，誤嚥性肺炎が疑われる症例では不適である」との記載がある．

表7 シプロフロキサシンとレボフロキサシン点滴静注と経口投与での血中濃度の違い

●シプロフロキサシン

投与量	C_{max}（μg/mL）	$t_{1/2}$（hr）	AUC（μg・hr/mL）
空腹時単回経口投与 200mg	1.21±0.08	3.68±0.27	4.59±0.18
単回点滴静注 200mg	2.53±0.16	0.20±0.01	6.66±0.73

●レボフロキサシン

投与量	C_{max}（μg/mL）	$t_{1/2}$（hr）	AUC（μg・hr/mL）
空腹時単回経口投与 500mg	8.04±1.98	7.89±1.04	50.86±6.46
単回点滴静注 500mg	9.79±1.05	8.05±1.54	51.96±4.96

2 第4世代(ニューキノロン系抗菌薬)

重要 感染症の適応 ラスクフロキサシン…肺炎，肺膿瘍，慢性呼吸器病変の二次感染

第4世代のニューキノロン系抗菌薬の注射薬は，現在のところラスクフロキサシンのみである．

ラスクフロキサシン注射薬の抗菌スペクトルは，経口薬と同様にレンサ球菌属や肺炎球菌などの呼吸器感染症の原因菌となる菌種に加え，嫌気性菌への適応が広くなっている．適応症が呼吸器感染症に限定されている点は，ほかのキノロン系抗菌薬の注射薬と大きく異なる．なかでも肺膿瘍の適応がある点は起炎菌となりやすい嫌気性菌に対して活性を有するからである．レボフロキサシンは嫌気性菌に対する抗菌活性が低く，積極的に嫌気性菌をターゲットにすることができないため，ラスクフロキサシン注射薬が嫌気性菌をターゲットにできるという点は大きな特徴の一つといえる．同様に嫌気性菌のカバーを考慮する必要がある呼吸器感染症に誤嚥性肺炎などがあるが，注射薬の第一選択薬はスルバクタム/アンピシリンやタゾバクタム/ピペラシリンなどであり，キノロン系抗菌薬は第一選択薬ではないことを理解しておく必要がある．また，経口薬へのスイッチを検討する場合，レボフロキサシンは注射薬で500mgを使用している場合は経口薬も500mgでよいが，ラスクフロキサシンは注射薬が150mgであるのに対して経口薬は75mgである点は理解しておく必要がある．

ニューキノロン系抗菌薬投与の注意点

ニューキノロン系抗菌薬で注意する必要があるのは，中枢神経系症状や光線過敏症，心電図上のQT延長，高齢者でのアキレス腱断裂などがある．また，各種薬物との相互作用にも注意が必要である．また，モキシフロキサシン，ラスクフロキサシン注射薬はQT延長のある患者への投与は禁忌となっている．さらにモキシフロキサシン，ラスクフロキサシン注射薬はクラスＩA(キニジン，プロカインアミドなど)・Ⅲ(アミオダロン，ソタロールなど)不整脈薬投与中の患者や低カリウム血症患者への投与は，QT延長のリスクが高まるため投与禁忌となっており，注意が必要である．腱障害は発現頻度が低い(または不明な薬剤もある)が，60歳以上の患者，コルチコステロイド薬を併用している患者，臓器移植の既往のある患者であらわれやすいとの報告もあるため注意

が必要である．NSAIDsとの併用による痙攣誘発は，第２世代のノルフロキサシンでは高いが，併用されるNSAIDsの種類によっても頻度は変わる．併用禁忌とされているのは，ノルフロキサシンとフルルビプロフェン（フロベン®），シプロフロキサシンとケトプロフェンとの併用である．なお，ニューキノロン系抗菌薬は小児や妊婦への適応は安全性が確認されておらず，ほとんどの薬剤は禁忌となっているが，ノルフロキサシン，トスフロキサシンは小児投与の適応があることは覚えておく必要がある．

このほか，アルミニウム，マグネシウム，カルシウム，亜鉛などとの併用でニューキノロン系抗菌薬の吸収が阻害されるため，服用時間を２時間以上ずらす必要がある．トスフロキサシンやシプロフロキサシンなどは，肝臓のCYP1A2を阻害することでテオフィリンの血中濃度を上昇させることが報告されている．また，シプロフロキサシンは同様の機序で筋弛緩緩和剤のチザニジン（テルネリン®）の血中濃度を上昇させるため，併用禁忌となっている．

ニューキノロン系抗菌薬の注射薬は，配合変化も多く，重症感染症に用いる場合には投与ルートの管理にも注意しなければならない．シプロフロキサシン注射薬は発売当初，点滴静注局所の血管痛や静脈炎の危険を軽減するため，必ず希釈して投与する必要があったが，現在では心不全などがあり水分負荷がかけられない患者においては希釈せずに投与することが可能となっている（できるだけ太い静脈から投与する）．

PK/PD理論でのニューキノロン系抗菌薬の投与法を知ろう！

ニューキノロン系抗菌薬は濃度依存性薬剤で，AUC/MICおよびC_{max}/MICと効果が相関する薬剤（以下，AUC/MICおよびC_{max}/MICに依存する薬剤）である．AUC/MICに依存する薬剤では，１日の総投与量をどれだけ多くして体内に取り込まれる抗菌薬の量（AUC）を増やすことができるかが重要になる．また，C_{max}/MICに依存する薬剤では，薬剤ごとに設定される指標血中濃度内でできるだけ最高血中濃度（C_{max}）を高くすることが重要になる．

一般に，１日の総投与量が同じであればAUCは変わらないとされるため，AUC/MICのみに依存する薬剤であれば，PK/PDパラメータよりも総投与量を増やすことを考慮すれば，投与法による効果に差はないと考えることもできる．しかし，ニューキノロン系抗菌薬はC_{max}/MICにも依存する薬剤である．

そのため，総投与量を増やしながら，できるだけ最高血中濃度を高くする方法として，1日1回投与が推奨される．また，PAEは最高血中濃度が高いほど長くなる傾向があるため，この点からも1日1回投与が有効であると考えられる．

PK/PDパラメータ目標値

PK/PDパラメータにおいて効果を予測する目標値が設定されており，この目標値を達成できるように抗菌薬の投与量・投与方法を選択する必要がある．

ニューキノロン系抗菌薬の目標値は，グラム陰性菌感染，ブドウ球菌感染，易感染患者でAUC/MIC値が100～125，C_{max}/MICは8～10とされる．肺炎球菌感染症でのAUC/MIC値は30以上は必要である．たとえば，Nightingale CHらは，肺炎球菌による感染症に対して，キノロン系抗菌薬ではAUC/MIC値が30以上で高い治癒率が得られると報告している[6)]．また，肺炎球菌に対するレボフロキサシンの効果では，AUC/MIC値が40以下の場合では肺炎球菌消失率が70%程度であるのに対して，AUC/MIC値が41以上になった場合は，100%の肺炎球菌消失率という報告もある．このようにできるだけ高い値を得られるような投与法(量)が有効である．

まとめ

キノロン系抗菌薬の経口薬は，キノロン耐性菌を増加させないためにも適正使用が重要になる．実際に，2017年の日本呼吸器学会「成人市中肺炎診療ガイドライン」や2007年のIDSA/ATSの成人市中肺炎ガイドラインでも，キノロン系抗菌薬の適正使用について強く言及している．そのためには各薬剤の特徴を理解して，ほかの系統の抗菌薬と比較できる知識を身につける必要がある．キノロン系抗菌薬は数は多いかもしれないが，世代分類で捉えれば世代ごとの特徴は明らかで理解は難しくない．

また，注射薬は4剤あるが，4剤の比較というよりはほかの広域抗菌薬との比較をしながら考えるとより理解が深まると考えられる．キノロン系抗菌薬は，抗菌スペクトルが広く，経口薬も多いため乱用されがちな抗菌薬である．しかし，キノロン耐性大腸菌や結核の増加など，PK/PD理論を駆使した臨床効果の向上と副作用・相互作用モニタリングの両面で，薬剤師が適正使用に貢献すべき抗菌薬の一つである．

（坂野 昌志）

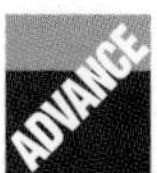

キノロン系抗菌薬の一歩進んだ臨床応用と副作用モニタリング

広域なスペクトラムがゆえのピットホール

キノロン系抗菌薬は第1世代から第4世代に分類される．グラム陽性菌から陰性菌までカバーする．また，マイコプラズマ，クラミドフィラ，レジオネラ，MAC，結核菌もカバーする特性を有し，幅広いスペクトラムを有している．繰り返し説明すると，結核菌までカバーしてしまうということを十分理解しておかなければならない．肺炎患者の場合には，必ず結核を否定した後にキノロン系抗菌薬を処方されなければならない．もし，この患者が結核菌を有していた場合，キノロン系抗菌薬の抗結核作用である程度菌量は減少するが，単剤かつ短期間で根治することはできない．診断の遅延および感染拡大防止のためにも，適切な診断のもとにキノロン系抗菌薬が使用されるべきである．幅広いスペクトラムを有していることやバイオアベイラビリティの高いこと，その使いやすさから安易に使用されている実情があり，それがゆえにキノロン耐性が増加しているのも課題であるため適正使用が求められる．

腹腔内感染症

腹腔内感染症における病原微生物として*Escherichia coli*が約3割，ついで*Klebsiella* spp., *Pseudomonas* spp.が検出される.「複雑性腹腔内感染症の診断・治療ガイドライン2010」,「急性胆管炎・胆嚢炎診療ガイドライン2013」における推奨治療薬では，β-ラクタム系抗菌薬を中心とした治療レジメンが示されている．その中で，キノロン系抗菌薬はメトロニダゾールとの併用を考慮したレジメンが示されており，特にβ-ラクタム系抗菌薬にアレルギーを有する場合には推奨される．

経口キノロン系抗菌薬による骨感染症の治療

黄色ブドウ球菌やグラム陰性桿菌が起炎菌となる骨髄炎の治療選択肢として，シプロフロキサシンなどのキノロン系抗菌薬の経口投与が挙げられる．経口キノロン系抗菌薬はバイオアベイラビリティが高く，点滴と同等の治療が行える特徴を有する．

黄色ブドウ球菌による人工関節感染症でも，同様に経口キノロン系抗菌薬が用いられる．また，異物感染の場合にはリファンピシンを併用することもあり，経口での治療が可能となる．骨感染症の治療期間は長期間となるため，点滴治療の場合には必然的に入院期間が長期化する．初期治療を静注薬により開始し，改善傾向を確認した後にバイオアベイラビリティの高い経口キノロン系抗菌薬へスイッチすることで，外来治療へ移行することも可能である．

非定型肺炎の治療

原因菌としてマイコプラズマ，クラミドフィラ，レジオネラによる感染症に対しキノロン系抗菌薬，マクロライド系抗菌薬(アジスロマイシンがお勧め)，テトラサイクリン系抗菌薬が用いられる．マイコプラズマは細胞壁をもたないため，細胞壁を作用点とするβラクタム系抗菌薬が無効となる．クラミドフィラは細胞内寄生性の形態を示すのが特徴となる．レジオネラは体内でマクロファージに感染するため，マクロファージ内で抗菌作用を示す抗菌薬を用いることとなる．それぞれ微生物の構造的特徴を考慮し，その作用機序に適した抗菌薬選択を検討することが重要となる．

注意すべき副作用

臨床で見かけるシチュエーションとして，下剤のマグネシウム製剤を投与中の患者にレボフロキサシンが投与されている症例を散見する．レボフロキサシンは金属イオン含有製剤とキレートを形成し，吸収低下により治療不良となる．このように金属イオン含有製剤と併用する場合は，レボフロキサシンを先に投与し，1～2時間後に金属イオン含有製剤を投与することが推奨される．

一方，ワルファリン投与中の患者にレボフロキサシンが投与されている症例も経験する．時にINRの上昇で緊急入院した症例の報告もあるため，相互作用には注意が必要である．

(奥平　正美)

引用文献

1）三鴨廣繁ほか：日常診療に役立つ抗感染症薬のPK/PD，ユニオンエース，2012.

2）JAID/JSC感染症治療ガイド・ガイドライン作成委員会：JAID/JSC感染症治療ガイド2019，ライフサイエンス出版，2019.

3）南学正臣：腎機能低下時の薬剤ポケットマニュアル，中外医学社，2015.

4）高畑正裕ほか：Garenoxacinの*in vitro*抗菌活性．日本化学療法学会雑誌，55：1-20，2007.

5）神田裕子ほか：Sitafloxacinの細菌学的評価．日本化学療法学会雑誌，56：1-17，2008.

6）Nightingale CH, et al : Pharmacodynamics and pharmacokinetics of levofloxacin. Chemotherapy, 46 : 6-14, 2000.

参考文献

・二木芳人：レスピラトリーキノロン薬—その理解と適正使用，医薬ジャーナル社，2007.

・松本文夫ほか：注射用キノロン剤の体内動態．化学療法の領域，19：594-598，2003.

・日本化学療法学会：抗菌薬適正使用生涯教育テキスト，2013.

・渡辺　彰ほか：レスピラトリーキノロン系薬最前線，ユニオンエース，2011.

・日本呼吸器学会：医療・介護関連肺炎（NHCAP）診療ガイドライン，2011.

・菊池　賢ほか監：サンフォード感染症治療ガイド2017，改訂第47版，ライフサイエンス出版，2017.

・堀　誠治：抗菌薬の副作用とその発現機序—濃度依存的な副作用を中心に—．日本化学療法学会雑誌，52：293-303，2004.

・該当薬剤インタビューフォーム．

6 マクロライド系抗菌薬

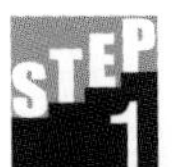

これだけは知っておこう！

基本情報

■14員環・15員環・16員環

作用点	● 細菌のリボソームと結合して50Sサブユニット上でペプチド鎖が伸長する際にペプチド転移酵素反応を阻害することで，タンパク合成を阻害する．
抗菌作用 PK/PD	● 作用は静菌的（細菌の増殖を抑制する働きで殺菌作用ではない）であるが，対象微生物によっては殺菌的に作用する． ● 重症例ではない一般的な感染症において，臨床上，抗菌薬の作用が静菌的か殺菌的かが問題になることはない．エリスロマイシン（エリスロシン®）は，MICを超える血中濃度が維持される時間が重要になる（%T>MIC）．クラリスロマイシン（クラリス®，クラリシッド®）やアジスロマイシン（ジスロマック®）は，半減期が長いため1日の総投与量を増やすことが重要になる（AUC/MIC）． ● エリスロマイシンは%T>MICが50～60%，アジスロマイシンは免疫正常時はAUC/MIC≧25～30，免疫低下時は＞100～125が有効性の指標となる．その他の薬剤については明らかな指標はない．
抗菌スペクトル	● グラム陽性菌に対してはブドウ球菌，肺炎球菌などに抗菌活性を示し，グラム陰性菌では大部分に抗菌活性を示さないが，百日咳菌，カンピロバクター属，インフルエンザ菌などに抗菌活性を示す．また，多くの嫌気性菌に対して抗菌活性を有する． ● クラミドフィラ属やマイコプラズマ属などの細胞内寄生性菌には強い抗菌活性を示す．
PAE	● グラム陽性菌だけでなく陰性菌にもPAEをもつ．

副作用	● 安全性の高い薬剤で，主な副作用は悪心・嘔吐，下痢・軟便，食欲不振などの消化器系副作用や肝機能障害である．頻度は低いがQT延長があるため注意が必要である．
耐性機序	● 抗菌薬作用点の変化，薬剤排出輸送タンパクの過剰発現による耐性化がある．
その他の特徴	● 構造によって14員環，15員環，16員環に分けられる．なかでも胃酸に対する安定性や組織移行性，抗菌活性などが改善されたものはニューマクロライドと呼ばれる． ● 経口薬のバイオアベイラビリティは50%程度である． ● 薬物代謝酵素のCYP3A4と結合するため，CYP3A4で代謝される併用薬がある場合は併用薬の代謝が阻害され，副作用の発現頻度が上昇する危険性がある． ● テオフィリン，バルプロ酸ナトリウムなどCYP3A4が代謝酵素である薬剤は多数存在するため，併用に注意が必要なマクロライド系抗菌薬が多い． ● 1種類のマクロライド系抗菌薬に耐性をもつと，ほかのマクロライド系抗菌薬にも耐性となる(交差耐性)ことが多い．

■ フィダキソマイシン(18員環)

特徴	● フィダキソマイシンは*Clostridioides difficile*感染症診療ガイドラインにおいて再発リスクの高い患者に対して推奨されている薬剤である．CDIに対する高い治癒率や再発抑制率，そして治癒維持に対して高く評価されている． ● 国内第Ⅲ相試験では有効性主要評価項目の治癒率維持でバンコマイシンに対する非劣勢が示されていないことから，使用しないことを弱く推奨するという位置付けとなっている．
作用点	● 主に細菌のRNAポリメラーゼを阻害して細胞壁合成阻害による抗菌作用を示す．また，芽胞形成およびトシキン産生を阻害する作用を有している．
抗菌作用 PK/PD	● 不明
抗菌スペクトル	● 一部のグラム陽性菌に対して抗菌活性を示す．
PAE	● *C.difficile*国内臨床分離下部(No.0004)にpost-antibiotic effect(PAE)を示した．

組織移行性	● ヒトに対する絶対バイオアベイラビリティは不明であるが，経口投与後の吸収は極めて低く，消化管からほとんど吸収されず排泄される．また，エステラーゼにより代謝されることから血中に移行したとしても肝障害や腎障害の影響は受けにくいと考えられる．
副作用	● 国内第Ⅲ相試験で認められた主な副作用(1%以上)は，嘔吐，妄想，心室細動であった[1]．また，海外第Ⅱ相試験で認められた主な副作用(1%以上)は，悪心，嘔吐および便秘であった[1]
その他の特徴	● 抗菌スペクトルは非常に狭域で一部のグラム陽性菌に抗菌活性を示し，ほとんどのグラム陰性菌には抗菌活性を示さない．また，腸内細菌叢への影響が少ないために*C.difficile*に対して選択性の高い抗菌作用が期待できる． ● 適正使用の観点から，本剤の使用に関しては「抗微生物薬適正使用の手引き」(厚生労働省)を参照し，薬剤投与の必要性を十分判断するとともに，薬剤の投与期間は原則10日間であり，これを超えて投与する場合にはベネフィット・リスクを考慮して投与継続を慎重に判断することに留意しなければならない．

薬剤の分類と特徴

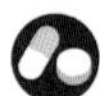 【経口薬】

●14員環マクロライド系抗菌薬

エリスロマイシン(EM)　商品名 エリスロシン®
用法・用量 1日800～1,200mgを4～6回に分割投与．

特徴 もっとも古いマクロライド系抗菌薬である．マイコプラズマ属，レジオネラ属などの細胞内寄生性菌にも有効で組織移行性もよい．しかしCAM，RXMなどのニューマクロライドに比べると血中濃度や組織移行性，抗菌スペクトルが劣るため，現在ではEMの使用頻度は低い．

●14員環ニューマクロライド系抗菌薬

クラリスロマイシン(CAM)　商品名 クラリス®・クラリシッド®・マインベース®
用法・用量 1日400mgを2回に分割投与．非結核性抗酸菌症の場合1日800mgを2回に分割投与．

ロキシスロマイシン(RXM)　商品名 ルリッド®
用法・用量 1日300mgを2回に分割投与．

特徴 EMなどの古いマクロライド系抗菌薬は胃酸の影響を受けやすく，血中濃度が不安定でインフルエンザ菌に対する抗菌力も弱かった．これらの点を改良し，組織移行性や抗菌活性を増強したのがニューマクロライドと呼ばれるCAMやRXMである．しかし，薬物代謝酵素に影響するため薬物相互作用の問題は多い．

●15員環ニューマクロライド系抗菌薬

アジスロマイシン(AZM) 商品名 ジスロマック®
用法・用量 錠剤：1回500mg，1日1回3日間．1回1,000mgを1回など．

特徴 15員環という特徴的な構造で，非常に高い組織内濃度が得られるようになった．血中および組織内での半減期が長く，1日1回500mg×3日間の服用で7日間効果が持続するほか，性感染症に対しては1,000mgを1回服用という投与法もある．14員環にみられたような薬物相互作用がないことも特徴の1つである．アジスロマイシン錠は250mg，500mg，600mgの3規格が販売されている．250mg製剤および500mg製剤の適応症で異なるものとして，淋菌を適応菌種とする骨盤内炎症性疾患のみ250mg製剤に適応症があり他は同様である．600mg製剤は後天性免疫不全症候群に伴うマイコバクテリウム・アビウムコンプレックス（MAC）症のみである．

●16員環マクロライド系抗菌薬

ジョサマイシン(JM) 商品名 ジョサマイシン
用法・用量 1日800～1,200mgを3～4回に分割投与．

スピラマイシン酢酸エステル(SPM) 商品名 アセチルスピラマイシン
用法・用量 1回200mgを1日4～6回経口投与．

特徴 16員環でもっとも古いJMは，EMと同様に胃酸に不安定な点などがあった．その後の16員環製剤はJMにあった欠点などは改良されている．16員環製剤の代表的な特徴として，マクロライド耐性誘導能がないことがあげられる．しかし，16員環構造の製剤は現在あまり使用されていない．

●18員環マクロライド系抗菌薬

フィダキソマイシン(FDX) 商品名 ダフクリア®
用法・用量 1回200mgを1日2回．

特徴 フィダキソマイシンは，クロストリディオイデス・ディフィシルをはじめとする一部のグラム陽性菌に抗菌活性を示し，ほとんどのグラム陰性菌に対しては抗菌活性を示さないという特徴を持ち，クロストリディオイデス・ディフィシル による感染性腸炎（偽膜性大腸炎を含む）のみの適応を持つ．消化管からほとんど吸収されず，大部分が糞中に排泄され，全身性の副作用がほとんどないという点は同じ適応症を持つメトロニダゾール（バイオアベイラビリティがほぼ100%）に比べて優れた点と言える．
日本化学療法学会/日本感染症学会による「CDI（Clostridium difficile infection）診療ガイドライン作成委員会」による診療ガイドライン[2]では，フィダキソマイシンは再発例もしくは難治例（2回以上の再発を繰り返すもの）の場合に第一選択薬として示されている．

 【注射薬】

●14員環マクロライド系抗菌薬

エリスロマイシン(EM) 商品名 エリスロシン®
用法・用量 1日600～1,500mgを2～3回に分割投与．

特徴 AZMの注射が発売されるまでは唯一の注射用マクロライド系抗菌薬であった．酸に弱いというEMの欠点を，注射薬にすることで解消している．抗菌スペクトルは経口薬のEMと同等である．

●15員環マクロライド系抗菌薬

アジスロマイシン(AZM) **商品名** ジスロマック®点滴静注用
用法・用量 1回500mgを1日1回.

特徴 1日1回投与の注射用マクロライド系抗菌薬. 500mg点滴静注単回投与時のAUCと血中濃度は, 500mg錠単回投与時に比べそれぞれ約2～3倍になる. 肺炎球菌, インフルエンザ菌などの細菌性肺炎やマイコプラズマ, クラミジア, レジオネラなどの非定型肺炎に有効. 溶解方法に注意が必要.

効果に相関するパラメータと目標値[3)]

効果に相関するパラメータ	AUC/MIC(エリスロマイシンは%T＞MIC, フィダキソマイシンはデータが乏しい)
PK/PDパラメータ目標値	アジスロマイシン：AUC/MIC≧25～30(免疫正常者) ＞100～125(免疫低下者) エリスロマイシン：%T＞MIC 50～60% フィダキソマイシン：データが乏しい

マクロライド系抗菌薬の効果に相関するパラメータは, AUC/MIC (MICに対してどれだけ体内に取り込まれた抗菌薬の量を増やせるか)である. 例えばアジスロマイシンでは, 免疫が正常な場合のAUC/MICの目標値は25～30以上, 免疫が低下している場合はAUC/MIC＞100～125とされている. また, 抗菌薬投与において早期に高用量を投与することが重要である. アジスロマイシン以外のマクロライド系抗菌薬は%T＞MICが効果に相関するパラメータであるとされてきたが, 現在ではAUC/MICが効果に相関するパラメータとして用いられる. しかし, 具体的な数値は乏しく, 1日投与量の増加が重要である.

組織移行性

組織移行性はマクロライドとニューマクロライドで異なり, ニューマクロライドの方が高い組織移行性を示す. いずれも肺組織への移行は極て良好であるが, 髄液への移行は不良である. そこで, 簡易に組織移行性を考える指標として添付文書上に対応する適応がある場合を移行性有として○, ない場合を－, ガイドラインに第一・二選択薬として記載されている場合を移行性良好と考え◎とした(**表1**)[4)].

また, フィダキソマイシンは消化管からほとんど吸収されないため, 組織移行性は不良である.

表1 マクロライド系抗菌薬の組織移行性

	薬品名(略号)	血中	髄液	肺	胆汁	腎・尿路	皮膚
注射	EM	−	−	◎	−	−	○
	AZM	−	−	◎	−	−	−

	薬品名(略号)	耳	上気道	肺	皮膚	尿路
経口	EM	○	◎	○	○	○
	CAM	○	◎	○	◎	○
	RXM	○	◎	○	◎	−
	AZM	◎	◎	◎	◎	○
	JM	○	○	○	○	○
	SPM	○	○	○	○	−
	FDX	−	−	−	−	−

AZMは女性性器感染症の骨盤内炎症性疾患時の移行は良好.
添付文書上に対応する適応がある場合を移行性有として○，ない場合を−，「JAID/JSC感染症治療ガイド2019」に第一・二選択薬として記載されている場合を移行性良好と考え◎とした.

表2 マクロライド系抗菌薬の腎機能による用量調節

	薬品名(略号)	クレアチニンクリアランス(mL/min)
注射	EM	原則減量不要だが，Ccr10mL/min未満の場合に減量するとの報告もある
	AZM	用量調節不要
経口	EM	原則減量不要だが，Ccr10mL/min未満の場合に減量するとの報告もある
	CAM	10≦Ccr＜30：1回200mgを12～24時間ごと，Ccr＜10：1回200mgを1日1回
	RXM	Ccr≧50：通常量，Ccr＜50：1回150mgを1日1回
	AZM	用量調節不要
	JM	データなし
	SPM	データなし
	FDX	用量調節不要

代謝・排泄

主な排泄経路は肝である．薬剤ごとに異なるが，平均80%が肝で排泄される．このなかで特徴的なのがクラリスロマイシンで，腎排泄率が約38%，肝臓が約40%とほぼ1：1である．

フィダキソマイシンの場合，消化管内でイソブチリルエステル基の加水分解により主代謝物である，活性代謝物OP-1118へ代謝される．

用量調節

腎機能による調節が必要な薬剤，不要な薬剤があるため薬剤ごとの特徴を理解しておく必要がある(**表2**)[5]．

表3 代表的なマクロライド系抗菌薬の抗菌スペクトル

	薬品名(略号)	グラム陽性菌					グラム陰性菌						
		MRSA	レンサ球菌	肺炎球菌	腸球菌	ブドウ球菌	大腸菌	インフルエンザ桿菌	緑膿菌	セラチア	エンテロバクター	シトロバクター	アシネトバクター
注射	EM		■	■		■							
	AZM		■	■		■		■					
経口	EM		■	■		■							
	CAM		■	■		■		■					
	RXM		■	■		■							
	AZM		■	■		■							
	JM		■	■		■							
	SPM		■	■		■							
	FDX	クロストリジウム・ディフィシルのみ											

CAM, AZM(600mg以外):レジオネラ属，クラミジア属，マイコプラズマ属に有効.
EM:ジフテリア菌，軟性下疳菌，百日咳菌，破傷風菌，梅毒トレポネーマ，トラコーマクラミジア(クラミジア・トラコマティス)，マイコプラズマ属に有効.
■ は適応菌種.

薬剤別抗菌スペクトル

代表的な抗菌スペクトルを比較した(**表3**). 基本的な抗菌スペクトルに差はないが，エリスロマイシンに比べてクラリスロマイシン，アジスロマイシンでは抗菌活性が増強された. また，基本的には対象菌種として用いないが，嫌気性菌にも活性を示す. フィダキソマイシンは，クロストリディオイデス・ディフィシルをはじめとする一部のグラム陽性菌に抗菌活性を示すが，ほとんどのグラム陰性菌に対しては抗菌活性を示さない.

また，適応菌種ではあってもJANISデータ(**図1**)を見ると薬剤感受性試験で「S：感受性」と判定される割合には違いがあるため，自施設の感受性試験データ，JANISのような全国サーベイランスデータなどを確認する必要がある. **図1**を見ると，エリスロマイシンは肺炎球菌に感受性はあるとされているものの非常に低くなっていることがわかる.

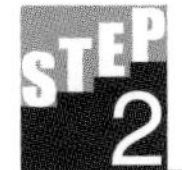

2 少し詳しい内容を知ろう！

マクロライド系抗菌薬はグラム陽性菌およびグラム陰性菌の一部，非定型菌

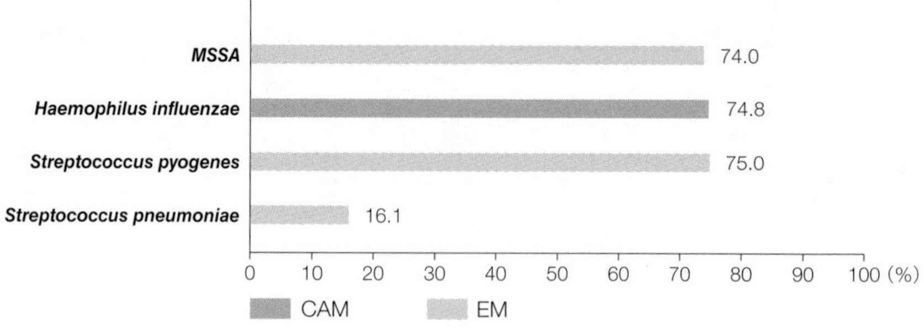

図1 JANISデータから見たマクロライド系抗菌薬の感受性率

〔2020年7～9月四半期報（全集計対象医療機関，入院検体）より作成〕

表4 マクロライド系抗菌薬が第一選択薬となる可能性がある症例

疾患名	対象となる原因菌	対象
市中肺炎	マイコプラズマ，肺炎クラミジア，肺炎球菌	60歳未満の基礎疾患のない患者で，外来治療が可能な市中肺炎
	肺炎球菌，インフルエンザ菌，肺炎クラミジア	60歳以上の特に感染症の経過に影響すると思われる基礎疾患のない患者で外来治療が可能な患者
院内肺炎	レジオネラ菌	気管切開患者
気管支炎	クラミジア，百日咳菌	思春期・成人
腸管感染	カンピロバクター	特に規定なし
咽頭炎	マイコプラズマ，ジフテリア菌	特に規定なし
歯性感染症	レンサ球菌属	特に規定なし

などに対して幅広い抗菌活性を有し，呼吸器，肝胆道，耳鼻，口腔内などへの組織移行性に優れている．また，副作用が少なく安全性が高いことから臨床で汎用されている．しかし，マクロライド系抗菌薬を第一選択薬として使用すべき症例は限られている（**表4**）．

マクロライド系抗菌薬はβ-ラクタム系抗菌薬にアレルギーのある患者に対して使用されることもあるが，マクロライド系抗菌薬の現在の使用状況をみると必ずしも適正使用ではないと考えられる場合も多く，汎用＝乱用にならないよう注意する必要がある．

また，マクロライド系抗菌薬は14員環，15員環，16員環と構造による特徴で分類され，抗菌活性の強さに差はあっても抗菌スペクトルについては薬剤間での差はほとんどない．特にニューマクロライドと呼ばれる年代の新しいマクロライド系抗菌薬は古いマクロライド系抗菌薬に比べて抗菌活性および体内動態が向上し，副作用も少なくなっている．そのため，例えばセフェム系抗菌薬では第１～４世代の薬剤で抗菌スペクトルおよび抗菌活性に特徴があるが，マクロライド系抗菌薬においてはエリスロマイシンなどの古い薬剤が必要とされる症例は少ない．また日本では，マクロライド系抗菌薬はエリスロマイシン，アジスロマイシンで注射薬がある以外はすべて経口薬である．吸収後の組織移行性には優れるものの，消化管からの吸収は決して良いとはいえず，バイオアベイラビリティは50%程度である．組織移行性という点では，血中濃度よりも組織内濃度の方がはるかに高くなることも，マクロライド系抗菌薬の大きな特徴である．

有効菌種であればグラム陽性菌だけでなくグラム陰性菌に対してもPAEをもつが，半減期が長い薬剤が多いという点からみれば，PAEは投与法を決定するうえでは重要な意味をもたないかもしれない．

副作用の点では，マクロライド系抗菌薬は非常に安全性の高い薬剤であるが，特に14員環の薬剤では薬物代謝酵素に関連する相互作用が多く，投与時には注意が必要である．

また，通常の抗菌薬としての使用のほかにマクロライド少量長期療法と呼ばれる投与法(→p. 122)についても理解しておく必要がある．

現在，マクロライド系抗菌薬は14員環，15員環の薬剤が主に使用され，16員環の薬剤はほとんど使用されていない．

経口薬

1 14員環マクロライド系抗菌薬

重要 感染症の適応　マクロライド投与が必要な妊婦の症例，非定型菌による市中肺炎など

最も古典的なマクロライド系抗菌薬が，14員環マクロライドのエリスロマイシンである．添付文書上に示された成人の用法は１日800～1,200mg，４～６回分服となっているが，エリスロマイシンは胃酸による影響を受けやすいため，胃酸の分泌が活発になる時間帯にかかる食前（30分前）から食後２時間程度は服用を避けた方がよい．また，エリスロマイシンは経口投与すると胃で分解され，消化管の蠕動運動を亢進して特有の下痢や上腹部不快感などの原因と

なるヘミケタルという物質を作るため，投与には注意が必要である．このヘミケタルの影響は食事と一緒に服用することで軽減されるが，胃酸の影響を受けやすいというエリスロマイシンの特徴もあり，有効かつ副作用の少ない投与法の選択は難しい．組織移行性は良好でほとんどの組織に移行するが，髄液への移行はない．

抗菌スペクトルはグラム陽性菌では肺炎球菌を含むレンサ球菌〔ただし，ペニシリン耐性肺炎球菌(PRSP)には無効〕，ブドウ球菌〔メチシリン耐性黄色ブドウ球菌(MRSA)には無効〕に，グラム陰性菌では百日咳菌，カンピロバクター属など一部にのみ抗菌活性を示す．また，マイコプラズマ属，クラミドフィラ属，レジオネラ属などの細胞内寄生性菌に対して非常に効果が高く，マイコプラズマ属にはキノロン系抗菌薬のレボフロキサシンの30倍もの抗菌活性を示す．抗菌スペクトルの面からみると，市中肺炎の重要な原因菌である肺炎球菌やマイコプラズマ属，クラミドフィラ属などβ-ラクタム系抗菌薬が無効な菌に対して有効なため，呼吸器感染症が重要な適応となる．しかし，エリスロマイシンは市中肺炎の重要な原因菌の一つであるインフルエンザ菌に対して抗菌活性を示さないため，現在ではインフルエンザ菌に対する抗菌活性を示すクラリスロマイシン，アジスロマイシンなどのニューマクロライド系抗菌薬が主に使われている．エリスロマイシンは，インフルエンザ菌やモラクセラ・カタラーリスに抗菌スペクトルを示さないこと，ニューマクロライド系抗菌薬と比較して抗菌活性が劣っていること，前述した消化器系の副作用があること，服用回数が多いことなどから使用頻度は低くなっている．

また，バイオアベイラビリティは約50%で，マクロライド系抗菌薬のなかでは高い値であるが，エリスロマイシンは薬物相互作用が多い薬剤であり，併用薬にも注意が必要である(**表5**)．

2 14員環ニューマクロライド系抗菌薬

重要 感染症の適応　軽症～中等症の市中肺炎，非結核性抗酸菌症，カンピロバクター属による腸管感染症など

エリスロマイシンの欠点であった胃酸に対する不安定な点を改善し，組織移行性の向上および抗菌活性が増強されたのが14員環ニューマクロライド系抗菌薬のクラリスロマイシンやロキシスロマイシン(ルリッド®)である．胃酸に対する安定性が向上したことに伴い，食後服用が可能になった．半減期はクラ

表5 マクロライド系抗菌薬の代表的な相互作用

薬品名(略号)	分類	併用薬	副作用および薬効への影響
EM	併用禁忌	ピモジド	QT延長，心室性不整脈
		エルゴタミン含有製剤	四肢の虚血，血管れん縮
	併用注意	ジソピラミド，キニジン	QT延長，心室性不整脈
		テオフィリン	テオフィリンの毒性増強
		シクロスポリン	シクロスポリンの毒性増強
		ワルファリン	出血傾向，プロトロンビン時間延長
		バルプロ酸ナトリウム	バルプロ酸ナトリウムの毒性増強
		カルバマゼピン	カルバマゼピンの毒性増強
		ジゴキシン	ジゴキシンの作用増強
		シメチジン	難聴
		ステロイド	ステロイドの半減期延長
CAM	併用禁忌	ピモジド	QT延長，心室性不整脈
		エルゴタミン含有製剤	四肢の虚血，血管れん縮
	併用注意	ジソピラミド	QT延長，低血糖
		テオフィリン	テオフィリンの毒性増強
		シクロスポリン	シクロスポリンの毒性増強
		ワルファリン	出血傾向，プロトロンビン時間延長
		ベンゾジアゼピン系薬	傾眠などの中枢神経抑制作用増強
		カルバマゼピン	カルバマゼピンの毒性増強
		ジゴキシン	ジゴキシンの作用増強
		スルホニルウレア薬	低血糖
		リファンピシン	リファンピシンの作用減弱
AZM	併用禁忌	ワルファリン	出血傾向，プロトロンビン時間延長
		制酸薬(Mg，Alなど)	アジスロマイシンの最高血中濃度の低下
		シクロスポリン	シクロスポリンの毒性増強
		ジゴキシン	ジゴキシンの作用増強

リスロマイシン200mg投与時で約4時間，ロキシスロマイシン150mg投与時で約6時間と長くなっており，1日2回投与が可能になっている．副作用はエリスロマイシンに比べると格段に改善されており，下痢や上腹部不快感などの頻度も低下している．エリスロマイシンも組織移行性は良いが，クラリスロマイシンやロキシスロマイシンではさらに組織移行性や食細胞内への移行性が向

上している．組織内濃度は血中濃度と同等もしくはそれ以上に高く，例えばクラリスロマイシンでは中耳内液中の濃度が血中濃度の10倍以上に，肺内濃度は6～8倍と高くなる．しかし，ニューマクロライド系抗菌薬も髄液へは移行しないという点は理解しておく必要がある．また，抗菌スペクトルはエリスロマイシンのスペクトルに加えてグラム陰性菌のインフルエンザ菌，モラクセラ・カタラーリスに対して抗菌活性を示す．さらに，ペプトストレプトコックス属やバクテロイデス属などの嫌気性菌に対しても抗菌活性を示す．しかし，実際にインフルエンザ菌やモラクセラ・カタラーリスの感染を強く疑った場合には15員環のアジスロマイシンの方が確実な効果が期待できる．

肺炎球菌やブドウ球菌などに対する抗菌活性はエリスロマイシンよりも数倍高く，マイコプラズマ属，クラミドフィラ属，レジオネラ属などの細胞内寄生性菌にもエリスロマイシンよりも高い抗菌活性を示す．また非結核性抗酸菌にも抗菌活性を示し，*Mycobacterium avium* complex（MAC）に対しては，マクロライド系抗菌薬のなかでもクラリスロマイシンが高い活性を示し，MAC以外の非結核性抗酸菌に対しても有効である．このように特徴ある抗菌活性から呼吸器感染症に使用されることが多い．また，腸管感染症はキノロン系抗菌薬が使用されることが多いが，鶏卵からの感染が多いカンピロバクターではクラリスロマイシンも高い効果を示す．

このほか，クラリスロマイシンはグラム陰性菌の*Helicobacter pylori*に抗菌活性を示すため，アモキシシリン（ペニシリン系抗菌薬），プロトンポンプインヒビター（PPI）との併用で*H. pylori*の除菌に用いられる．

現在，14員環ニューマクロライド系抗菌薬が使用される頻度は高い．しかし，例えば扁桃腺炎患者でアレルギーなどの理由によりβ-ラクタム系抗菌薬が使用できない場合にはクラリスロマイシンなどが選択されるが，扁桃腺炎の原因菌として多いA群β溶連菌では多くがマクロライド耐性菌となっていることは大きな問題である．また，肺炎球菌，インフルエンザ菌，細胞内寄生性菌など市中肺炎の原因菌に有効なため，軽症～中等症の市中肺炎に使用されるが，日本で分離される肺炎球菌では70～90%以上がマクロライド耐性であるという現状はJANISデータでもわかることも知っておく必要がある．その一方で，マクロライド耐性菌による感染症であってもマクロライド系抗菌薬の有効性が高いという報告がある．この現象については，マクロライド系抗菌薬が，肺炎球菌産生毒素（pneumolysin）の産生抑制作用，炎症性サイトカイン産生抑制作用，細菌の細胞への接着抑制作用など抗菌作用以外の免疫修飾作用を有することが要因ではないかと考えられている．しかし，市中肺炎で肺炎球菌感染が強く疑われる場合にはマクロライド系抗菌薬単独使用では治療に失敗することがあるので，キノロン系抗菌薬を使用もしくはほかの抗菌薬を併用するなどの選択が必要となることがある．呼吸器感染症に対して，クラリスロマイシンに代表される14員環ニューマクロライド系抗菌薬は使用頻度が非常に高いが，マクロライド耐性菌には注意しなければならない．

これらのバイオアベイラビリティは約50%で，マクロライド系抗菌薬のなかでは高い値である．また，エリスロマイシン同様，薬物代謝酵素のCYP3A4に関する薬物相互作用が多い薬剤であり，併用薬には注意が必要である(**表5**)．

3 15員環ニューマクロライド系抗菌薬

重要 感染症の適応　軽症～中等症の市中肺炎，STIのクラミドフィラ感染症，中耳炎，副鼻腔炎，歯科疾患，非結核性抗酸菌症など

15員環マクロライド系抗菌薬は，現在のところアジスロマイシンのみである．アジスロマイシン錠は1日1回500mg内服を3日間継続すると効果が7日間継続する．これは，15員環の大環状ラクトン環に窒素(N)が入っているというアジスロマイシンの構造に由来する．この構造特性によって血中濃度よりも10～100倍という高い組織・細胞内濃度が得られ，半減期が68.1時間(500mg投与時)ときわめて長くなりこのような投与法が可能になった．アメリカでは，アジスロマイシンは食事の影響を受けるために空腹時投与とされているが，日本では食事と吸収の間に関連性はないとのデータがあり，投与は1日1回食後とされることが多い．抗菌スペクトルはクラリスロマイシンとほぼ同じである．抗菌活性の面ではブドウ球菌やレンサ球菌(MRSAやPRSPには無効)などのグラム陽性菌に対しては同程度であるが，グラム陰性菌に対してはアジスロマイシンの方が高い抗菌活性を示す．

マイコプラズマ属，クラミドフィラ属，レジオネラ属などの細胞内寄生性菌にも有効で，特にレジオネラ属に対してはマクロライド系抗菌薬のなかで最も高い抗菌活性を示すため，レジオネラ感染症にはキノロン系抗菌薬のレボフロキサシンと並んで第一選択薬として使用される．また，非結核性抗酸菌にも有効である．アジスロマイシンは，肺炎球菌，インフルエンザ菌，細胞内寄生性菌などが主な原因菌である市中肺炎，肺炎球菌やインフルエンザ菌〔PRSP，BLNAR(β-lactamase negative ampicillin-resistant)型インフルエ

ンザ桿菌は除く〕による中耳炎，副鼻腔炎などの耳鼻科疾患，歯科疾患などには1日1回500mg 3日間投与というコンプライアンスに優れた投与が基本であるが，性感染症(STI)としてのクラミジア属による尿道炎，子宮頸管炎に対しては1,000mg 1回投与のみという投与法が行われている．

このほかに600mg錠は後天性免疫不全症候群(エイズ)に伴う播種性MAC症の発症抑制および治療のみに適応をもっており，発症抑制の場合はアジスロマイシンとして，1,200mg(成人)を週1回経口投与する．治療の場合はアジスロマイシンとして，600mg(成人)を1日1回経口投与する．

バイオアベイラビリティは約40%で，エリスロマイシン，クラリスロマイシンなどに比べ低い値である．一方，クラリスロマイシンなどでみられる薬物相互作用はほとんどないことは大きな利点である(**表5**)．

4 16員環マクロライド系抗菌薬

重要 感染症の適応　呼吸器感染症，中耳炎，副鼻腔炎など

16員環マクロライド系抗菌薬はジョサマイシンが最も古い薬剤である．ジョサマイシンは胃酸に対する安定性が低く，組織移行性は良いとはいえない．また，ジョサマイシン以降に発売された16員環マクロライドも，14，15員環マクロライドに比べて優位性があるとはいえず，16員環マクロライドが使用される場面は少ない．しかし，マクロライド耐性を誘導しないという点では有効性は高いとも考えられている．このほか，嫌気性菌のバクテロイデス属などにも活性を示す．また，効果には関係がないが，16員環マクロライドは14員環マクロライドに比べて苦味が少ないため，小児への投与時に有効になる場合がある．

5 フィダキソマイシン(18員環マクロライド系抗菌薬)

重要 感染症の適応　クロストリディオイデス・ディフィシル感染症

フィダキソマイシンは細菌RNAポリメラーゼを阻害することによりRNA合成を阻害し，抗菌活性を示す．*C. difficile*に対し殺菌的に作用するとともに芽胞形成を抑制する．CDI治療薬はメトロニダゾール，バンコマイシン，フィダキソマイシンがあるが，CDI診療ガイドラインでは第一選択薬は非重症例はメトロニダゾール，重症と判断される例はバンコマイシン，再発例はバンコマ

イシンもしくはフィダキソマイシン，難治例(2回以上の再発を繰り返すもの)ではフィダキソマイシンが示されている．第二選択薬などはガイドラインを参照いただきたい．また，フィダキソマイシンはメトロニダゾール，バンコマイシンと比べて薬価が非常に高く医療経済の面からもガイドラインに従った適正な使用が必要になる．

注射薬

1 14員環マクロライド系抗菌薬

重要 感染症の適応　マイコプラズマ，クラミドフィラ，レジオネラ感染症

14員環注射用マクロライド系抗菌薬にエリスロマイシンがある．注射薬であるために，経口のエリスロマイシンでの問題であった胃酸の影響や消化管からの吸収の悪さという問題点がない．特にエリスロマイシンが有効なマイコプラズマなどの細胞内寄生性菌の感染症で，経口投与が難しい症例では有効性が高い．

2 15員環マクロライド系抗菌薬

重要 感染症の適応　肺炎球菌，インフルエンザ菌，マイコプラズマ，クラミジア，レジオネラなどによって発症する肺炎

アジスロマイシン点滴静注用は，内服困難で，全身状態が不良な肺炎患者をターゲットにした1日1回投与製剤である．500mg単回投与で得られる$AUC_{0\sim24}$，血中濃度はアジスロマイシン錠500mg単回投与に比べて約2.3倍，約3倍と優れている．肺炎球菌，インフルエンザ菌などによって発症する細菌性肺炎やマイコプラズマ，クラミジア，レジオネラなどによって発症する非定型肺炎に使用する．国内外の肺炎診療ガイドラインで肺炎治療の第一選択薬として推奨されている．

調製・投与には注意が必要である．調製時には必ず注射用水を用い，4.8mLに溶解し100mg/mLにした後に，5%ブドウ糖注射液などの配合変化がないことが確認されている輸液で希釈し注射溶液濃度1.0mg/mLにする．注射液濃度が2.0mg/mLの場合には，注射部位疼痛の発現頻度が上昇するため1.0mg/mLを超える投与は原則として行ってはならない．投与時には2時間かけて点滴静注し，急速静注(ボーラス)を行わないなどの規制がある．処方医が調製法・

投与法などを知らない場合もあるため，処方を確認する際には注意が必要である．

抗菌作用目的以外での使い方・マクロライド少量長期療法

通常の抗菌薬投与では十分量を短期間投与することが原則であるが，マクロライド少量長期療法は，多くの菌種におけるMICを大幅に下回る程度の量で，マクロライド系抗菌薬を長期にわたり投与する方法（**表6**）である．この投与法は1980年代にびまん性汎細気管支炎（DPB）の治療として初めて報告され，慢性副鼻腔炎など数多くの疾患（**表7**）に応用されている．

作用機序は明らかではないものの，①さまざまな炎症細胞に対する抗炎症作用，②免疫調節作用，③気道分泌抑制作用などが考えられている．また，マクロライド系抗菌薬をDPB患者の緑膿菌感染合併例に投与した場合に，緑膿菌に対する抗菌活性を有しないにもかかわらず約50%の症例で緑膿菌の消失が認められたという報告もされている．マクロライド系抗菌薬の緑膿菌に対する作用はバイオフィルムの形成を制御するQuorum sensing（QS）システムという部分の抑制など，菌体への直接作用が考えられているが，いまだ不明な点は多い．

マクロライド少量長期療法に使用されるのは主に14員環マクロライド系抗菌薬で，多くの有効性が報告されている．また，15員環のアジスロマイシンでも報告はあるものの臨床応用については少なく，16員環マクロライド系抗菌薬では効果が劣るか，もしくは効果がないため少量長期療法には使用されない．

マクロライド系抗菌薬投与の注意点

マクロライド系抗菌薬の副作用はまれにQT延長などの報告があるが，ほとんどが一過性の食欲不振，悪心・嘔吐などの消化器症状で，安全性の高い薬剤であるといえる．しかし，14員環マクロライド系抗菌薬やケトライド系抗菌薬は薬物代謝酵素CYP3A4の阻害作用があるため，他剤との併用時には注意が必要である．例えばワルファリンカリウムとの併用では，ワルファリンの代謝が阻害され出血傾向やプロトロンビン時間の延長などが知られている．

表6 感染症と感染症以外の投与量比較

●クラリスロマイシン

疾患	投与量	投与期間	備考
一般感染症	400mg/日	必要最小期間	通常の抗菌薬投与
非結核性抗酸菌症	800mg/日	必要最小期間	
びまん汎細気管支炎(DPB)	200mg/日	6ヵ月	・6ヵ月で著明改善の場合は一旦中止して経過観察 ・6ヵ月以降も症状改善があるうちは投与を継続 ・2年程度投与し，3ヵ月以上症状が不変の場合は一旦中止 ・服用中止後増悪する場合は再投与
慢性副鼻腔炎	・200mg/日 ・小児は5mg/kg	3～6ヵ月	症状再燃時には再投与

●ロキシスロマイシン

疾患	投与量	投与期間	備考
感染症	300mg/日	必要最小期間	通常の抗菌薬投与
びまん汎細気管支炎(DPB)	150mg/日	6ヵ月	・6ヵ月で著明改善の場合は一旦中止して経過観察 ・6ヵ月以降も症状改善があるうちは投与を継続 ・2年程度投与し，3ヵ月以上症状が不変の場合は一旦中止 ・服用中止後増悪する場合は再投与
慢性副鼻腔炎	200mg/日	3～6ヵ月	症状再燃時には再投与

表7 マクロライド少量長期療法の応用例

投与状況	対　象
効果あり	びまん性汎細気管支炎　慢性副鼻腔炎　慢性気管支炎　など
現在検討されているもの	気管支喘息　滲出性中耳炎

STEP 3 PK/PD理論でのマクロライド系抗菌薬の投与法を知ろう！

マクロライド系抗菌薬は時間依存性薬剤で，従来アジスロマイシンはAUC/MICに，アジスロマイシン以外は%T＞MICに依存する薬剤であるとされてきたが，現在では，多くがAUC/MICに依存する薬剤と考えられている．

AUC/MICに依存する薬剤の効果的な投与法として，1日の総投与量をどれだけ多くして体内に取り込まれる抗菌薬の量(AUC)を増やすことができるかが重要になる．%T＞MICに依存する薬剤では，MIC以上の血中もしくは組織内濃度が維持される時間が重要になる．

このように，AUC/MICと%T＞MICの2種類のパラメータが指標とされたのには理由がある．アジスロマイシンでは血中濃度よりもはるかに高い組織内濃度と極めて長い半減期のために，基本的な投与法である1日1回投与でMIC以上の濃度が得られる一方，アジスロマイシン以外では高い組織内濃度と長い半減期が得られるもののアジスロマイシンにははるかに及ばず，1日複数回の投与でMIC以上の組織内濃度を保つ必要がある．そのため，%T＞MICを指標として用いたが，現在はAUC/MICが最も効果に相関すると考えられるようになった．

アジスロマイシンでは，一般に1日の総投与量が同じであればAUCは変わらないため，総投与量を増やすことを考慮すれば投与法による効果に差はないと考えることもできるが，前述したように1回投与量の増加で静菌数減少速度に差がみられ，高い効果が期待できる．

アジスロマイシン以外の薬剤も投与量の増加を検討しAUCを増やす必要がある．AUC/MICをパラメータとして考えるが，できるだけ多くの量を投与して短期間で終了するという抗菌薬の基本的な考え方と，ニューマクロライド系抗菌薬は1日2回投与であることを考えれば，AUC/MICでも%T＞MICでも投与法に大きな差はないといえる．組織内濃度と半減期から，クラリスロマイシン，ロキシスロマイシンは1日2回投与で，アジスロマイシンは1日1回投与である．

PK/PDパラメータ目標値

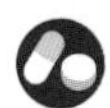

【経口薬】

PK/PDパラメータにおいて効果を予測する目標値が設定されており，この目標値を達成できるように抗菌薬の投与量・投与方法を選択する必要がある．

アジスロマイシンでは，免疫能が正常な場合のAUC/MICの目標値は25～30以上，免疫能が低下している場合は100～125より上とされている．アジスロマイシン以外のマクロライド系抗菌薬では具体的な数値は確立されておらず，エビデンスの量としてはβ-ラクタム系抗菌薬やカルバペネム系抗菌薬ほどではない．

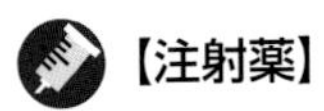

【注射薬】

マクロライド系抗菌薬の注射薬であるエリスロマイシンは%T＞MICに依存し，その目標値は%T＞MIC≧50～60%である[1]．注射用エリスロマイシンは添付文書上で1日600～1,500mgを2～3回に分割，1回2時間以上かけて点滴となっている．エリスロマイシンは半減期が短いため，可能であれば添付文書の上限量を3回に分割して，なおかつ点滴時間をできるだけ長く投与するという時間依存性薬剤の特性を考慮する必要がある．また，現在ではAUC/MICに依存するという考えもある．

アジスロマイシン注射は，1日1回の投与でPK/PDパラメータの目標値を達成できると考えられている．

まとめ

マクロライド系抗菌薬は，市中肺炎をはじめとする呼吸器感染症の原因菌をよくカバーしていることや，副作用の少なさなどから臨床で広く使用されている一方で，マクロライド耐性菌も増加している現状などを考慮した適正使用が必要となる．現在，マクロライド系抗菌薬の使用状況はクラリスロマイシンとアジスロマイシンが大部分を占めている．これら2剤に対しては，抗菌活性や体内動態の違いが比較的明瞭であるため理解を深めることが重要である．

CDIは再発が起こりやすく，抗菌薬治療を受けたCDI患者のうち，約25%が再発し，そのなかで約45～65%がさらに再発を繰り返すという報告があり，いかに再発を減らすかということがCDI治療の課題である．フィダキソマイシンは抗菌スペクトルが狭く*C.difficile*に選択的に作用するため，腸内細菌に大きな影響を与えにくい点からも再発リスクの軽減が期待されている．なお，CDI感染が発生した場合は治療のみでなく院内で感染を拡大させないための感染対策も重要になる点も忘れてはならない．

（坂野 昌志／奥平 正美）

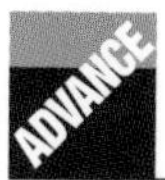

マクロライド系抗菌薬の一歩進んだ臨床応用と副作用モニタリング

2018年9月にクロストリディオイデス・ディフィシル感染症に対する治療薬として18員環マクロライド系抗菌薬であるフィダキソマイシンが新規抗菌薬として追加となった．フィダキソマイシンの詳細については，前述の項にて確認いただきたい．

マクロライド系抗菌薬（18員環以外）はシトクロムP450による代謝を受ける薬剤との薬物相互作用に注意を要する薬剤であることは常に意識しておく必要がある．

性器クラミジア感染症

性感染症は男女とも性的活動の活発な若年層に多く，特に女性では若年層の割合が高い傾向にある．特に妊婦が感染した場合には産道を経て胎児に感染させる可能性もある．

クラミジアの検出は核酸増幅法（PCR法，LCR法）や抗原検査法を用いて診断され，陽性の場合は治療対象として扱われる．治療はマクロライド系抗菌薬ではアジスロマイシン，クラリスロマイシン，キノロン系抗菌薬ではレボフロキサシン，テトラサイクリン系抗菌薬ではミノサイクリン，ドキシサイクリンがある．妊婦に対する抗菌薬の選択では，胎児への影響を考慮しなければならない．抗菌薬の選択については妊娠週数や添付文書の情報，また米国食品医薬品局（FDA）では胎児への危険性に関するカテゴリー分類を公表している．その中で，アジスロマイシンはカテゴリーB（動物での生殖実験では胎児に対する危険は示されないが，妊婦における十分かつ適切にデザインされた研究はない）とされており，一般的に妊婦に対してはマクロライド系抗菌薬が用いられる．

妊婦に投与する場合には治療上のベネフィットがリスクよりも高い場合に投与されることが大前提となる．また，妊娠週数では絶対過敏期（妊娠4週から7週まで）は投与を避けることを検討する必要がある．繰り返しになるが，総合的に判断された後に投与の是非について判断することが重要である．

免疫調節作用

マクロライド系抗菌薬の免疫調節作用は，免疫抑制をもたらすことなく過剰な免疫反応を正常化することが，明らかとなっている[3)]．菌体毒素の産生を抑制したり，気道炎症を抑制することで慢性鼻副鼻腔炎やびまん性汎細気管支炎の治療で用いられている．しかしながら，抗菌薬を少量で使用することによる耐性化への懸念は払拭できない．メリット/デメリットを考慮したうえで，抗菌活性作用を必要とする場合にはPK/PD理論を考慮した薬剤選択の提案が重要となる．

副作用

主なマクロライド系抗菌薬の副作用として胃腸障害があり，特に下痢は服用後，短時間に発現する．マクロライド系抗菌薬にはモチリン様作用*があり，腸管の蠕動運動を亢進することで下痢が発現するといわれている．その際には整腸剤ではなく，消化管運動調整薬の投与を考慮すべきである．

一方，不整脈の発現に注意すべきものとして，マクロライド系抗菌薬やキノロン系抗菌薬の添付文書にQT延長に対する注意喚起の記載がある．マクロライド系抗菌薬はKチャネル抑制作用をもち，肝・腎機能が低下している場合には血中濃度の上昇によりQT延長をきたすことがある．また，CYP3A阻害作用を有しており，CYP3Aを基質とする薬剤との併用により他剤の血中濃度を上昇させ，QT延長をきたすことがあるため注意が必要である．

*：モチリンとは消化管の蠕動運動を活性化させるホルモンである．マクロライド系抗菌薬はモチリンと同様に働くため，上部消化管に刺激を与えることで下痢や腹痛を発症することがある．

（奥平　正美）

引用文献

1) EUROPEAN MEDICINES AGENCY：Dificlirtm (fidaxomicin)，Last update 2021.
2) CDI診療ガイドライン作成委員会：*Clostridioides* (*Clostridium*) *difficile*感染症診療ガイドライン，日本化学療法学会，2018.
3) 三鴨廣繁ほか：日常診療に役立つ抗感染症薬のPK/PD，ユニオンエース，2010.
4) JAID/JSC感染症治療ガイド・ガイドライン作成委員会：JAID/JSC感染症治療ガイド2019，ライフサイエンス出版，2019.
5) 南学正臣：腎機能低下時の薬剤ポケットマニュアル，中外医学社，2015.

参考文献

・菊池　賢ほか監：サンフォード感染症治療ガイド2017，改訂第47版，ライフサイエンス出版，2017.

・白井　亮ほか：慢性緑膿菌肺感染マウスにおけるアジスロマイシンの効果の検討．Jpn J Antibiot，61：13-17，2008.

・工藤翔二：マクロライド系抗菌薬の少量長期投与療法．治療学，41：532-536，2007.

・日本呼吸器学会呼吸器感染症に関するガイドライン作成委員会：成人市中肺炎診療ガイドライン，2007.

・日本化学療法学会 抗菌化学療法認定医認定制度審議委員会：抗菌薬適正使用生涯教育テキスト(改訂版)，2013.

・州崎春海：マクロライド系抗菌薬少量長期投与，3)耳鼻咽喉科～慢性副鼻腔炎．感染と抗菌薬，2：255-261，1999.

・大曲貴夫監：抗菌薬コンサルトブック，南江堂，2015.

・該当薬剤インタビューフォーム．

7 テトラサイクリン系抗菌薬

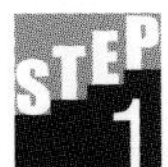

これだけは知っておこう！

基本情報	
作用点	● 主に細菌のリボソーム30Sサブユニットに結合することでタンパク合成を阻害して抗菌作用を示す.
抗菌作用 PK/PD	● 作用は静菌的(細菌の増殖を抑制するはたらきで殺菌作用ではない)である. ● 重症例ではない一般的な感染症において，抗菌薬の作用が静菌的か殺菌的かが問題になることはない. ● テトラサイクリン系抗菌薬は時間依存的な作用と長い持続時間を示すため，投与法は1日の総投与量が重要になる(AUC/MICに依存する薬剤). 免疫正常時はAUC/MIC≧25～30，免疫低下時は>100～125が有効性の指標となる.
抗菌スペクトル	● グラム陽性菌にはブドウ球菌，肺炎球菌を含むレンサ球菌などに抗菌活性を示す. ● グラム陰性菌では髄膜炎菌，モラクセラ・カタラーリス，インフルエンザ菌，大腸菌など非常に幅広く抗菌活性を示す. ● クラミドフィラ属やマイコプラズマ属などの細胞内寄生性菌にも強い抗菌活性を示す. ● ライム病，ブルセラ病などの人畜共通感染症や原虫などに重要な薬剤である.
PAE	● グラム陽性菌だけでなく陰性菌にもpost-antibiotic effect(PAE)をもつ.
組織移行性	● 組織移行性は良好であるが，薬剤の脂溶性が移行に関与するため，薬剤ごとに組織移行性は異なる.
副作用	● 代表的な副作用として胎児の骨形成不全，小児では歯の色調変化やエナメル質形成不全があり，妊婦，授乳婦，8歳以下の小児には使用できない. その他，光線過敏症，めまい，肝障害，消化器症状などがある.

耐性機序	● 第1世代では，排出ポンプの働きで細菌内から抗菌薬が放出されることで耐性化が起こる．第2世代以降では，細菌のリボソームに結合した薬剤を結合部位から遊離させることで耐性化が起こる．
その他の特徴	● 半減期の短いテトラサイクリン(アクロマイシン®V)は第1世代，半減期の長くなったテトラサイクリン以降のミノサイクリン(ミノマイシン®)，ドキシサイクリン(ビブラマイシン®)などは第2世代として分類することができる．
	● 現在では実際に使用されているのはミノサイクリン，ドキシサイクリンのみである． ● 経口薬のバイオアベイラビリティは90〜95%程度である．
注意事項	● カルシウム(Ca)，マグネシウム(Mg)，鉄(Fe)などと同時に服用するとキレートを作り吸収されないので，これらを含む薬剤および牛乳などとの併用は1〜2時間程度ずらす必要がある．

薬剤の分類と特徴

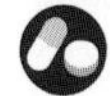

【経口薬】

● 第1世代

テトラサイクリン塩酸塩(TC)　商品名 アクロマイシン®V

用法・用量 1日1gを4回に分割投与．

特徴 1950年代の薬でありながら現在も発売されている，長い歴史をもつ薬．肺炎球菌などの一部のグラム陽性菌，インフルエンザ菌，髄膜炎菌などのグラム陰性菌，レジオネラ属，クラミドフィラ属などの細胞内寄生性菌，スピロヘータ，原虫など幅広い菌に対して抗菌活性を示す．半減期が短く1日4回投与が必要である．現在ではほとんど使われない．

● 第2世代

ドキシサイクリン塩酸塩(DOXY)　商品名 ビブラマイシン®

用法・用量 1日200mgを1回または2回に分割投与．

特徴 消化管からの吸収がTCよりも向上し，バイオアベイラビリティも約93%と高い．またTCよりも脂溶性が高く，組織移行性もより優れている．さらに，TCに比べて半減期が格段に長くなっており，投与初日は1日1〜2回，2日目以降は1日1回投与が可能になった．抗菌スペクトルは基本的にTCと変わらないが，中等度耐性の肺炎球菌（PISP）にまで抗菌活性を示す．腎機能低下者でも投与量の調節は不要である．

ミノサイクリン塩酸塩(MINO) 商品名 ミノマイシン®
用法・用量 1日100mgを12～24時間ごと（初回のみ100～200mg）.

特徴 抗菌スペクトルなど基本的にはDOXYと同じであるが，バイオアベイラビリティは約95%とDOXYよりもやや優れる．またMINOはDOXYよりも脂溶性が高く組織移行性が向上している．半減期はDOXYよりもやや短く，12時間もしくは24時間間隔で投与される．MINOはメチシリン耐性黄色ブドウ球菌（MRSA）にも抗菌活性を示すことがある．めまい，ふらつきの副作用がでやすいという特徴もある．

【注射薬】

第2世代

ミノサイクリン塩酸塩(MINO) 商品名 ミノマイシン®
用法・用量 1日100mgを12～24時間ごと（初回のみ100～200mg）.

特徴 テトラサイクリン系抗菌薬で唯一の注射薬である．抗菌スペクトルは経口薬よりもグラム陰性菌に対してやや広くなっている．経口薬のバイオアベイラビリティが高いため，基本的には経口薬が投与できない場合に使用されることが多い．

グリシルサイクリン系抗菌薬(ミノサイクリン誘導体)

チゲサイクリン(TGC) 商品名 タイガシル®
用法・用量 初回1回100mg，2回目以降1回50mgを12時間ごと.

特徴 国内初のグリシルサイクリン系抗菌薬．ほかの抗菌薬に耐性を示した大腸菌，シトロバクター属，クレブシエラ属，エンテロバクター属，アシネトバクター属に使用される．β-ラクタム系，フルオロキノロン系，アミノグリコシド系のうち2系統以上に耐性のグラム陰性菌に使用可能なだけでなく，MRSAも含めたグラム陽性菌にも抗菌活性を示す広域抗菌薬．適正使用が強く望まれる薬剤の一つ．

効果に相関するパラメータと目標値[1)]

効果に相関するパラメータ	AUC/MIC
PK/PDパラメータ目標値	AUC/MIC≧25～30(免疫正常者) ＞100～125(免疫低下者)

テトラサイクリン系抗菌薬の効果に相関するパラメータはAUC/MIC（MICに対して体内に取り込まれた抗菌薬の量をどれだけ増やせるか）で，免疫能が正常な場合の目標値はAUC/MIC≧25～30，免疫能が低下している場合はAUC/MIC＞100～125とされている．テトラサイクリン系抗菌薬は経口薬でもバイオアベイラビリティが高く，注射薬と経口薬が存在するミノサイクリンで比較した場合，投与量が同じであればAUCは同程度であるため投与方法を柔軟に考えることができる(**図1**).

点滴静注用ミノサイクリン1回100mgを500mLの補液に溶解して2時間かけて単回点滴静注した場合の点滴終了直後のC_{max}（最高血中濃度）と，ミノサイクリン錠100mgを空腹時単回投与した2時間後のC_{max}を比較した場合，点滴終了直後のC_{max}は1.6μg/mL，内服2時間後では1.47μg/mLとほぼ同等である．

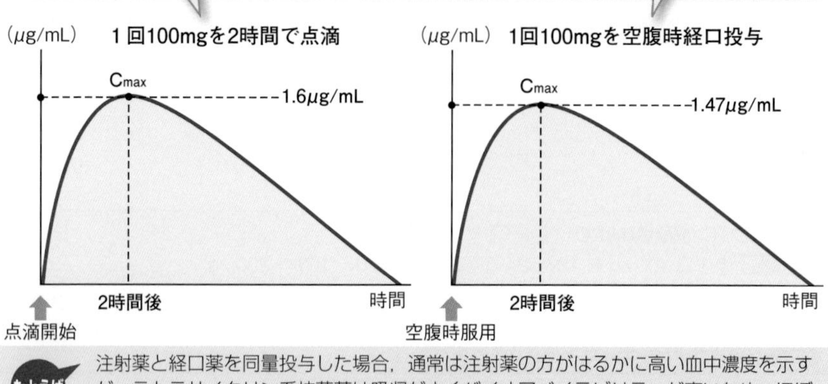

たとえば 注射薬と経口薬を同量投与した場合，通常は注射薬の方がはるかに高い血中濃度を示すが，テトラサイクリン系抗菌薬は吸収がよくバイオアベイラビリティが高いため，ほぼ同等の値となる．

図1 ミノサイクリンの点滴と内服での血中濃度比較

ミノサイクリン1回100mgを点滴および内服した場合の血中濃度の差．

組織移行性

組織移行性は注射薬と経口薬でほぼ同じで，いずれも組織移行性が優れている．臨床で頻用される第2世代では腎・尿路，肝・胆への移行は良好である．髄液への移行はドキシサイクリンの方がミノサイクリンよりもやや優れている．喀痰への移行は，ドキシサイクリンは良くないがミノサイクリンでは良好のように薬剤ごとに違いがある．そこで，簡易に組織移行性を考える指標として添付文書上に対応する適応がある場合を移行性有として○，ない場合を－，ガイドラインに第一・二選択薬として記載されている場合を移行性良好と考え◎とした（**表1**）[2]．

排泄

主に肝臓で代謝され不活性の代謝産物になる．ミノサイクリンは腎で約15%，肝で約85%が排泄される．ドキシサイクリンは腎で約50%，腸管などから約30%が排泄される．ミノサイクリンは腎機能に応じた調節は不要で，ドキシサイクリンでは腎機能，肝機能いずれも用量調節の因子として考慮する必要はない．

用量調節

基本的に用量調節は不要であるが，一部，調節を検討する場合がある(**表2**)[3,4]．

薬剤別抗菌スペクトル

代表的な抗菌スペクトルを比較した(**表3**)．テトラサイクリン系抗菌薬のなかでは抗菌スペクトルに大きな違いはないと考えられているが，添付文書上の

表1 テトラサイクリン系抗菌薬の組織移行性

	薬品名(略号)	血中	髄液	肺	胆汁	腎・尿路	皮膚
注射	MINO	○	−	◎	−	○	◎
	TGC	−	−	−	−	−	○

	薬品名(略号)	耳	上気道	肺	皮膚	尿路
経口	TC	○	○	○	○	○
	DOXY	○	○	○	◎	○
	MINO	○	◎	◎	◎	○

添付文書上に対応する適応がある場合を移行性有として○，ない場合を−，「JAID/JSC感染症治療ガイド2019」に第一・二選択薬として記載されている場合を移行性良好と考え◎とした．

表2 テトラサイクリン系抗菌薬の腎機能による用量調節

	薬品名(略号)	クレアチニンクリアランス(mL/min)
注射	MINO	用量調節不要
	TGC	用量調節不要
経口	TC	原則減量不要だが，Ccr<50の場合には用量調節が必要との報告もある[5]
	DOXY	用量調節不要
	MINO	用量調節不要

表3 代表的なテトラサイクリン系抗菌薬の抗菌スペクトル

	薬品名(略号)	グラム陽性菌					グラム陰性菌						
		MRSA	レンサ球菌	肺炎球菌	腸球菌	ブドウ球菌	大腸菌	インフルエンザ桿菌	緑膿菌	セラチア	エンテロバクター	シトロバクター	アシネトバクター
注射	MINO												
	TGC												
経口	TC												
	DOXY												
	MINO												

TGCは他の抗菌薬が無効な場合の選択．
は適応菌種．

承認菌種はミノサイクリンが最も多い．チゲサイクリン（タイガシル®）は他剤が無効の場合にのみ選択される．

また，適応菌種ではあってもJANISデータ（**図2**）を見ると薬剤感受性試験で「S：感受性」と判定される割合には違いがあるため，自施設の感受性試験データ，JANISのような全国サーベイランスデータなどを確認する必要がある．JANISデータのなかにミノサイクリンのデータは少ないが，**図2**のようにいくつかのデータは示されている．

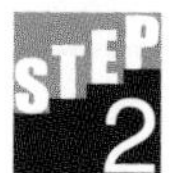

少し詳しい内容を知ろう！

テトラサイクリンは名前のとおり4つ（テトラ）の6員環環状構造（サイクル）をもつ薬剤で，側鎖の違いが薬剤ごとの特徴となる（**図3**）．最初のテトラサイクリン系抗菌薬は1948年に発見されたクロロテトラサイクリンで，その後，現在のテトラサイクリン系抗菌薬の基礎となるテトラサイクリンが発見された．テトラサイクリンは現在でも使用されているほど有用な薬剤であるが，半減期が短い．そのため，臨床上さらに有効な長時間作用型の第2世代テトラサイクリン系抗菌薬であるドキシサイクリン，ミノサイクリンが発売された．テトラサイクリン系抗菌薬はブドウ球菌，肺炎球菌などのグラム陽性菌，インフルエンザ菌，髄膜炎菌，モラクセラ・カタラーリスなどのグラム陰性菌，細胞内寄生性菌であるマイコプラズマやクラミドフィラなど広い抗菌スペクトルをもつ抗菌薬であり，なおかつ安価であるという特徴から広く使用されていた．しかし，1970年代以降は耐性菌が増加してきたこと，数多くの有用なβ-ラクタム系抗菌薬（主にペニシリン系抗菌薬，セフェム系抗菌薬）が開発されたことから，現在では第一選択薬として使用される状況は極めて珍しい．第一選択薬

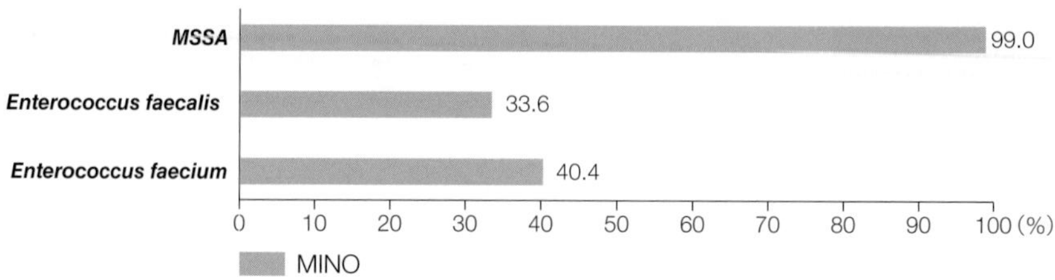

図2 JANISデータからみたテトラサイクリン系抗菌薬の感受性率

〔2020年7～9月四半期報（全集計対象医療機関，入院検体）より作成〕

として使用されるのは，ライム病，ブルセラ症などの人畜共通感染症が主である（**表4**）．その他はβ-ラクタム系抗菌薬やほかの抗菌薬が無効な場合のみに使用することが原則で，添付文書上で承認されている菌種だからという理由でテトラサイクリン系抗菌薬を選択・使用してはならない．また，テトラサイクリン系抗菌薬の組織移行性は薬剤ごとに差があるものの基本的には良好で，バイオアベイラビリティは経口薬でも90%以上と非常に高い．PAEはグラム陽性菌のみでなくグラム陰性菌に対しても有している．

テトラサイクリン系抗菌薬の効果に相関するパラメータはAUC/MICである．効果的な投与法として1日総量を増やすことが有効であるとされる．重篤な副作用や年齢などでの禁忌症例もあり，安全面での配慮，相互作用なども注意が必要な場面も多い．

テトラサイクリン系抗菌薬は，現在ではドキシサイクリン，ミノサイクリン以外はほとんど使用されることがない．ここでは基本的な薬剤であるテトラサイクリン，臨床で頻用されるドキシサイクリンとミノサイクリンの違いおよびテトラサイクリン系抗菌薬の使用が推奨される適応症を中心に解説する．

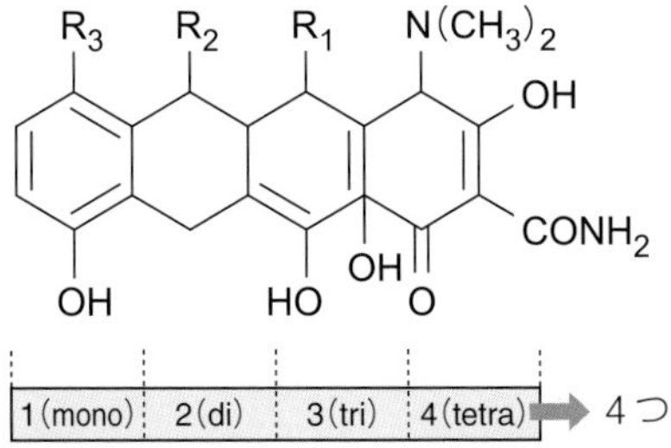

4つ(tetra)の6員環(cycle)でtetra cyclineとなる．

薬剤名	5位(R_1)	6位(R_2)	7位(R_3)
ドキシサイクリン	−OH	$-CH_3$	−H
ミノサイクリン	−H	−H	$-N(CH_3)_2$

薬剤ごとの違いは5，6，7位の置換基の違いである．

図3 テトラサイクリン系抗菌薬の構造による分類

表4 テトラサイクリン系抗菌薬が第一選択薬として使用される代表的な疾患

- **呼吸器感染症**
  Mycoplasma pneumoniae, *Chlamydophila pneumoniae*による非定型肺炎，*Chlamydophila psittaci*によるオウム病
- **性感染症**
  鼠径リンパ肉芽腫
- **人畜共通感染症**
  ライム病，ブルセラ症
- **その他**
  ロッキー山紅斑熱，Q熱などのリケッチア症，回帰熱，鼻疽

経口薬

1 テトラサイクリン(第1世代)

重要 感染症の適応 | オウム病など(第一選択として使用される場面はほとんどない)

テトラサイクリンは1953年に発見され，60年以上経過した現在でも市販されている薬剤である．脂溶性が高く組織移行性が優れていることや，ブドウ球菌，肺炎球菌などのグラム陽性菌，インフルエンザ菌，髄膜炎菌，大腸菌などのグラム陰性菌，クラミドフィラ，リケッチアなどの細胞内寄生性菌，嫌気性菌のガス壊疽菌群，さらには原虫までカバーする広い抗菌スペクトルをもつ優れた薬剤である．抗菌スペクトルは，これ以降に発売されたいわゆる「第２世代」の薬剤と比べて大きな差はないが，①半減期が短いため１日４回服用が必要であること，②「排出ポンプ」の働きで細菌内から抗菌薬が放出されるという第１世代のみでみられる耐性発現機序(**図4**)などにより耐性菌が増加していることなどの理由によって，現在ではテトラサイクリンを含む第１世代の薬剤が使用されることはほとんどなく，存在意義は極めて希薄である．

副作用としては消化器症状のほか，光線過敏症の頻度がテトラサイクリン系抗菌薬のなかで最も高いために注意が必要である．

2 ドキシサイクリン(第2世代)

重要 感染症の適応 | ライム病，ブルセラ症，鼻疽などの人畜共通感染症とリケッチア症

ドキシサイクリンは1962年に作られ発売から50年以上経過した薬剤であるが，テトラサイクリン系抗菌薬のなかでミノサイクリンと双璧をなす主力の薬剤である．第１世代のテトラサイクリンの欠点であった半減期の短さが改善され，投与初日は200mgを１～２回に分けて投与し２日目以降は１日１回100mgという投与が可能になった．抗菌スペクトルの広さという点では第１世代と大きな差はないが，テトラサイクリンに耐性のブドウ球菌や肺炎球菌などにも抗菌活性を示す．

また，第１世代で問題になった耐性機序である「排出ポンプ」による耐性(**図4**)はドキシサイクリンには影響がなく，この機序による耐性菌はドキシサイクリン耐性菌にはならない．ドキシサイクリンに対して耐性を示す機序は，細菌の

リボソームに結合した薬剤を結合部位から遊離させることで発現する(**図5**). 脂溶性の高さはテトラサイクリンの5倍以上で組織移行性が良く, 髄液, 胆汁, 前立腺などにも優れた移行性を示す.

ドキシサイクリンの大きな特徴として, 腸管への拡散によって30%程度排泄されるため, ある程度腎機能や肝機能が低下している場合でも減量などの調節をする必要がないと考えられている点があげられる. また, テトラサイクリン系抗菌薬の副作用として消化器症状は多いが, 光線過敏症はみられず, めまい, 嘔気などの原因となる前庭障害がミノサイクリンに比べて少ないことが知られている. 第一選択薬として使用されることが少ないなか, 性器クラミドフィラへの使用を推奨されている.

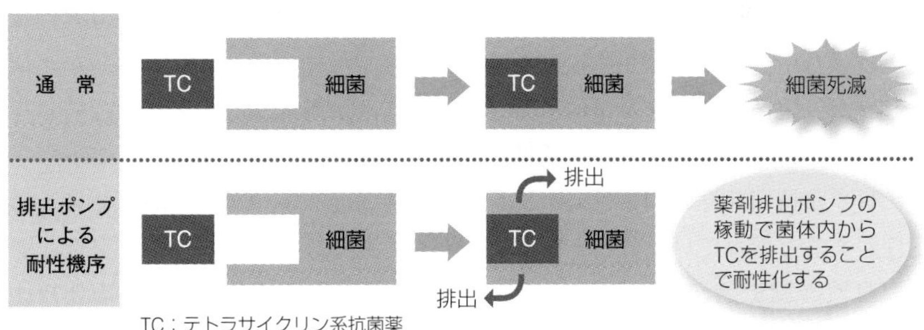

図4 第1世代テトラサイクリン系抗菌薬の耐性発現機序
薬剤排出ポンプによる耐性化は第1世代テトラサイクリン系抗菌薬に対して起こる. 第2世代ではこの機序での耐性は生じない.

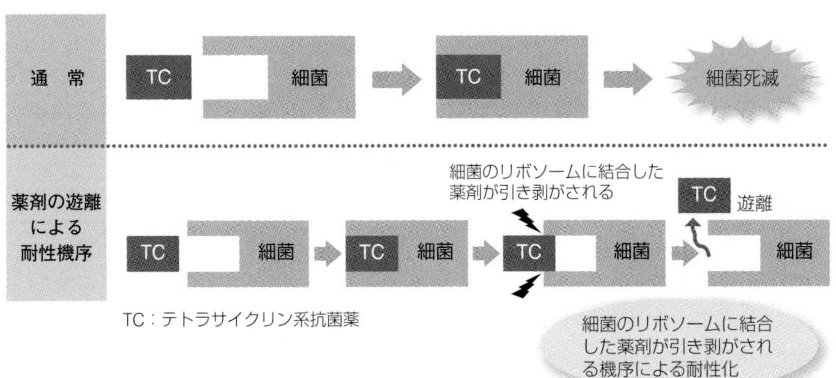

図5 第2世代テトラサイクリン系抗菌薬の耐性発現機序
リボソーム結合部位からの遊離は第2世代テトラサイクリン系抗菌薬でも起こる.

3 ミノサイクリン(第2世代)

重要 感染症の適応　**ライム病，ブルセラ症，鼻疽などの人畜共通感染症とリケッチア症，MRSA感染症など**

ミノサイクリンは1967年に作られ，発売から50年以上経過しているが，日本で発売されているテトラサイクリン系抗菌薬のなかでは，今なお最も新しい薬剤である．逆にいえば，日本ではミノサイクリン以降にテトラサイクリン系抗菌薬の新薬は発売されておらず，研究開発の進展のなさが日本におけるテトラサイクリン系抗菌薬の位置付けを物語っているといえるかもしれない．

日本ではテトラサイクリン系抗菌薬といえばミノサイクリンといえるほど，頻用されている薬剤である．ミノサイクリンもドキシサイクリンと同様，第1世代のテトラサイクリンの欠点であった半減期の短さが改善され，投与初回は100～200mg，以降12時間あるいは24時間ごとに100mgという投与が可能になった．抗菌スペクトルは同じ第2世代のドキシサイクリンと大きな差はないが，ブドウ球菌に対する抗菌活性はドキシサイクリンよりも高い．ブドウ球菌に対する抗菌活性の高さは，メチシリン耐性黄色ブドウ球菌(MRSA)にも感受性があるとされていることからもよくわかる．しかし，現在ではミノサイクリン耐性のMRSAが増加しており，MRSAに対してミノサイクリンを使用する場合は十分な検討が必要である．また，保険適用はないが，嫌気性菌の*Bacteroides fragilis*や，カンピロバクター属に有効であることは併用薬としての位置付けにおいて重要である．

耐性菌の発現機序はドキシサイクリンと同じで，排出ポンプによる耐性(**図4**)は生じないものの，細菌のリボソームに結合した薬剤を結合部位から遊離させることで発現する耐性(**図5**)は生じる．なお，テトラサイクリンの耐性を獲得した細菌はほかの細菌に対して容易に耐性遺伝子を伝播するため，耐性菌が広がりやすい(**図6**)．

脂溶性の高さはドキシサイクリンの5倍以上で，組織移行性はさらに良くなっている．ミノサイクリンは腎で約15%，肝で約85%が排泄されるため，ある程度腎機能が低下している場合でも投与量の調節は必要ないと考えられている．ミノサイクリンはドキシサイクリンよりも食事の影響を受けにくく，吸収率は95%程度と非常に高い．2008年にミノサイクリン注射が供給不安になった際にはミノサイクリン内服錠で対応するよう案内が出たほど，基本的には注射薬との差がない薬剤である．

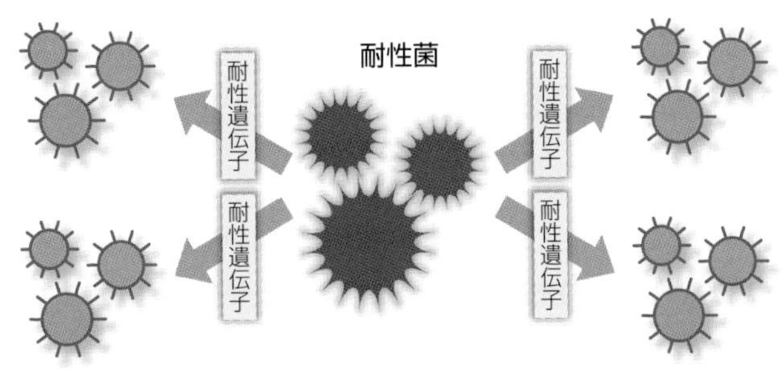

図6 テトラサイクリン系抗菌薬の耐性化
テトラサイクリンの耐性を獲得した菌は容易にほかの菌に耐性遺伝子を渡すことができるため，耐性菌が広まりやすい．

また，テトラサイクリン系抗菌薬のなかで最も脂溶性が高く，組織移行性が良いために中耳内濃度が高くなり，ドキシサイクリンに比べて，めまい，嘔気などの原因となる前庭障害が起こりやすくなっている．

注射薬

1 ミノサイクリン（第2世代）

重要 感染症の適応　経口薬と同じ

テトラサイクリン系抗菌薬で唯一の注射薬である．抗菌スペクトルや基本的な特徴は経口薬と同じであるが，性器クラミドフィラ感染の劇症症例の初期治療薬という特徴をもつ．グラム陰性菌に対する承認菌種が経口薬よりも増えていることが特徴である．しかし，実際の有効性は注射薬と経口薬で大きな差がなく，注射薬は救急の場合や内服が不能な場合に用いられ，内服が可能になれば基本的には経口薬に切り替えることが原則であるということを理解しておく必要がある．

抗菌力とは直接関係ないが，注射用水では等張にならないために調整時に使用しないという点や，静脈炎に注意する必要があることなども重要である．

2 チゲサイクリン(ミノサイクリン誘導体)

重要 感染症の適応　深在性皮膚感染症，外傷，熱傷および手術創などの二次感染，腹膜炎など

チゲサイクリンの抗菌スペクトルはドキシサイクリン，ミノサイクリンをはるかに上回り，基質特異性拡張型β-ラクタマーゼ(ESBL)産生菌，AmpC型β-ラクタマーゼ産生菌，カルバペネマーゼ，メタロβ-ラクタマーゼ産生腸内細菌科，ニューデリー・メタロβ-ラクタマーゼ-1 (NDM-1)産生腸内細菌，多剤耐性アシネトバクター属，およびその他の耐性菌を含むグラム陰性菌に抗菌活性を示すが緑膿菌，プロテウス属などには無効である．海外では，MRSA，バンコマイシン耐性腸球菌(VRE)など耐性グラム陽性菌やレジオネラ属などの非定型菌にも使用されている．悪心・嘔吐・血管痛などの副作用は強いが，切り札的な抗菌活性を示す薬剤であるため，乱用に注意して適正使用に努めることが重要である．

チゲサイクリンの構造上の特徴はミノサイクリンの9位にグリシルアミド基が結合していることであり，ミノサイクリンと同様に細菌のリボソーム30Sサブユニットに結合して細菌のタンパク合成を抑制するが，ミノサイクリンとは異なる部位でリボソームに結合するためリボソーム保護に起因する耐性を受けない．

なお，チゲサイクリンの使用に関する考え方は日本化学療法学会「チゲサイクリン適正使用のための手引き2014」に明確に示されている(**図7**)．

テトラサイクリン系抗菌薬投与の注意点

テトラサイクリン系抗菌薬に共通の副作用のうち頻度が高いものとして，悪心・嘔吐などの消化器症状が知られているほか，皮膚・口腔内の色素沈着，頭蓋内圧亢進による視野障害を伴う頭痛などもある．テトラサイクリンでは光線過敏症があるが，ドキシサイクリン，ミノサイクリンではほとんどみられない．ミノサイクリンでは中耳内濃度が上昇することによる前庭障害に注意が必要である．また，歯のエナメル合成を阻害して不可逆的な色調変化やエナメル質形成不全を生じるため，8歳以下の小児にテトラサイクリン系抗菌薬を投与してはならない．同様に母乳中のCaとキレートを生じるために乳児への血中移行はないとされているものの，授乳中の服用は避けた方が安全である．妊婦では胎

① 他の抗菌薬不応例(特にESBL産生株など)でかつ，β-ラクタム系薬(β-ラクタマーゼ阻害薬配合ペニシリン系薬，第3～4世代セフェム系薬，カルバペネム系薬)，フルオロキノロン系薬，アミノ配糖体系薬のうち2系統以上に耐性を示す場合に治療対象とする．
② 他の抗菌薬が無効か使用できない患者が対象となるため，エンピリックな使用は慎むこと．
③ 感染症専門医など感染症の治療に十分な知識と経験をもつ医師の指導の下で使用すること．
④ 使用にあたっては，保菌か感染症かの鑑別およびソースコントロールが重要である．
⑤ 原因微生物に対するチゲサイクリン，および他の抗菌薬に対する薬剤感受性試験を実施すること．
⑥ 第3相および第4相臨床試験の計13比較対照試験を集積して解析した結果，対照薬群と比較しチゲサイクリン投与群では死亡が高率に認められたため，チゲサイクリン投与の際はリスク・ベネフィットを考慮すること．
⑦ 複数菌感染症には十分注意すること．特に，緑膿菌は感受性を示さないので，緑膿菌との混合感染には，抗緑膿菌作用をもつ抗菌薬による併用療法を実施すること．
⑧ チゲサイクリンの基本的な投与期間は5～14日以内とし，安全性，耐性化の観点から安易な長期使用は慎むこと．
⑨ 米国で承認されている市中肺炎に関しては，国内での使用経験がないので現時点では推奨できない．
⑩ 外国で承認されているMRSA，VRE，嫌気性菌など，あるいはESBL産生菌に関しては，すでに国内で承認されている選択肢を優先すること．
⑪ 外国で多剤耐性グラム陰性菌感染症に対する緊急避難的にチゲサイクリンを使用した経験が報告されているが，一般的使用として推奨するものではない．参考までに，菌血症を伴うような重症例では，抗緑膿菌作用をもつ抗菌薬などとの併用が多く報告されている．

図7 チゲサイクリン使用時の留意点

(文献5より転載)

児の骨形成不全を生じるため使用禁忌である．

さらに，各種薬物との相互作用にも注意が必要で，薬物代謝酵素(CYP)を誘導するリファンピシンやカルバマゼピン・フェニトインなどとの併用によりテトラサイクリン系抗菌薬の血中濃度が低下する可能性がある．逆にワルファリンカリウムやスルホニルウレア薬(経口血糖降下薬)などの血中濃度を上げる可能性も指摘されており，ほかの薬剤でも注意が必要である．

テトラサイクリン系抗菌薬の吸収を低下させるものとして，牛乳，制酸薬，鉄剤，Ca，Mgなどがある．これらと併用するとキレートを生成し吸収が阻害されるため，併用時には1～2時間ずらして内服するとともに，服用時には食道潰瘍を防止するために多めの水で服用するよう指導する必要がある．

STEP 3 PK/PD理論でのテトラサイクリン系抗菌薬の投与法を知ろう！

テトラサイクリン系抗菌薬はAUC/MICに依存する薬剤である．AUC/MICに依存する薬剤の効果的な投与法として，1日の総投与量をどれだけ多くして体内に取り込まれる抗菌薬の量(AUC)を増やすことができるかが重要になる．ドキシサイクリンとミノサイクリンは，素早く血中濃度を上げて定常状態にするローディングドーズという投与法がとられるが，この方法はAUCを高める方法として有用である(**図8**)．素早く定常状態に到達させるローディングドーズは有用な投与法である．しかし，抗菌薬投与の基本は，十分量の薬剤を短期間投与することであり，この観点からいけばローディングドーズは当たり前の投与法といえるかもしれない．

ドキシサイクリンは2日目から100mgを24時間ごと(1日1回)の投与であるが，ミノサイクリンの初回以降の投与法は12時間あるいは24時間ごとの投与である．ドキシサイクリンは1日1回投与が規定されており柔軟な投与法は難しいが，ミノサイクリンでは12時間ごとに100mg投与(1日総投与量200mg)まで投与量を増やすことができる．

PK/PDパラメータ目標値

PK/PDパラメータにおいて効果を予測する目標値が設定されており，この目標値を達成できるように抗菌薬の投与量・投与方法を選択する必要がある．

テトラサイクリン系抗菌薬では，免疫能が正常な場合のAUC/MICの目標値

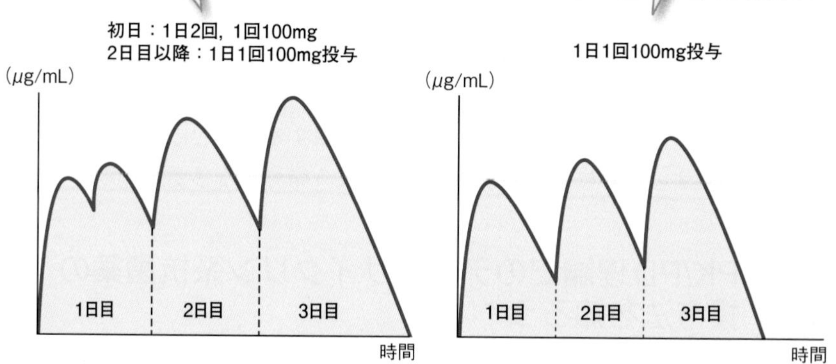
ドキシサイクリンの投与で，初日に100mgを2回，2日目以降1日1回100mg投与したローディングドーズありの場合と，1日1回(24時間間隔)，1回100mgを投与した場合では，定常状態に至るまでの時間だけでなく，3日目までで比較しても総投与量が異なるためAUCにも差が生じる．
初日：1日2回，1回100mg
2日目以降：1日1回100mg投与
1日1回100mg投与
(μg/mL)
1日目
2日目
3日目
時間
(μg/mL)
1日目
2日目
3日目
時間

図8 ローディングドーズの必要性
ドキシサイクリンでローディングドーズ投与の有無での比較．

は25～30以上，免疫能が低下している場合は100～125より上とされており，かなりの幅がある．しかし，テトラサイクリン系抗菌薬は古い薬剤ということもあり，ミノサイクリンの先発品でのAUCデータをインタビューフォームや添付文書から得ることはできず，参考となる十分なデータを得られないのが問題点である．一方，後発品はわずかではあるがいくつかのデータが示されており，これらのデータなども参考にしながらAUC値を推測し，活用する必要がある．

まとめ

テトラサイクリン系抗菌薬は，幅広い抗菌スペクトルと安価であるという特徴から以前は広く使われていた薬剤である．しかし，耐性菌の出現やほかの有効な薬剤の開発に伴い，テトラサイクリン系抗菌薬が使用される場面は極めて限られるようになった．現在，テトラサイクリン系抗菌薬はドキシサイクリンとミノサイクリン以外はほとんど使用されておらず，ミノサイクリン誘導体のチゲサイクリンは他剤で無効の場合など使用場面は限られている．テトラサイクリン系抗菌薬は第一選択薬として使用される疾患は限られており，難治症感染症などにおける併用薬や代替薬となることが多い．

（坂野 昌志）

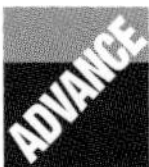

テトラサイクリン系抗菌薬の一歩進んだ臨床応用と副作用モニタリング

広域なスペクトラム

ミノサイクリンの抗菌スペクトラムは，前述したように非常に広域である．しかし，臨床において静注用ミノサイクリンが用いられる症例は，入院加療を要する非定型肺炎治療を除いてそれほど多くない．ライム病，クラミジア感染症，リケッチア感染症の第一選択薬であり，細胞内寄生菌や細胞壁を有しない病原体にも有効であるため，そのような場面（マイコプラズマ感染症，ライム病，クラミジア・リケッチア感染症など）にはテトラサイクリンの使用を思い浮かべていただきたい．テトラサイクリン系抗菌薬が第一選択薬として使用される主な感染症を以下に示す．

- リケッチア感染症
- クラミジア肺炎
- 性器クラミジア感染症
- *S.maltophilia*による肺炎
- 毛包炎
- 膿痂疹

チゲサイクリン

チゲサイクリンはグリシルサイクリンに分類されるテトラサイクリン系抗菌薬であり，わが国での適応菌種は「他の抗菌薬に耐性を示した，大腸菌，シトロバクター，クレブシエラ，エンテロバクター，アシネトバクター」で，MRSAは適応に含まれていない．組織移行性が極めて高く，静菌的抗菌薬である．血漿中半減期は36時間，組織内半減期はその数倍に及び，主に肝代謝である．腎障害時は減量する必要がなく，中等度以上の肝障害時は減量が必要となる．副作用は用量依存的に悪心・嘔吐などの消化器症状が多く，投与1～2日後早期に発現し，速やかに消失する．これは若年者・女性で生じやすいといわれている．

注意すべき副作用

副作用については前述したが，めまい・運動障害・耳鳴といった前庭障害は女性に起きやすく，ミノサイクリンを服用している女性の50～70%に発症する報告があるため，思春期以降の女性には特に注意が必要である．一方，ドキシサイクリンにはこの副作用の報告はない．ミノサイクリンを長期(3ヵ月以上)に使用した場合に色素沈着(皮膚や爪など)をきたすことがある．また，歯牙形成の時期(おおよそ8歳まで)に投与することで歯牙着色やエナメル形成不全をきたすこともある．そして，胎児の骨成長を抑制することがあるため，妊婦や8歳未満の小児には原則，投与しないことを理解しておくことが重要である．

(奥平 正美)

引用文献

1) 三鴨廣繁ほか：日常診療に役立つ抗感染症薬のPK/PD，ユニオンエース，2012.
2) JAID/JSC感染症治療ガイド・ガイドライン作成委員会：JAID/JSC感染症治療ガイド2019，ライフサイエンス出版，2019.
3) 南学正臣：腎機能低下時の薬剤ポケットマニュアル，中外医学社，2015.
4) 大曲貴夫監：抗菌薬コンサルトブック．南江堂，2015.
5) 日本化学療法学会：チゲサイクリン適正使用のための手引き2014．日化療会誌，62(3)：311-316，2014.

参考文献

・菊池　賢ほか監：サンフォード感染症治療ガイド2017，改訂第47版，ライフサイエンス出版，2017.
・北本　治ほか：抗微生物剤の生体内動態に関する研究 Minocyclineについて．The Japanese of antibiotics, XXII-6：435-444, 1969.
・五味二郎ほか：Minocyclineの基礎ならびに臨床的研究．The Japanese of antibiotics, XXII-6：422-425, 1969.
・石神襄次ほか：尿路感染症に対するMinocyclineの応用．The Japanese of antibiotics, XXII-6：501-506, 1969.
・日本化学療法学会 抗菌化学療法認定医認定制度審議委員会：抗菌薬適正使用生涯教育テキスト(改訂版)，2013.
・日本性感染症学会ガイドライン委員会：性感染症診断・治療ガイドライン2008．日本性感染症学会誌，19(Suppl)：1-44, 2008.
・Zhanel GG, et al : The glycylcyclines : a comparative review with the tetracyclines. Drugs, 64 : 63-88, 2004.
・Projan SJ : Preclinical pharmacology of GAR-936, a novel glycylcycline antibacterial agent. Pharmacotherapy, 20 : 219S-223S, 2000.
・該当薬剤インタビューフォーム.

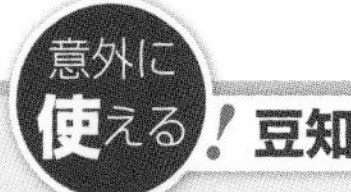

！豆知識…❻

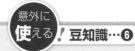

CRP，発熱，白血球と感染

C反応性タンパク(CRP)は体内の炎症を鋭敏に反映する値として感染時には上昇することがある．発熱は炎症性サイトカインの体内での過剰発現を表現し，感染時に発熱が起こることがある．さらに白血球数は感染時に増加することがある．これらは感染症の指標として用いられることが多いが，必ずしもCRPが高いから，白血球数が多いから感染が重症というわけではなく，「CRP正常，発熱なし＝感染症なし」ではないことを理解する必要がある．

（坂野 昌志）

8 抗MRSA薬

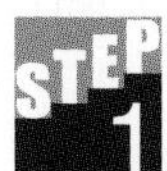

これだけは知っておこう！

基本情報	
分類	● 抗MRSA薬はグリコペプチド系，オキサゾリジノン系，環状リポペプチド系に分類される． ● グリコペプチド系抗菌薬はバンコマイシン，テイコプラニン(タゴシッド®)の2剤，オキサゾリジノン系抗菌薬はリネゾリド(ザイボックス®)，テジゾリド(シベクトロ®)の2剤，環状リポペプチド系抗菌薬はダプトマイシン(キュビシン®)がある．

■ バンコマイシン(注射・経口)

作用点	● 主に細菌の細胞壁合成を阻害して抗菌作用を示す．
抗菌作用 PK/PD	● 殺菌的に作用する(アルベカシン，ダプトマイシンよりも弱い)． ● 時間依存的な作用と長い持続時間を示す． ● AUC/MICが指標とされるが，%T＞MICが指標とされる場合もある．また，トラフ値が重要な指標として用いられる(AUC/MICまたは%T＞MICに依存する薬剤)．
抗菌スペクトル	● グラム陽性菌，一部の嫌気性菌に抗菌活性を示し，グラム陰性菌には無効である．
PAE	● 抗菌活性を示すグラム陽性菌にpost-antibiotic effect (PAE)をもつ．
組織移行性	● ほとんどの体液，とくに腎・肝のほか心膜腔内などにも移行するが髄液への移行性はきわめて低い．しかし，炎症時には髄液中にも15%程度移行する．肺組織・骨髄血・心膜液・感染患者の髄液などには血中濃度の約20～50%，喀痰・骨組織などには血中濃度の約10～15%が移行するとの報告がある[1]．
副作用	● 投与速度が速いとレッドネック症候群を起こすことがあるので注意が必要である．

その他の特徴	● MRSA＊1やMSSA＊2，アンピシリン耐性腸球菌に有効だが，β-ラクタム系抗菌薬の感受性菌であればバンコマイシンの抗菌力はβ-ラクタム系抗菌薬にははるかに劣る． ● 注射薬と経口薬があり用途はまったく異なる．経口薬は腸管から吸収されないため，消化管内での殺菌にのみ使用される． ● 経口薬はMRSA，*Clostridium difficile*腸炎のみに使用する．

■ テイコプラニン（注射）

作用点	● バンコマイシンと同様，細菌の細胞壁合成を阻害して抗菌作用を示す．
抗菌作用 PK/PD	● 殺菌的に作用する（アルベカシン，ダプトマイシンよりも弱い）． ● バンコマイシンと同様にAUC/MICが効果を測る指標とされるが，%T＞MICが指標とされる場合もある（臨床および細菌学的効果に関連するPK/PDパラメータは確立されていない）． ● 時間依存的な作用と長い持続時間を示す．
抗菌スペクトル	● グラム陽性菌，一部の嫌気性菌に抗菌活性を示し，グラム陰性菌には無効である．
PAE	● 抗菌活性を示すグラム陽性菌に対するPAEはバンコマイシンよりも長い．
組織移行性	● 組織移行性はバンコマイシンに比べて脂溶性が高く，分布容積が大きいため，良好な組織移行が期待できるが，髄液への移行は不良である．
副作用	● バンコマイシンよりも頻度は低いが，投与速度が速いとレッドネック症候群を起こすことがあるので注意が必要である．
その他の特徴	● 腎機能低下時にはバンコマイシンよりも使いやすい． ● 投与初日はローディングドーズが必要である．

■ リネゾリド（注射・経口）

作用点	● リボソーム50Sサブユニットに結合しタンパク合成を阻害する．
抗菌作用 PK/PD	● 作用は静菌的である． ● グリコペプチド系抗菌薬と同様にAUC/MICが効果を測る指標とされる．
抗菌スペクトル	● MRSA，PRSP＊3，VRE＊4などの耐性菌を含むほとんどのグラム陽性菌に抗菌活性を示す．嫌気性菌や抗酸菌にも抗菌活性を示すが，グラム陰性菌には無効なことが多い．

＊1　MRSA：メチシリン耐性黄色ブドウ球菌　＊2　MSSA：メチシリン感受性黄色ブドウ球菌
＊3　PRSP：ペニシリン耐性肺炎球菌　＊4　VRE：バンコマイシン耐性腸球菌

PAE	● 抗菌活性を示すグラム陽性菌にPAEをもつ.
組織移行性	● 組織移行性はグリコペプチド系抗菌薬に比べ良好である. 組織への移行率(組織/血漿濃度)は, 肺胞被覆液(ELF)で415%, 髄液160%, 皮膚(炎症性水泡)104%, 筋肉94%および骨60%である. また, 糖尿病患者での炎症皮膚組織への移行性も変化はない.
副作用	● セロトニン症候群, 血小板減少, 貧血, 低ナトリウム血症などが報告されている. ● 投与期間が14日間を超えると血小板減少の頻度が増加する.
その他の特徴	● 経口薬の吸収は非常に良く, バイオアベイラビリティはほぼ100%である. ● 現時点では, VREなどの重要な耐性菌に対する最終兵器の1つであるため, 適正使用が重要である.

■ テジゾリド(注射・経口)

作用点	● リボソーム50Sサブユニットに結合しタンパク合成を阻害する. ● テジゾリドはリネゾリドよりも結合個所が多いため, 耐性菌出現率も抑えられている.
抗菌作用 PK/PD	● 作用は静菌的である. ● グリコペプチド系抗菌薬と同様にAUC/MICが効果を測る指標とされる.
抗菌スペクトル	● MRSA, ペニシリン耐性肺炎球菌(PRSP), バンコマイシン耐性腸球菌(VRE)などの耐性菌を含むほとんどのグラム陽性菌に抗菌活性を示す. 嫌気性菌や抗酸菌にも抗菌活性を示すが, グラム陰性菌には無効なことが多い.
PAE	● 不明
組織移行性	● 組織移行性はグリコペプチド系抗菌薬に比べて良好である. 血漿中と比べ皮下脂肪組織に110%, 骨格筋組織に120%移行する. ● 中枢神経系への移行性に関しては現時点では良いという十分なデータがない.
副作用	● リネゾリドとほぼ同じであるが, リネゾリドに比べて消化器毒性, 血小板減少の発現頻度が低い可能性がある. ● リネゾリドで報告されているセロトニン症候群はみられない.
その他の特徴	● 経口薬の吸収はよく, バイオアベイラビリティは91.5%である. ● 半減期が11時間と長く, 1日1回投与が可能である. ● タンパク結合率が約80%と高い(リネゾリド31%).

■ ダプトマイシン(注射)

作用点	● 細菌の膜電位の脱分極，ならびにDNA，RNAおよびタンパクの合成を阻害する．
抗菌作用 PK/PD	● 作用は殺菌的で濃度依存的である． ● AUC/MICおよびC_{max}/MICが効果を測る指標とされる(C_{max}は投与終了後直後の血中濃度)．
抗菌スペクトル	● MRSAを含むブドウ球菌属，レンサ球菌属，腸球菌属など，臨床的に最も重要な好気性グラム陽性菌に対して抗菌力を示す．バンコマイシンおよびリネゾリド耐性を含む薬剤耐性グラム陽性菌にも抗菌力を示す．グラム陰性菌には無効である．
PAE	● 抗菌活性を示すグラム陽性菌にPAEをもつ．
組織移行性	● 皮膚や骨への組織移行は良好である．糖尿病患者においても健康人と同様の組織移行が確認されている．
副作用	● CPK上昇(投与中は週1回以上のCPKモニタリングを行う)．
その他の特徴	● 肺サーファクタントに結合し，不活化されるため肺炎には有効性が期待できない．

薬剤の分類と特徴

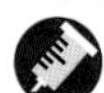【注射薬】

● グリコペプチド系抗菌薬

バンコマイシン塩酸塩(VCM) **商品名** 塩酸バンコマイシン
用法・用量 表3 (→ p.154) を参照．

特徴 代表的な抗MRSA薬である．第一選択薬としてMRSA感染症，アンピシリン耐性腸球菌感染症，PRSP，コアグラーゼ陰性ブドウ球菌 (CNS) 感染症に用いられる．ただし添付文書上の承認菌種はMRSA，PRSPのみであるので使用にあたっては注意が必要である．MRSAに対するMICは同分類薬のTEICとあまり差はない．しかし，組織移行性やMRSA以外の菌種でのMIC，疾患ごとの有効率ではVCMとTEICそれぞれに優劣がある．副作用の面では，腎障害を含む全般においてTEICよりも高率である．トラフ値20μg/mL以上で腎毒性は増加する傾向がある．

テイコプラニン(TEIC) **商品名** タゴシッド®
用法・用量 表4 (→ p.154) を参照．

特徴 VCMと同じグリコペプチド系抗菌薬であり，基本的にVCMに耐性を示す菌に対して有効性を示すことはない．投与時には初日の投与量を増やして早期に定常状態になるよう調整される．腎機能低下時にはVCMよりも使いやすく，投与3日目までは腎機能正常者と同様の投与量となる．添付文書上の承認菌種はMRSAのみである．VCMよりも有意に腎障害の発現率が低いが，トラフ値上昇に伴う肝機能障害，トラフ値40～60μg/mL以上での血小板減少，腎障害の発現頻度増加が報告されている[1]．

オキサゾリジノン系抗菌薬

リネゾリド(LZD) **商品名** ザイボックス®
用法・用量 1回600mgを1日2回.

特徴 VREに対する薬であったが，ほかの抗MRSA薬が無効な場合でも効果を示すため抗MRSA薬として承認された．MRSA感染症に対しては他剤が無効な場合（MRSAに対するVCMのMICが2μg/mL以上の場合）などに使用すべきである．組織移行性から呼吸器感染症，皮膚・軟部組織感染症では第一選択薬に推奨されている．腎機能低下時に投与量を調節する必要がないことや，ほかの抗MRSA薬と交差耐性がないことも大きな特徴である．副作用として，血小板減少，貧血などが報告されており，投与期間が14日間を超えると血小板減少の頻度が増加することが報告されている[1]．まれに，セロトニン作動薬との併用によるセロトニン症候群（錯乱，せん妄，情緒不安，振戦，潮紅，発汗，超高熱）が報告されている[1]．

テジゾリド(TZD) **商品名**：シベクトロ®
用法・用量 1回200mgを1日1回.

特徴 2018年にLZDに次ぐオキサゾリジノン系抗菌薬として発売された．MRSAによる皮膚軟部組織感染症に適応がある．急性細菌性皮膚・皮膚組織感染症において，LZDに対する非劣勢が証明されている．また，LZDよりも血小板減少の発現が少ない可能性がある[1]．現在行われている臨床試験の結果次第では，LZD同様に適応が拡大される可能性がある．

環状リポペプチド系抗菌薬

ダプトマイシン(DAP) **商品名** キュビシン®
用法・用量 1回4～6mg/kgを1日1回.

特徴 1980年代に開発されたが筋骨格系の毒性（CPK上昇）により一時開発が中断された．米国でのMRSAに対するVCMのMIC上昇が問題となり，1日1回投与で有効性と安全性が確認でき発売された．ほかの抗MRSA薬と異なる作用機序をもつ．成人の菌血症，感染性心内膜炎，皮膚・軟部組織感染症において第一選択薬に推奨されているが，呼吸器感染症には有効性を期待できない．横紋筋融解症など筋骨格筋への影響には注意が必要であるが，腎機能への安全性は高い．

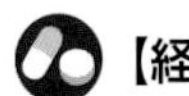

【経口薬】

オキサゾリジノン系抗菌薬

リネゾリド(LZD) **商品名** ザイボックス®
用法・用量 1回600mgを2回.

特徴 消化管からの吸収は速やかでバイオアベイラビリティはほぼ100%であるため，注射薬と同等の効果を得られる．投与量および抗菌スペクトルなども注射薬と変わらない．内服の手軽さで安易に投与されることは絶対に避けなければならない．

テジゾリド(TZD) **商品名**：シベクトロ®
用法・用量 1回200mgを1回.

特徴 LZDと同様にバイオアベイラビリティは良好であり（91.5%），投与量および抗菌スペクトルなども注射薬と変わらない．LZD同様に，内服の手軽さで安易に投与されることは絶対に避けなければならないが，症例を厳密に精査したうえで通院困難，点滴ルートが確保できない患者や在宅治療での選択肢にはなり得るかもしれない．

効果に相関するパラメータと目標値

効果に相関するパラメータ	バンコマイシン，テイコプラニン，リネゾリド，テジゾリド：AUC/MIC ダプトマイシン：AUC/MICおよびC_{max}/MIC
PK/PDパラメータ目標値＊1	バンコマイシン：AUC/MIC≧400＊2 テイコプラニン：データなし リネゾリド：AUC/MIC≧80～120 テジゾリド：AUC/MIC≧250 ダプトマイシン：AUC_{24}/MIC＞666

＊1：バンコマイシン，テイコプラニンではMICを超える時間の割合の目標値よりも，トラフ値を高くすることで血中濃度がMICを超える時間が長くなるようコントロールされる．実臨床ではトラフ値で評価を行う．
バンコマイシン：初回目標トラフ値10～15μg/mL，効果不良例や複雑性感染症15～20μg/mL
テイコプラニン：初回目標トラフ値15～30μg/mL，重症例や複雑性感染症20μg/mL以上が望ましい
リネゾリド，テジゾリド，ダプトマイシン：TDMの必要がない．
＊2：MRSAのMICを1μg/mLと想定した場合のAUC 400～600

グリコペプチド系およびオキサゾリジノン系抗菌薬の効果に相関するパラメータは，かつては%T＞MICであるとされてきたが，最近ではAUC/MICが指標とされる報告が増えている．

グリコペプチド系抗菌薬は%T＞MICを指標にするうえで，TDMによって得られるトラフ値が重要な指標として使用される．バンコマイシンではトラフ値が10μg/mLを超えないことが望ましいとされてきたが，最近では15～20μg/mLにした方がよいとの報告が多い．現在改訂作業中の「抗菌薬TDMガイドライン2021」では，従来のトラフ値による評価からソフトウエア「PAT（Practical AUC-guided TDM for vancomycin）」を利用してAUC 400～600（MRSAのMICを1μg/mLと想定）を目標とする「AUC-guided dosing」が推奨される予定である．トラフ目標値の違いは投与方法・投与量に大きな差を生じる（**図1**）．テイコプラニンのトラフ値は5～10μg/mLとされてきたが，最近では15～30μg/mLにした方がよいとの報告が多い．ただし，バンコマイシン，テイコプラニンともに中毒域には十分注意する必要がある．

一方，リネゾリドはTDMの必要がなく，約80%の症例で1,200mg/日の投与により目標値とされるAUC/MIC値100以上が得られる．ダプトマイシン，テジゾリドもTDMの必要がない．

目標AUC/MIC値については，バンコマイシンは400以上，リネゾリドでは菌血症，下気道感染症などで80～120以上という報告がある．

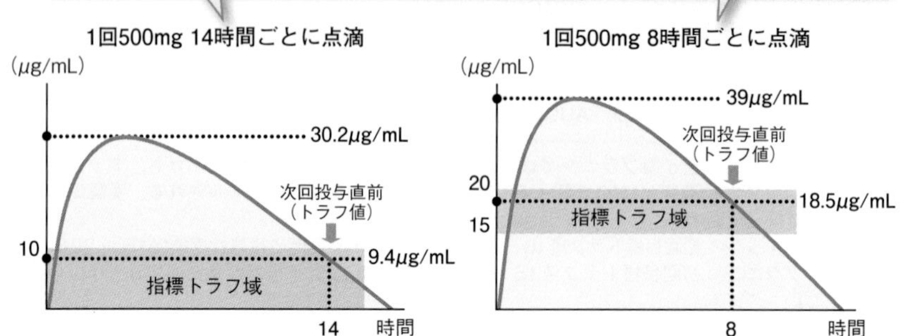

バンコマイシンを84歳，男性，血清クレアチニン値0.8mg/dLの患者に，1回投与量500mg，点滴速度60分で投与する．トラフ値の目標値を「10μg/mLを超えないこと」とした場合と，「15～20μg/mL」とした場合とで投与量に大きな差が生じる．
1回500mg 14時間ごとに点滴
(μg/mL)
30.2μg/mL
次回投与直前（トラフ値）
10
9.4μg/mL
指標トラフ域
14
時間
1回500mg 8時間ごとに点滴
(μg/mL)
39μg/mL
次回投与直前（トラフ値）
20
15
18.5μg/mL
指標トラフ域
8
時間

塩酸バンコマイシンTDMデータ解析システムで，初期投与設計を行った結果．

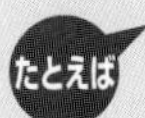

たとえば

トラフ値を10μg/mL以下にする場合，この患者では1回投与量500mgでは14時間間隔になるが，トラフ値の目標値を15～20μg/mLにした場合では8時間間隔の投与になる．この投与間隔の差は1日投与量の差でみた場合，非常に大きな差になる．

図1　トラフ目標値による投与間隔の差

バンコマイシン投与時のトラフ目標値の違いで生じる投与計画差．

組織移行性

バンコマイシンは経口薬の血中への移行はなく，消化管内のみで作用する．注射薬では腎・尿路などへの移行性は良いが，肺組織への移行性は血中濃度の1/3～1/5程度，髄液への移行性は炎症時でも15%程度と全体としては良好とはいえない．テイコプラニンもバンコマイシンと大差がなく，各組織への移行性は10%程度であるが髄液への移行性は不良である．リネゾリドは注射薬・経口薬ともに差がなく，髄液，肺組織など各組織への移行性はグリコペプチド系抗菌薬よりも良好である．テジゾリドの中枢神経系への移行性に関しては，現時点では良いという十分なデータがない．ダプトマイシンの皮膚や骨への移行性は良好である（**表1**）[1]．

用量調節（表2）

バンコマイシン，テイコプラニンは「抗菌薬TDMガイドライン改訂版」を参考に腎機能に合わせた初期投与量設定を行う（**表3, 4**）[2,3]．

表1 疾患別抗MRSA薬の選択

疾患		第一選択	代替薬
呼吸器感染症	肺炎，肺膿瘍，膿胸	LZD，VCM，TEIC	ABK
	気道感染症	TEIC，LZD	VCM
菌血症		DAP，VCM	ABK，TEIC，LZD
感染性心内膜炎		DAP，VCM	TEIC，ABK，LZD
皮膚・軟部組織感染症	深在性皮膚感染症，慢性膿皮症	DAP，LZD，TZD，VCM	TEIC，ABK
	外傷・熱傷，手術創の二次感染	VCM，LZD，TZD，DAP	TEIC，ABK
	びらん・潰瘍の二次感染	DAP，TZD，VCM，LZD	TEIC，ABK
骨・関節感染症	化膿性骨髄炎・関節炎	VCM，DAP	LZD，TEIC
腹腔内感染症		VCM	TEIC，LZD，DAP，ABK
中枢神経系感染症	髄膜炎	VCM，LZD	TEIC，DAP
尿路感染症		VCM	TEIC，DAP，ABK，LZD
好中球減少症患者の経験的治療		VCM	LZD，DAP

下線は保険適用を有する抗菌薬．

（文献1より転載）

表2 抗MRSA薬の腎機能による用量調節

薬品名(略号)	クレアチニンクリアランス(mL/分)
VCM	p.154，**表3**を参照
TEIC	p.154，**表4**を参照
LZD	通常量 （Ccr＜30では血中濃度上昇にともなう血小板減少が報告[1,2]されているため，減量も考慮）
TZD	通常量
DAP	Ccr≧30：通常量，Ccr＜30：4～6mg/kgを48時間ごと

表3 バンコマイシン塩酸塩の腎機能による用量調節

eGFR (mL/分/1.73m²)	負荷投与（初回のみ）	1日VCM投与量
≧120	30mg/kg	20mg/kgを2回
90～120	25mg/kg	15mg/kgを2回
80～90	15mg/kg	12.5mg/kgを2回
60～80	—	20mg/kgを1回
50～60		15mg/kgを1回
30～50		12.5mg/kgを1回
＜30	適応としない	
HD（血液透析）	20～25mg/kg	透析後に7.5～10mg/kg
CHDF（持続的血液濾過透析）	20～25mg/kg	7.5～10mg/kgを1回

（文献2より引用）

表4 テイコプラニンの腎機能による用量調節

eGFR (mL/分/1.73m²)		初期投与設計			維持投与設計						
		初日	2日目	3日目	4日目	5日目	6日目	7日目	8日目	9日目	10日目
40～60	レジメン1	6.7mg/kg×2回		6.7mg/kg×1回	3.3mg/kg×1回				TDMの結果で再評価		
	レジメン2	10mg/kg×2回	10mg/kg×1回								
	TDM				○			○			
10～40	レジメン1	6.7mg/kg×2回	6.7mg/kg×1～2回	6.7mg/kg×1回	–	5mg/kg×1回	–	5mg/kg×1回	–	5mg/kg×1回	TDMの結果で再評価
	レジメン2	10mg/kg×2回	6.7mg/kg×1回	6.7mg/kg×1回							
	TDM				○					○	
＜10	レジメン1	6.7mg/kg×2回	6.7mg/kg×1回		–	3.3mg/kg×1回	–	3.3mg/kg×1回	–	3.3mg/kg×1回	TDMの結果で再評価
	TDM				○					○	
	レジメン2	6.7mg/kg×2回	6.7mg/kg×1回	6.7mg/kg×1回	–	3.3mg/kg×1回	–	3.3mg/kg×1回	TDMの結果で再評価		
	TDM				○			○			
HD	レジメン	6.7mg/kg×2回		6.7mg/kg×1回	HD実施日にHD後に3.3～6.7mg/kg						
	TDM				4日目以降に実施されるHD前				維持投与開始後3回目のHD前		
CHDF	レジメン	6.7mg/kg×2回		6.7mg/kg×1回	3.3mg/kg×1回				TDMの結果で再評価		
	TDM				○			○			

*：表に示す体重換算でなく固定容量（400mg/日など）を用いる場合，eGFR（mL/min/1.73m²）は適さず，標準体表面積から患者体表面積に変換したeGFR（mL/min）を用いる．
eGFR（mL/min）＝eGFR（mL/min/1.73m²）×[患者体表面積/1.73m²]

（文献3より転載）

薬剤別抗菌スペクトル

代表的な抗菌スペクトルを示す(**表5**). バンコマイシン, テイコプラニン, リネゾリド, テジゾリド, ダプトマイシンはグラム陽性菌に抗菌スペクトルを示すが, 適正使用の観点から安易な適応菌種以外での使用は避けるべきである. また, グラム陽性嫌気性菌群に対しても抗菌活性を示すことは非常に重要である. いずれもグラム陰性菌には無効である. 2015年のJANISデータ(**図2**)を見ると, 抗MRSA薬が適応となる菌種での感受性率の差は, ほとんど認められない.

表5 代表的な抗MRSA薬の抗菌スペクトル

	薬品名(略号)	グラム陽性菌					グラム陰性菌						
		MRSA	レンサ球菌	肺炎球菌	腸球菌	ブドウ球菌	大腸菌	インフルエンザ桿菌	緑膿菌	セラチア	エンテロバクター	シトロバクター	アシネトバクター
注射	VCM	○		○*1									
	TEIC	○											
	LZD	○			○*2								
	TZD	○											
	DAP	○											

＊1　バンコマイシンに感受性のペニシリン耐性肺炎球菌
＊2　バンコマイシン耐性*Enterococcus faecium*
(網掛け)は適応菌種, ○は第一・二選択になる菌種.

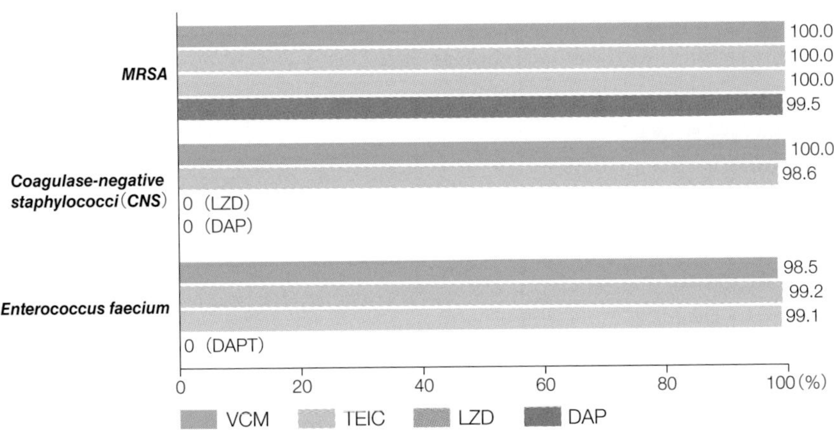

図2 JANISデータからみた抗MRSA薬の感受性率
〔2020年7～9月四半期報(全集計対象医療機関, 入院検体)より作成〕

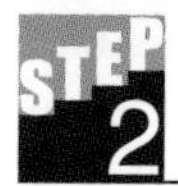

少し詳しい内容を知ろう！

現在，抗MRSA薬として使用される薬剤はグリコペプチド系抗菌薬のバンコマイシン，テイコプラニン，アミノグリコシド系抗菌薬のアルベカシン(ハベカシン®)，オキサゾリジノン系抗菌薬のリネゾリド(ザイボックス®)，テジゾリド(シベクトロ®)，環状リポペプチド系のダプトマイシン(キュビシン®)の6剤(**表6**)である．日本では長い間MRSA感染症はバンコマイシン，テイコプラニン，アルベカシンの3剤を使い分けることで治療が行われてきたが，2006年にVRE治療薬のリネゾリドがMRSA感染症に対する追加適応承認を受け，また2011年にはダプトマイシン，2018年にテジゾリドが発売され6剤になった．リネゾリド，テジゾリド，ダプトマイシンの追加はMRSA感染症が重症化した場合の治療の難しさとともに，ほかの抗MRSA薬への耐性化という問題

表6 抗MRSA薬の特徴と適応症

	薬品名	VCM注	VCM経口	TEIC	ABK	LZD	DAP	TZD
抗菌活性	グラム陽性菌	○	○	○	○	○	○	○
	グラム陰性菌	×	×	×	○	×	×	×
MRSAの保険適用	敗血症	○	*C. difficile* による腸管内感染症	○	○	○	○	
	感染性心内膜炎	○					○	
	深在性皮膚感染症，慢性膿皮症			○		○	○	○
	外傷・熱傷，手術創の二次感染	○		○		○	○	○
	骨髄炎・関節炎	○						
	肺炎・肺膿瘍・膿胸	○		○	○	○		
	慢性呼吸器病変の二次感染			○				
	腹膜炎	○						
	化膿性髄膜炎	○						
	びらん・潰瘍の二次感染						○	○
	MRSA，またはMRCNS感染が疑われる発熱性好中球減少症	○						

ABK：アルベカシン

表7 各薬剤の適応菌種

薬品名		VCM注	VCM経口	TEIC	ABK	LZD	DAP	TZD
適応菌種	MRSA	○	○	○	○	○	○	○
	MRCNS	○						
	PRSP	○						
	VRE					○		
	C. difficile		○					

もあわせて考えなければならないが，治療の選択肢が増えたことは確かである．

日本ではバンコマイシンの適応はMRSA，MRCNS，PRSP感染症，テイコプラニンおよびアルベカシン，ダプトマイシンはMRSA感染症に限定されている(**表7**)．このような限定使用はMRSA以外のグラム陽性菌に対しても使用される外国での適応と異なるが，耐性菌の出現を抑制するために有効であったことは，アメリカでVRE，バンコマイシン耐性黄色ブドウ球菌(VRSA)が問題になっていることからもよくわかる．しかし，日本でもグラム陽性菌感染症に対してバンコマイシンが使用されるケースもあり，耐性菌には注意が必要である．

2013年には日本化学療法学会と日本感染症学会から「MRSA感染症の治療ガイドライン」が作成され，2019年に改訂版が発表されている．本ガイドラインには最新のMRSAの疫学から疾患別抗MRSA薬の選択と使用，各薬剤の特徴について詳細に記載されており，著者も日常臨床において常に参考にしているガイドラインである．また，抗MRSA薬を投与するにあたっては，MRSA感染症なのか保菌状態なのかを適切に判断する必要がある．通常無菌である部位(血液や髄液など)の検体からMRSAが検出されれば感染と判断できるが，喀痰から検出された場合には，感染なのか保菌なのか判断が難しい場合がある．このような場合の判断を手助けするために，日本感染症学会と日本化学療法学会が共同で「抗MRSA薬使用の手引き」を発行し，MRSA感染症診断チェックリストを示しているので判断材料として活用するべきであろう(**表8**)[4]．

PK/PDパラメータは従来%T＞MICが効果に相関すると考えられてきたが，最近ではAUC/MICも重要な指標として用いられるため，2つのパラメータの違いと有効な活用法を知ることが重要になる．

薬物間の比較はグリコペプチド系抗菌薬では，抗菌スペクトルの違いというよりも組織移行性や抗菌活性の差などを理解する必要がある．また，バンコマイシンでは経口薬と注射薬があるが，投与法の違いで全く別の薬剤のような違

表8 MRSA感染症診断チェックリスト

① MRSAが検出された場合	
通常無菌の部位から検出(血液，胸水，髄液，血管内留置カテ，関節液，骨組織)	治療を開始
定着か感染か不明	②を参考に治療を決定

② 検出されたMRSAが定着・感染の区別(喀痰，尿，便，分泌物，カテ先)には下記の項目を参考に判断する．チェック項目が多いほど，可能性は高くなるが，臨床経過やその他の症状を参考にする．	
肺炎	• 発熱，咳などの臨床症状がある • 画像で肺炎の存在を確認 • 白血球数・CRPなど炎症反応が陽性 • 膿性喀痰，グラム染色で貪食像がある • 喀痰中にMRSAが 10^6 ～ 10^7CFU/mL以上存在する
尿路感染症	• 発熱などの臨床症状がある • 膿尿の存在 • 尿中にMRSAが 10^4CFU/mL以上存在する • 白血球数・CRPなどの炎症反応が陽性

(文献4より一部抜粋．詳細は原文を参照)

いがあることも理解する必要がある．アルベカシン，リネゾリド，ダプトマイシンについてはグリコペプチド系抗菌薬との違いや使い分けなどを理解することが重要になる．ここではバンコマイシン(経口薬・注射薬)，テイコプラニン(注射薬)，リネゾリド(経口薬・注射薬)，テジゾリド(経口薬・注射薬)，ダプトマイシン(注射薬)とともに，すでにアミノグリコシドの項で触れたがアルベカシン(→p. 68)も含めて抗MRSA薬として使用される薬剤について解説する．

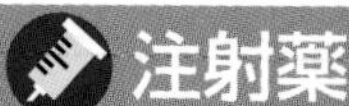

注射薬

1 バンコマイシン(グリコペプチド系抗菌薬)

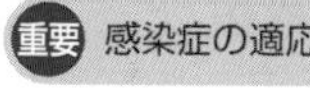

重要 感染症の適応

添付文書上の適応…MRSA，MRCNS感染症，PRSPによる敗血症，肺炎，化膿性髄膜炎，MRSAまたはMRCNS感染が疑われる発熱性好中球減少症(詳細は添付文書を参照)

添付文書上の適応ではない…グラム陽性菌による心内膜炎，β-ラクタムアレルギー患者のグラム陽性菌感染症，カテーテル関連感染症などバンコマイシンはMRSAに対する第一選択薬として使用され，抗MRSA薬のなかで最も使用経験が多い薬剤である．バンコマイシンはMRSAに特化した薬剤のように思われることもあるが，実際には好気性・嫌気性を問わずほとんどすべてのグラム陽性菌に対して抗菌活性を示し，MRSA以外にPRSP感染症にも適応をもっている．また，セフェム系抗菌薬やカルバペネム系抗菌薬が無効な腸球菌に対しても抗菌活性を示し，保険適用菌種にはなっていないが腸球菌感染症（主に*Enterococcus faecium*．ただしバンコマイシン耐性ではないもの）に対しても使用されることがあるほか，CNSなどにも使用される．

MRSAのバンコマイシン耐性化という面でみると，日本ではバンコマイシンに対する感受性が低下（MIC 4～8μg/mL）したバンコマイシン低感受性黄色ブドウ球菌（VISA）や高度耐性化（MIC 16μg/mL以上）したVRSAは問題になっていない．しかし，これまでバンコマイシンに対するMICは1μg/mL以下のものがほとんどであったが，最近ではMIC 2μg/mLの菌株も増えており，治療が失敗する危険性が高まっていることも認識して投与設計を行う必要がある．また，腸球菌ではバンコマイシンに対するMICが16μg/mL以上のVREが問題になっているが，VRSAやVREの耐性化は6種類の耐性遺伝子（*van A, B, C, D, E, G*）が関与していることが知られている（**表9**）．

バンコマイシンは消化管から吸収されないため，腸管感染症以外では注射薬が使用される．注射薬の組織移行性は，腎臓，肝臓，心臓のほか胸水，腹水，関節液などに常用量で十分な臨床効果が得られるだけの量が移行する．しかし，肺組織や骨組織への移行率は血中濃度の10%程度と低く十分なものではない．また，髄液中へはほとんど移行しないが，炎症時には血中濃度の15%程度が移行する．バンコマイシンの髄液移行性は良好とはいえないが，テイコプラニンやアルベカシンはさらに髄液移行性が悪いことを知っておく必要がある．またリネゾリドはバンコマイシンやテイコプラニンに比して髄液移行が良好である．

表9 腸球菌の耐性遺伝子の一部と特徴

耐性遺伝子	特 徴
vanA	バンコマイシン，テイコプラニンの両方に高度耐性を示す（VRE）
vanB	バンコマイシン耐性，テイコプラニン感受性
vanC	バンコマイシン低感受性，テイコプラニン感受性
vanD	バンコマイシン耐性，テイコプラニン感受性

バンコマイシンの副作用では，レッドネック症候群，皮疹，腎毒性，聴器毒性などが知られている．このうちレッドネック症候群は投与速度に関連しており，60分以上かけて投与することで予防できるが，それでも5％程度に発症することがある．その場合は，2～3時間かけて投与する方法やテイコプラニンに変更するなどを検討する必要がある．ただし，レッドネック症候群や皮疹などは肥満細胞からの非特異的ヒスタミン遊離作用であり，アレルギー反応によるものではないため，これらの発現があったからといってバンコマイシン投与が禁忌ということには直結しない．

また，バンコマイシンは腎排泄型の薬剤で，約90%が腎から排泄されるため，腎機能低下時には血中濃度のモニタリングが必要になる．腎機能に対応する投与量は155ページの**表3**を確認していただきたい．血中濃度モニタリングでは，トラフ値が15μg/mLを超えると腎毒性などのリスクが高まると考えられていたが，2009年に米国感染症学会，米国病院薬剤師会，感染症薬剤師会がバンコマイシン治療のモニタリングに関する治療ガイドラインを発表し，バンコマイシンのトラフ値を15～20μg/mLにすることの重要性を示している[5]．現在「抗菌薬TDMガイドライン2021」が改訂作業中であり，治療成功と腎障害予防の観点からAUC 400～600μg×時/mLを目標とする「AUC-guided dosing」が推奨される予定である（この場合，MRSAのMIC値は1μg/mLと想定)．.新ガイドラインにおいて重症感染症や複雑性感染症では，従来のトラフ値1ポイントの採血から，トラフ値，ピーク値の2ポイントからAUC評価を行うことが推奨される予定である（**表10**）．

表10 TDMガイドライン2021におけるバンコマイシンの改訂ポイント

バンコマイシン　TDMの目標値（現行）

- MRSA感染症の有効性を高め，低感受性株を選択するリスクを避けるためにトラフ値10μg/mL以上を維持する．
- 初回目標トラフ値は10～15μg/mLに設定する．
- 複雑性感染症においては，TDMに基づいた投与量の調整の段階で，必要と判断すればトラフ値は15～20μg/mLを目標とした投与設計を行う．
- トラフ値20μg/mL以上は腎毒性の発現が高率となり推奨しない．

（文献3より一部抜粋）

AUCガイドによるバンコマイシンの投与設計

- AUC≧400でMRSA感染症の治療失敗率は低い．
- AUC＜600で腎障害発現率は有意に低下．
- AUC-guided TDMはトラフ-guided TDMより腎障害の発現率が低下．
- AUCは2点（トラフ，ピーク）による推定の方が1点（トラフ）よりも精度が高い．

（日本化学療法学会　抗菌薬TDMガイドライン作成委員会　資料より抜粋）

2 テイコプラニン(グリコペプチド系抗菌薬)

重要 感染症の適応 バンコマイシンと同じ

テイコプラニンはバンコマイシンと同系統で基本的な部分は非常に類似している．しかし，バンコマイシンと異なりアメリカで使用されていない薬剤であるため，治療成績や副作用面などエビデンスがバンコマイシンよりも乏しいことは否めない．

抗菌スペクトルの面では，バンコマイシンと同様に好気性・嫌気性を問わずほとんどすべてのグラム陽性菌に対して抗菌活性を示すが，保険適用となるのはMRSA感染症のみである．MRSAに対する抗菌活性はバンコマイシンと同程度である．ダプトマイシン治療中に感受性低下を示したMRSAによる感染性心内膜炎ではテイコプラニンの治療成績が良好であったとの報告[6)]もある．

耐性菌に関しては，基本的にバンコマイシンに耐性を示す場合はテイコプラニンにも耐性を示すことが多い．また，組織移行性は全般に良好で，バンコマイシンに比べて骨への移行は良いが髄液への移行は悪い．さらに，組織移行速度が遅く，十分に移行するまでに数時間を要する．

投与法はバンコマイシンと大きく異なる．早期に定常状態になるように成人への通常投与は「初日に400mg又は800mgを2回に分け，以降1日1回200mg又は400mgを投与」と，初日の投与量が多いローディングドーズによる投与が行われる．このような投与法で，投与3日後の目標トラフ値が5～10μg/mLになるよう調節することが基本であった．しかし，最近の目標トラフ値は15～30μg/mL(重症例や複雑性感染症では目標トラフ値を20μg/mL以上に設定する)となっている．また，早期に定常状態に到達させ，トラフ値を15μg/mL以上にする方法として，ローディングドーズを2日間実施する方法も有効であることが知られている．

副作用は頻度も少なく非常に安全性の高い薬剤であり，ほぼすべての副作用がバンコマイシンよりも低頻度である．副作用の目安として注意すべきトラフ値の上限は60μg/mL以上で，通常の投与で超すことはないと考えられるが，注意して血中濃度モニタリングをする必要がある．テイコプラニンもバンコマイシンと同様に腎排泄型の薬剤で約80%が腎から排泄されるが，腎機能低下患者に対してはバンコマイシンよりも使いやすいといわれている．これは半減期が約85.7±12.7時間と長く，少量ずつ徐々に排泄されることも理由の一つであると考えられる．

3 アルベカシン硫酸塩(アミノグリコシド系抗菌薬)

重要 感染症の適応
- MRSA感染で腎機能の良い患者．特にバンコマイシンの通常投与で十分なトラフ値が得られない場合
- 敗血症などで殺菌的な効果を期待する場合

アルベカシンは抗MRSA薬のなかで唯一のアミノグリコシド系抗菌薬で殺菌的作用を有する薬剤である．アルベカシンの抗菌スペクトルはMRSAおよび緑膿菌を含むグラム陰性菌で，アミカシンに類似の抗菌スペクトルをもつが保険適用上はMRSA感染のみである．現在では多剤耐性緑膿菌(MDRP)への使用など，MRSA以外への使用について検討が行われている．

組織移行性は腎・尿路のほか胸水，腹水などにも良いが髄液には不良であり，腎機能障害がある場合は投与間隔に十分注意する必要がある．

また，以前の投与法は「1日150～200mg(力価)を2回に分け，筋肉内注射又は点滴静注する．点滴静注においては30分～2時間かけて注入する」であったが，2008年2月にPK/PD理論に沿う形で「1日1回150～200mg(力価)を30分～2時間かけて点滴静注する」に変更された．また，血中濃度の目安も「最高血中濃度が12μg/mLを超えないこと」から「最高血中濃度は9～20μg/mL」へと変更された．抗菌薬TDMガイドラインではCpeak(点滴開始1時間後)は15～20μg/mLが推奨されている．臨床効果とCmax/MIC≧8が相関する．腎機能正常者の初期投与量としては5.5～6mg/kgが必要である．腎機能低下時の投与方法は確立されていないが，ゲンタマイシンやトブラマイシンで推奨されている投与設計を参考とする．敗血症，肺炎で有効性が報告されている[1)]．

4 リネゾリド(オキサゾリジノン系抗菌薬)

重要 感染症の適応 VRE，MRSA感染症(詳細は添付文書を参照)

リネゾリドは本来VRE用の薬剤であり，MRSAへの投与はグリコペプチド系抗菌薬で治療ができない場合に限られる．実際の抗菌スペクトルはほとんどのグラム陽性菌に有効であるほか，クロストリジウムやバクテロイデス属に抗菌活性を示すが，グラム陰性菌には無効である．

院内肺炎，皮膚・軟部組織感染症に対してバンコマイシンよりも有効であるとの報告がある[1)]．

バンコマイシンをはるかに凌ぐ抗菌スペクトルを有するが，その使用基準は明確にしておく必要がある．MRSAへの使用は，①適切な治療でも改善しない重症感染例，②ほかの抗MRSA薬が使用しにくい程度の腎機能もしくは肝機能低下例，③グリコペプチド系抗菌薬耐性もしくはアレルギー症例などに限られていることも多い．組織移行性はグリコペプチド系抗菌薬よりも良好で，骨組織，髄液などへもある程度移行する．このようなことを背景に，川澄らは**表11**に示す基準を設定している[7]．投与量は1回600mgを1日2回で，基本的に投与量の調節は不要でありTDMの必要性もないことは，臨床上の使いやすさという点で大きな意味をもつ．

表11 愛知医科大学病院におけるリネゾリド推奨基準

絶対的推奨（推奨ランクA）	臨床効果から	・VRE感染症 ・重症MRSA肺炎 ・髄膜炎（グラム陽性球菌） ・重症MRSA骨感染症 ・重症MRSA縦隔洞炎 ・TDM実施下に投与されたリネゾリド以外の抗MRSA薬（バンコマイシン，テイコプラニン，アルベカシン）臨床的無効症例 ・原因菌（MRSA）に対するバンコマイシンのMICが2μg/mL以上の場合
	有害事象から	・高度腎機能障害例 ・ほかの抗MRSA薬で有害事象を発現した既往のある患者
相対的推奨（推奨ランクB）	臨床効果から	・MRSA骨感染症 ・MRSA縦隔洞炎 ・TDM実施下に投与されたほかの抗MRSA薬が無効で，原因菌（MRSA）に対するバンコマイシンのMICが1μg/mL以上の場合 ・菌血症・敗血症を伴う皮膚・軟部組織感染症 ・腸腰筋膿瘍
	有害事象から	・腎機能障害症例 ・TDM中にグリコペプチド系薬の血中濃度が不安定な症例
日和見的推奨	臨床効果から	・多量の腹水を伴う腹腔内感染症 ・外来治療が望まれる症例 ・De-escalationの概念（重症例では，最初3日間リネゾリド使用．その後ローテーションなど）に基づいた治療を実施したい症例

注）心内膜炎・骨髄炎では投与が長期化するので原則としてリネゾリドの使用は推奨しない．リネゾリド耐性菌出現既往がある場合には，リネゾリドの使用は禁忌とする．MRSA感染症に対するalternative regimenとして，リファンピシン＋ST合剤，ミノサイクリン＋ST合剤なども推奨していく．

（文献7より引用）

リネゾリドの副作用で問題になるものは長期投与に伴って生じるものが多いため，長期投与は避けた方がよい．長期投与に伴う副作用として血小板減少があり注意が必要だが，可逆的な副作用であり投与中止で回復する．腎機能低下例では主要代謝物のAUCが上昇するとの報告や，腎機能の低下と血小板減少の発現頻度に相関関係があるとの報告があり[1]，高度腎機能低下患者には用量調節が必要かもしれない．また，長期投与によってリネゾリド耐性菌の出現が懸念されるが，適切な使用を行いリネゾリド耐性菌の出現は絶対に避けなければならない．短期間の投与ではほかの抗菌薬と同じように悪心・嘔吐，下痢などの消化器症状が主である．また作用機序は不明だが，オキサゾリジノン系に共通する副作用として低ナトリウム血症が報告されている．

5 テジゾリド(オキサゾリジノン系抗菌薬)

重要 感染症の適応　MRSA感染症(詳細は添付文書を参照)

抗菌スペクトルはリネゾリドと同様である．リネゾリドとの違いは，半減期が11時間と長く1日1回投与が可能であること，タンパク結合率が80%と高いことなどがあげられる．また，透析患者を含めた腎機能低下患者においても減量の必要はない．現在は皮膚軟部組織感染症のみに適応があるが，今後の臨床試験の結果次第では適応拡大される可能性が高いと思われる．リネゾリドに比べて血小板減少の発現率が低い可能性があるが，その違いはテジゾリドの投与量が少ないことや細胞のミトコンドリア分画には安定して存在していないことなどにより，ミトコンドリア毒性(タンパク合成阻害)が少ないためだという考察がある[1]．一方では根拠となっている臨床試験ではテジゾリド群がリネゾリド群よりも投与期間が短いという影響も否定できないと考えられているが，わが国で行われた無作為化試験では，投与期間7～14日間で消化器症状(テジゾリド群：21.7%，リネゾリド群：26.8%)や骨髄抑制(テジゾリド群：2.4%，リネゾリド群:22.0%)などの有害事象はテジゾリド群で少ない傾向にあった[8]．

6 ダプトマイシン(環状リポペプチド系抗菌薬)

重要 感染症の適応　MRSA感染症(詳細は添付文書を参照)

ダプトマイシンはわが国で第5の抗MRSA薬として承認され，ほかの抗MRSA薬と異なる作用機序をもつ．6時間程度の短時間で殺菌作用を示し，バイオフィルム形成時のような増殖の遅い菌に対しても殺菌力をもつ．MRSAを含む黄色ブドウ球菌による敗血症や感染性心内膜炎において，標準治療群(バンコマイシンまたは半合成ペニシリン，いずれも最初の4日間ゲンタマイシン併用)に対してダプトマイシン(6mg/kg/日)の非劣性が認められている[9]．

また，MRSAを含むグラム陽性菌による複雑性皮膚軟部組織感染症において，標準治療群(バンコマイシンまたは半合成ペニシリン)に対してダプトマイシン(4mg/kg/日)の非劣性が認められたほか，ダプトマイシン群ではより短期間で治癒することが示されている[10]．

その結果，MRSAを含む血流感染や感染性心内膜炎，皮膚・軟部組織感染症で第一選択薬に推奨されている．しかし，肺サーファクタントに結合し不活性化されるため，肺炎には無効である．投与方法は1日1回30分間の点滴静注のほか，短時間かつ少ない液量で投与が可能なボーラス投与(緩徐に静脈内注射)も選択できる．5％ブドウ糖などブドウ糖を含む希釈液とは配合不適である．腎機能低下時(Ccr＜30mL/分)には投与間隔を48時間ごとに延長する．腎機能への安全性は高いが，横紋筋融解症など筋骨格筋への影響には注意が必要であるため，ダプトマイシン投与中は週1回以上のCK (CPK)モニタリングを行う．また，筋細胞の溶解や線維化を伴わずにCKが上昇するとされている．症状があればCK 1,000IU/mL以上で，無症状でも2,000IU/mLで投与を中止する[11]．

経口薬

1 バンコマイシン(グリコペプチド系抗菌薬)

重要 感染症の適応 MRSA, *C.difficile* 腸炎

バンコマイシンは腸管から吸収されないため，経口投与されるバンコマイシンは腸管感染症にのみ使用される．対象となるのはMRSA, *C.difficile*腸炎であり，バンコマイシンを1回125～500mg，6時間ごと1日4回投与となる．しかし，治療成績はメトロニダゾール250mgを1回2錠，1日3回投与した場合と同等であるため，問題になるのが治療にかかる医療費である．経口用のバンコマイシンは1バイアル(500mg)あたり後発品1001.2円～先発品2002.4円(2021年4月時点での薬価)と非常に高価であるのに対し，メトロニダゾールは1錠35.5円(2017年4月時点での薬価)と安価である．バンコマイシン先

発品を１回0.125g，１日４回使用とメトロニダゾール錠１回500mg，１日３回使用で比較した場合，１日薬価で1785.2円の差になる．治療成績が同等であるならば，医療費抑制の観点からも安価なものが望まれる．

2 リネゾリド(オキサゾリジノン系抗菌薬)

重要 感染症の適応　リネゾリド注射薬と同じ

リネゾリドの経口薬は消化管からの吸収が良好で，経口投与１～２時間後に最高血中濃度に達する．またバイオアベイラビリティも約100%と高く，注射薬と同様の効果が期待できる．基本的な内容は注射薬の項を参照していただきたい．

3 テジゾリド(オキサゾリジノン系抗菌薬)

重要 感染症の適応　テジゾリド注射薬と同じ

リネゾリド同様にバイオアベイラビリティが高く，１日１回の服用で注射薬と同様の効果が期待できる．基本的な内容は注射薬の項(→p. 164)を参照していただきたい．

MRSA治療補助薬(表12)

MRSA治療において，バンコマイシン，テイコプラニン，アルベカシン，リネゾリド，テジゾリド，ダプトマイシン以外の抗菌薬が使用されることがある．抗MRSA薬と併用して使用されることが多いが，使用意義を理解していないと感染症に対して混乱するばかりか患者に正しく説明することができない危険性もある．そのため，基本となる６剤について理解しておく必要がある．

抗 MRSA 薬投与の注意点

グリコペプチド系抗菌薬(バンコマイシン，テイコプラニン)は単剤投与時の副作用頻度も低く比較的安全性の高い薬剤であるが，腎毒性に注意する必要がある．特に腎機能低下患者やアミノグリコシド系抗菌薬を併用する場合には，血中濃度をモニタリングしながらこまめな投与設計を行うべきである．また，投与速度に関連するレッドネック症候群があり，投与開始後10分間程度は患者の状態に注意する必要がある．

表12 MRSA治療補助薬と特徴

一般名(商品名)	投与量	特 徴
リファンピシン*1 (リファジン®)	1回450mg 1日1回	バイオフィルムを透過し内部のMRSAに到達して殺菌作用を示す．心内膜炎や髄膜炎などのほか，多くのMRSA感染症で併用効果が報告されている．単独使用で耐性化しやすい．
ST合剤*1 (バクタ®)	1回2錠(2g)*2 1日2回	腎機能低下時には減量が必要になる．皮膚軟部組織感染症，膿瘍などで併用効果が報告されている．耐性菌が問題になっている．リファンピシンとの併用で耐性菌出現率が抑制される．
ミノサイクリン (ミノマイシン®)	1回100mg 1日2回	肝機能低下時には減量が必要になる．皮膚軟部組織感染症，膿瘍などで併用効果が報告されている．感受性の低下が問題になっている．
クリンダマイシン (ダラシン®)	1回600mg 1日2～3回	市中感染型MRSAの場合，感性を有する場合が多い．
ホスホマイシン (ホスミシン®S)	2g静注	バイオフィルムを破壊することで抗MRSA薬の効果を増強させる(抗MRSA薬との併用に関する報告は少ない)．

＊1：ブドウ球菌に対しては保険適用外
＊2：1錠(1g)中，スルファメトキサゾール400mg，トリメトプリム80mg

オキサゾリジノン系抗菌薬(リネゾリド)は腎機能などによって投与量を調節する必要がなく，長期間の投与にならなければ主な副作用は消化器症状である．しかし，血小板減少が起こる危険性をもつ薬剤であるため，投与時には定期的な血液検査でフォローする必要がある．

環状リポペプチド系抗菌薬(ダプトマイシン)は高度の腎機能低下症例(Ccr＜30mL/分)では投与間隔を延長する．CK(CPK)上昇，横紋筋融解症など筋骨格筋への影響には注意が必要であり，作用機序は不明であるがHMG-CoA還元酵素阻害薬と併用した場合にCPKが上昇する可能性があるため，HMG-CoA還元酵素阻害薬の休薬を考慮する．

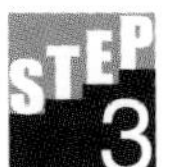

STEP 3 PK/PD理論でのグリコペプチド系・オキサゾリジノン系抗菌薬の投与法を知ろう！

グリコペプチド系抗菌薬，オキサゾリジノン系抗菌薬は時間依存性薬剤で，%T＞MICと効果が相関する薬剤であるとされてきた．しかし，最近ではAUC/MICを指標とする報告もあり，それぞれの目標値および有効な投与法について理解する必要がある.

%T＞MICを指標にした場合は24時間のなかで抗菌薬の血中濃度が感染菌のMICを上回る時間の割合が重要で，①1回量の増加，②投与回数の増加，③投与時間の延長などが必要になる.

一方，AUC/MICを指標にした場合は1日の総投与量をどれだけ多くして体内に取り込まれる抗菌薬の量(AUC)を増やすことができるかが重要になる. %T＞MIC, AUC/MICのいずれにしても1回量を増やし，1日投与量を増加させることが重要になる.

PK/PDパラメータ目標値

PK/PDパラメータにおいて効果を予測する目標値が設定されており，この目標値を達成できるように抗菌薬の投与量・投与方法を選択する必要がある.

【注射薬】

バンコマイシン，テイコプラニンの目標値は%T＞MICの具体的な数値はなく，トラフ値が基準にされることが多い．最近ではバンコマイシンのトラフ値を10～20μg/mL，テイコプラニンは15～30μg/mLにすると良いとされている．なぜ%T＞MICの値ではなくトラフ値なのかというと，トラフ値は抗菌薬投与直前の最も薬物血中濃度が低いときであり，極端なことをいえばトラフ値がターゲットとなる菌(この場合MRSA)のMICを超えていれば%T＞MICは100%といえるからである.

AUC/MIC値は，バンコマイシンで400以上が良いとされるが，テイコプラニンでは臨床および細菌学的効果に関連するPK/PDパラメータは確立されていない.

リネゾリドでは%T＞MIC値は50～60%が目標値という報告があるが，1回600mg 1日2回投与においてMIC 4μg/mLのMRSAに対して100%の%T＞MIC値が得られる．日本でのリネゾリドに対するMICは1μg/mL以下であることを考えれば，%T＞MICが50～60%という目標値はあまり意味をもたないかもしれない．また，リネゾリドのAUC/MIC値は80～120であるが，臨床では100を目安として使用される．リネゾリドを1回600mg 1日2回投与した場合の$AUC_{0\sim24}$は，462.9μg・時/mLである．そのためMIC 4μg/mLのMRSAに対してAUC/MIC値が100以上となる.

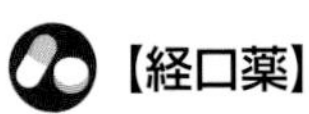

【経口薬】

バンコマイシン経口薬は消化管からの吸収がないため，PK/PDを考慮する必要はなく，消化管内の濃度を高めるために1日4回の投与となる．また，リネゾリドの経口薬を1回600mg 1日2回投与した場合の$AUC_{0\sim24}$は481.2 μg・時/mLである．そのため注射薬と同様にMIC 4 μg/mLのMRSAに対してもAUC/MIC値が100以上となる．

実例の紹介

バンコマイシンを例にトラフ値，AUC/MICそれぞれを指標にした場合におけるシミュレーションソフトでの比較を示す(**図4**)．現在，頻用されているソフトは塩酸バンコマイシンTDMデータ解析システム(塩酸バンコマイシンTDM研究会，塩野義製薬株式会社解析センター臨床薬理部門)およびバンコマイシン「MEEK」TDM解析ソフトがあり，AUCはバンコマイシン「MEEK」TDM解析ソフトで算出できる．例えば年齢84歳，体重55kg，血清クレアチニン値0.8mg/dLの男性にバンコマイシンを1回500mg，1日2回投与した場合では，2種類のソフトで**図3**に示すような差がみられる．初期投与計画で2つの解析ソフトに大きな差がみられるため，やはり実測値を入れての補足は必須となる．

A 塩酸バンコマイシンTDMデータ解析システム（塩野義製薬）

(μg/mL)

32.1μg/mL

MIC

11.4μg/mL

次回投与直前（トラフ値）

時間

B バンコマイシン「MEEK」TDM解析ソフト

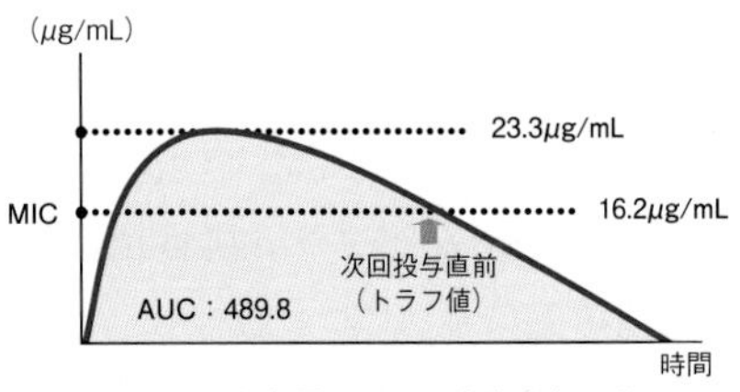

バンコマイシンを84歳，男性，血清クレアチニン値0.8mg/dLの患者に，1回投与量500mg，点滴速度60分で1日2回投与した場合．

たとえば Aのソフトでは Bのソフトに比べピーク値が高く，トラフ値が低い．また，Bのソフトでは AUC も同時に提示される．この場合 MIC が 1μg/mL の MRSA であれば AUC/MIC ≧ 400 以上となることも推測できる．

図3 シミュレーションソフトの差異

バンコマイシンシミュレーションソフトの違いによる初期投与計画値の差．

MEMO

● 抗MRSA薬の血中濃度測定

抗MRSA薬のバンコマイシン，テイコプラニン，アルベカシンは有効性および安全性の観点から血中濃度測定が必要になる．いずれも投与開始3日目以降の血中濃度が安定した状態が測定の基本になるが，それぞれ採血する時間が異なる（**表13**）．従来バンコマイシンはトラフ1ポイントの採血で評価を行ってきたが，「抗菌薬TDMガイドライン2021」ではAUCを算出するため特定の条件を満たす患者（重症感染症，複雑性感染症）には早期のトラフ値，ピーク値の2ポイント採血を行いPATを使用したシミュレーションが推奨されている．せっかく血中濃度測定を行っても，採血する時間が間違っていれば無意味なだけでなく，誤った投与計画が行われてしまう危険性がある．

表13 抗MRSA薬TDMのための採血時間

薬品名	ピーク採血時間	トラフ採血時間
VCM	臨床的にあまり意味がないため測定されないことが多い.	3日目以降の投与直前
TEIC	臨床的にあまり意味がないため測定されないことが多い.	4日目の投与直前
ABK	腎機能正常例では2回目（1回目投与から少なくとも18～20時間経過していること）投与開始1時間後.	投与直前

（文献3より引用）

まとめ

グリコペプチド系抗菌薬やオキサゾリジノン系抗菌薬，環状リポペプチド系はMRSAだけでなく，腸球菌（オキサゾリジノン系抗菌薬はVREを含む）やPRSPなどグラム陽性菌に対して抗菌活性を示す．そのためグラム陽性菌感染症に「よく効く」という誤解が生まれがちであるが，β-ラクタム系抗菌薬に感受性を示す菌には，これらの抗菌薬はβ-ラクタム系抗菌薬よりも抗菌力が劣ることを理解しておかなければならない（MSSAに対するCEZ）．グリコペプチド系抗菌薬やオキサゾリジノン系抗菌薬，環状リポペプチド系などのMRSA治療薬は臨床において非常に重要な薬剤であり，耐性菌を蔓延させないためにも十分検討して投与を決定する必要がある．また，投与時には血中濃度測定により有効性や副作用などを確認しながら適切な投与が重要になる．現在，グリコペプチド系抗菌薬はバンコマイシンとテイコプラニン，オキサゾリジノン系抗菌薬はリネゾリド，テジゾリド，環状リポペプチド系はダプトマイシンでアミノグリコシド系抗菌薬のアルベカシンを加えても抗MRSA薬の種類は非常に少ない．そのため各薬物の特徴，使い分けなどを理解する必要がある．

（中根 茂喜）

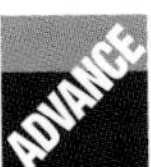

グリコペプチド系・オキサゾリジノン系抗菌薬の一歩進んだ臨床応用

バンコマイシン：PK/PDパラメータとTDM

バンコマイシン治療にはTDMは欠かせない．TDM依頼に基づきシミュレーション解析を行った，以下の例を検討する．

> バンコマイシン1回500mgを12時間ごとに1日2回投与した場合の予測トラフ値[*1]が14μg/mLであった．一方，1回1,000mgを24時間ごとに1日1回投与した場合の予測トラフ値が12.5μg/mLであった．この場合，どちらの治療を選択すべきか？

治療効果の指標はAUC/MIC≧400[*2]である．AUCは24時間における濃度–時間曲線下面積で，単位は濃度×時間である．すなわち，1日＝24時間における薬物の曝露量であるため，1日における投与量が同じであればAUCの値は同じとなる．

＊1：バンコマイシンを用いたMRSA菌血症の治療において，治療失敗の予測因子の一つにAUC/MIC＜421がある．実際にはAUCを測定するには少なくとも2ポイントの採血を必要とするため，一般臨床ではAUC/MIC値を測定することは推奨されず，トラフ値が代用される．
＊2：検出されたMRSAのMICが1mg/Lであった場合，
AUC（mg/L・時）/MIC（mg/L）≧400となる．
AUC（mg/L・時）を24時間（hr）で割ると平均血中濃度が算出される．
AUC＝400となり，その時の平均血中濃度は
400（mg/L・時）/24時間＝16.7 mg/L
したがって，PK/PDパラメータとして示されているAUC/MIC≧400を達成するために必要な平均血中濃度は16.7 mg/Lであることが導かれる．

本例では「1回500mg を1回2回」と「1回1,000mgを1日1回」で，どちらも24時間における投与量は1,000mgとなる．そのためAUCの値は同一となり，効果の面では両者は同等な投与方法と理解できる．

一方，投与回数が増加することにより点滴ルートの費用や医療スタッフの労力は増加する．また，患者側からすると投与回数が少なければそれに越したことはない．これらを総合的に検討したうえで用法・用量を決定することは，重要な視点であると思われる．

テイコプラニン：薬剤特性と推奨される症例

テイコプラニンはバンコマイシンと同じグリコペプチド系に分類され，バンコマイシンとの使い分けについては前述したとおりである．テイコプラニンの特徴として，脂溶性が高く，組織移行性が高いことや副作用の頻度がバンコマイシンと比べて低いことがある．臨床において，バンコマイシンよりテイコプラニンが選択されやすいケースの例として，①腎クリアランスが増加している状況(例えば，化学療法中で大量の補液を投与中)で，バンコマイシンでは目標濃度に到達しにくい場合や②バンコマイシンのMICが高い(MIC≧2)場合が挙げられる．

ダプトマイシン：MICの上昇に注意！

ダプトマイシンによる治療中，菌がダプトマイシン非感受性株へと変化することがある．要因として次の2つが挙げられる．

① ダプトマイシンは陽性電荷，細菌の細胞膜上は陰性電荷をもっており，ダプトマイシンが細胞膜上に移動して効果を発揮する．しかし，*mprF*遺伝子の変異により細胞膜上の電荷が陽性電荷に変化し，ダプトマイシンが細胞膜上に移動しにくくなることで耐性傾向へ変化する．

② 測定培地中のCa^{2+}濃度は50μg/mLに調整することで正確な薬剤感受性が測定できる．一方，Ca^{2+}濃度が50μg/mLより低いと耐性傾向，高いと感性傾向にシフトすることから測定培地のCa^{2+}濃度管理は重要である．

これらのことから，治療初期の薬剤感受性がsusceptibleであっても，治療の経過においてMIC値の上昇があり得ることを理解しておく必要がある．

抗MRSA薬を必要とする場面

抗MRSA薬の治療は，MRSA感染症であることを確認してから開始することが大原則である．一方で，宿主の状況により経験的治療を開始する場合があるが，いずれにしても治療開始前に必要な検体検査をしておく必要がある．

抗MRSA薬による治療を開始すべき，または考慮すべき場面には，①抗MRSA薬を必要とする感染症，②宿主のMRSA感染症発症リスクと感染症の重篤度が高い場合，③発熱性好中球減少症におけるカテーテル関連感染症，皮膚軟部組織感染症などがある．

抗MRSA薬の代表的な副作用

●バンコマイシン

発熱性好中球減少症(febrile neutropenia；FN)ではEnpiric therapyにおける治療選択肢として，VCMとTAZ/PIPCを併用することがある．この併用に関しては，CFPMやMEPMの併用と比較して腎機能障害の発生率を上昇させるという報告[12)]がされている．このように，両者を併用することで腎機能障害が起こる可能性があり得ることを理解したうえで，ほかに選択肢がある場合は総合的な視点でどちらを選択すべきかを検討すること，またVCMとTAZ/PIPCを併用せざるを得ない場合には，腎機能障害の発生について慎重なモニタリングをしたうえでの使用を検討する必要がある．

●テイコプラニン

バンコマイシンに比較して腎機能障害の発現が少ないのが特徴である．一方，血小板減少症の発現には注意が必要となる．臨床試験ではトラフ値40 μg/mL以上で血小板減少の発現があるため，注意が必要となる．

●アルベカシン

代表的な副作用として，腎障害と肝障害の報告がある．また，トラフ値が2 μg/mL以上が続いた場合に第8脳神経障害や腎障害が発現しやすくなる．

●リネゾリド

血小板減少や貧血などの報告があり，投与期間が14日を超えることで血小板減少の頻度が増加する可能性がある．また，セロトニン作動薬との併用によるセロトニン症候群，視神経障害，乳酸アシドーシスなどにも注意が必要である．

●ダプトマイシン

骨格筋への影響があるため，CPKのモニタリングが有効である．また，好酸球性肺炎，横紋筋融解症，腎不全，偽膜性大腸炎などにも注意が必要となる．

●テジゾリド

国内第Ⅲ相試験においてAST・ALTの上昇が報告されており，重篤な副作用は認められていない．同じオキサゾリジノン系抗菌薬のリネゾリドと比べ骨髄抑制として血小板減少症の発現頻度が低い．これは投与量が少ないことやミトコンドリア毒性が少ないことによるといわれている[13]が，絶対的な理由ではない．

バンコマイシン：適応外使用

バンコマイシンの適応菌種はMRSA, MRCNS, PRSPである（→p. 158）．一方，*Bacillus cereus*, *Bacillus subtilis*, *Corynebacterium jeikeium*, *Propionibacterium acnes*は適応菌種ではないものの，臨床においてバンコマイシンで治療を行うことがある．

（奥平 正美）

引用文献

1）日本化学療法学会／日本感染症学会 MRSA感染症の治療ガイドライン作成委員会 編：MRSA感染症の治療ガイドライン-改訂版-2019, 24, 2019.

2）有馬 希ほか：リネゾリド投与症例における血小板減少と腎機能の相関解析．日病薬誌，48：193-195, 2012.

3）日本化学療法学会／日本TDM学会 抗菌薬TDMガイドライン作成委員会編：抗菌薬TDMガイドライン改訂版，2016.

4）日本感染症学会／日本化学療法学会：抗MRSA薬使用の手引き，2007.

5）Rybak M, et al : Therapeutic monitoring of vancomycin in adult patients : A consensus review of the American Society of Health-System Pharmacists, the Infectious Diseases Society of America, and the Society of Infectious Diseases Pharmacists. Am J Health-Syst Pharm, 66 : 82-98, 2009.

6）今井清隆ほか：ダプトマイシン治療中に感受性低下を示したMRSAによる感染性心内膜炎に対してテイコプラニンが奏効した12症例．日病薬誌，51：1339-1342, 2015.

7）川澄紀代ほか：Linezolid使用症例の後方視的調査．日本外科感染症学会雑誌，6 : 59-66, 2009.

8）Mikamo H, et al : Efficacy, safety and pharmacokinetics of tedizolid versus linezolid in patients with skin and soft tissue infections in Japan e Results of a randomised, multicentre phase 3 study. J Infect Chemother. 24, : 434-442, 2018.

9）Fowler VG Jr, et al : Daptomycin versus standard therapy for bacteremia and endocarditis caused by Staphylococcus aureus. N Engl J Med, 355 : 653-665, 2006.

10）Arbeit RD, et al : The safety and efficacy of daptomycin for the treatment of complicated skin and skin-structure infections. Clin Infect Dis, 38 : 1673-1681, 2004.

11）日本化学療法学会 抗菌化学療法認定医認定制度審議委員会：抗菌薬適正使用生涯教育テキスト（改訂第3版），p215, 2020

12）Hammond DA,et al : Systematic review and meta-analysis of acute kidney injury associated with concomitant vancomycin and piperacillin/tazobactam.Clin Infect Dis, 64:666-674, 2017.

13) Flanagan S, et al: Nonclinical and pharmacokinetic assessments to evaluate the potential of tedizolid and linezolid to affect mitochondrial function. Antimicrob Agents Chemother, 59: 178-185, 2015.

参考文献

・三鴨廣繁ほか：日常診療に役立つ抗感染症薬のPK-PD. ユニオンエース, 2012.

・比嘉　太：グリコペプチド系抗菌薬. 化学療法の領域, 24 : 196-201, 2008.

・橋本章司：抗MRSA薬をどう使い分けるか？ EBMジャーナル, 9 : 72-77, 2008.

・吉田　敦：グリコペプチド系抗菌薬の適正使用. 化学療法の領域, 24 : 257-263, 2008.

・高倉俊二：バンコマイシンの使用を再考する. 日本外科感染症学会雑誌, 6 : 43-50, 2009.

・辻　泰弘ほか：MRSA感染症高齢患者を対象としたバンコマイシンのPK/PDパラメータに関する考察. 医療薬学, 32 : 1117-1123, 2006.

・日本化学療法学会 抗菌化学療法認定医認定制度審議委員会：抗菌薬適正使用生涯教育テキスト(改訂第3版), 2020.

・Thomson AH, et al : Development and evaluation of vancomycin dosage guidelines designed to achieve new target concentrations. J Antimicrob Chemother, 63 : 1050-1057, 2009.

・大曲貴夫ほか：抗菌薬コンサルトブック, 南江堂, 2015.

・JAID/JSC 感染症治療ガイド・ガイドライン作成委員会編：JAID/JSC感染症治療ガイド2019, ライフサイエンス出版, 2019.

・Rehm SJ, et al : Daptomycin versus vancomycin plus gentamicin for treatment of bacteraemia and endocarditis due to Staphylococcus aureus: subset analysis of patients infected with methicillin-resistant isolates. J Antimicrob Chemother, 62 : 1413-1421, 2008.

・日本腎臓病薬物療法学会編：第3版 腎機能別薬剤投与量POCKET BOOK, じほう, 2020.

・MRSA感染症の治療ガイドライン作成委員会編：MRSA感染症の治療ガイドライン-改訂版-2019.

・日本化学療法学会,日本感染症学会編：*Clostridioides* (*Clostridium*) *difficile*感染症診療ガイドライン, 2018

・該当薬剤インタビューフォーム.

9 その他の抗菌薬

モノバクタム系抗菌薬

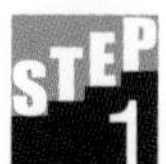

これだけは知っておこう！

基本情報	
分類	●モノバクタム系抗菌薬はβ-ラクタム系抗菌薬に分類される.
薬剤	●現在発売されているモノバクタム系抗菌薬には，アズトレオナム(アザクタム®)注射薬がある.
作用点	●細菌の細胞壁ペプチドグリカンの生合成を阻害し，殺菌的に作用する.
抗菌作用 PK/PD	●MICを超える血中濃度が維持される時間が重要になる(%T＞MIC). %T＞MICが30%以上の場合は増殖抑制作用, 40～50%以上では最大殺菌作用が得られる.
抗菌スペクトル	●緑膿菌を含むグラム陰性菌にのみ抗菌活性を示し，グラム陽性菌には抗菌活性を示さない.
副作用	●副作用は消化器症状がほとんどで，腎毒性がないために使いやすい.
その他の特徴	●ほかのβ-ラクタム系抗菌薬と交差アレルギーがなく，ペニシリン系・セフェム系抗菌薬にアレルギーの場合にも使用できる. ただし，セフタジジムにアレルギーの場合は注意が必要である. ●β-ラクタマーゼにも安定であるが，基質特異性拡張型β-ラクタマーゼ(ESBL)には無効である. ●β-ラクタム系抗菌薬にアレルギーがある場合や腎毒性でアミノグリコシド系抗菌薬が使えない場合の代替薬としての位置付けが強い.

薬剤の分類と特徴

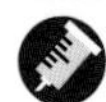

【注射薬】

アズトレオナム(AZT) **商品名** アザクタム®注射用

用法・用量 1回0.5～1g，12時間ごと．最大1日4gを2～4回に分割投与．

特徴 β-ラクタム系抗菌薬であるが，グラム陰性菌にのみ抗菌活性を示すことやβ-ラクタマーゼに安定な点など，ペニシリン系・セフェム系・カルバペネム系抗菌薬とは異なる特徴をもつ．グラム陰性桿菌に対する抗菌活性が優れているため対象菌種がグラム陰性桿菌のみに特定できればほかの細菌叢を荒らさないので使用に適するが，原因菌が不明な場合などエンピリックな投与には不適である．

効果に相関するパラメータと目標値[1)]

効果に相関するパラメータ	%T＞MIC
PK/PDパラメータ目標値	≧30%（増殖抑制作用） ≧40～50%（最大殺菌作用）

モノバクタム系抗菌薬はβ-ラクタム系抗菌薬であることを考えると，%T＞MICが効果に相関するパラメータと考えられる．また，目標値も同様の値であると考えられるが，モノバクタム系抗菌薬でのPK/PDパラメータのデータは乏しい．

組織移行性

組織移行性はよく体内に広く行き渡るが，髄液への移行は良好とはいえない．アズトレオナムは第一・二選択薬としてガイドラインに示されていないが，一般的に組織移行性は良好である．ただし髄液移行性はない(**表1**)[2)]．

排泄

腎で約70%が排泄される．高度腎障害がある場合は投与量・投与間隔の調節が必要になる[3)]．

表1 モノバクタム系抗菌薬の組織移行性

	薬品名(略号)	血中	髄液	肺	胆汁	腎・尿路	皮膚
注射	AZT	○	−	○	○	○	○

添付文書上に対応する適応がある場合を移行性有として○，ない場合を−，「JAID/JSC感染症治療ガイド2019」に第一・二選択薬として記載されている場合を移行性良好と考え◎とした．

用量調節

腎機能による調節が必要になる(**表2**)[3].

抗菌スペクトル

代表的な抗菌スペクトルを**表3**に示す[2]. グラム陰性菌には非常に広い抗菌スペクトルを示すがグラム陽性菌には無効であることがわかる. また, 適応菌種ではあってもJANISデータ(**図1**)を見ると薬剤感受性試験で「S:感受性」と判定される割合には違いがあるため, 自施設の感受性試験データ, JANISのような全国サーベイランスデータなどを確認する必要がある.

表2 モノバクタム系抗菌薬の腎機能による用量調節

薬品名(略号)		クレアチニンクリアランス(mL/分)		
		≧50	10≦Ccr＜50	＜10
注射	AZT	—	1回0.5 g, 12時間ごと	1回0.25 g, 12時間ごと

表3 代表的なモノバクタム系抗菌薬の抗菌スペクトル

薬品名(略号)		グラム陽性菌					グラム陰性菌						
		MRSA	レンサ球菌	肺炎球菌	腸球菌	ブドウ球菌	大腸菌	インフルエンザ桿菌	緑膿菌	セラチア	エンテロバクター	シトロバクター	アシネトバクター
注射	AZT												

▢ は適応菌種.

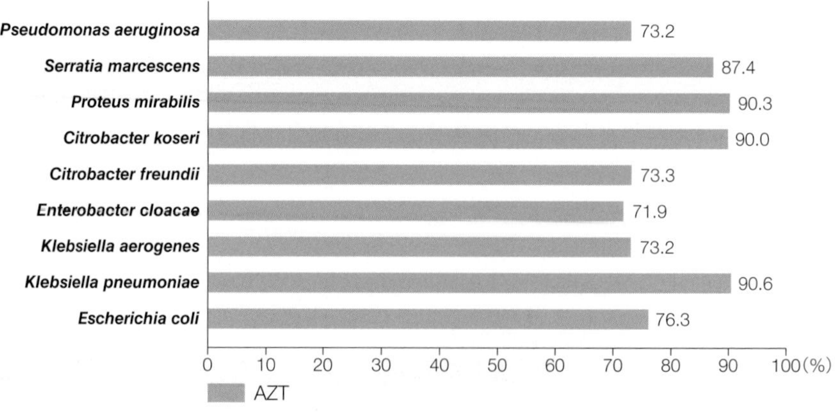

図1 JANISデータからみたモノバクタム系抗菌薬の感受性率

〔2020年7～9月四半期報(全集計対象医療機関, 入院検体)より作成〕

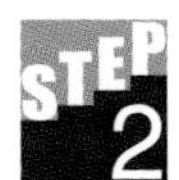

STEP 2 少し詳しい内容を知ろう！

モノバクタム系抗菌薬にはアズトレオナム（アザクタム®）がある．モノバクタム系抗菌薬はβ-ラクタム系抗菌薬の一種で，β-ラクタム構造をもつ．ペニシリン系抗菌薬やセフェム系抗菌薬などのβ-ラクタム系抗菌薬と同様に，細菌のペニシリン結合タンパク（PBP）に作用して細胞壁合成を阻害することで殺菌作用を示す．しかし，グラム陰性菌のPBPにしか作用しないため抗菌活性を示すのはグラム陰性菌に対してのみで，グラム陰性菌に広く作用する抗菌スペクトルはアミノグリコシド系抗菌薬に似ているといわれることもある．

また，β-ラクタム系抗菌薬で問題になるβ-ラクタマーゼに対しては構造上の親和性が悪いために作用を受けにくく，ペニシリナーゼやセファロスポリナーゼなどでは分解されない．しかし，クレブシエラ属や大腸菌などから産生されることがあるESBLに対しては無効であり，ESBL産生菌の多い施設では使用しにくくなる．

ほかのβ-ラクタム系抗菌薬と交差アレルギーが少ないことも非常に大きな特徴で，ペニシリン系抗菌薬，セフェム系抗菌薬，カルバペネム系抗菌薬などにアレルギーのある患者でも安全に使用できる．そのため，ペニシリンなどで過敏反応を起こしたことのある患者で治療対象菌がアズトレオナム感受性菌（グラム陰性菌）である場合には，非常に良い代替薬になる．しかし，アズトレオナムはセフェム系抗菌薬のセフタジジムと構造上の側鎖が同じであるために，セフタジジムにアレルギーのある患者への投与は控えたほうがよい．

副作用が少ないのもモノバクタム系抗菌薬の特徴で，ほかの抗菌薬と同程度の肝機能障害や消化器症状がある程度で安全で使いやすい薬剤である．そのため，腎毒性が問題でアミノグリコシド系抗菌薬を使用できない場合や，アミノグリコシド系抗菌薬耐性菌（アズトレオナムには感受性である場合）に対しても代替薬として使用される．

基本的に起炎菌不明の場合のエンピリックな投与やペニシリン，セフェム系抗菌薬などが使用できる場合にアズトレオナムが優先的に使用されることはない．覚えておきたいのは重要な感染症の適応というよりも，β-ラクタム系抗菌薬やアミノグリコシド系抗菌薬の補充薬や代替薬という位置付けである．

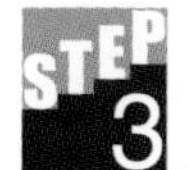

PK/PD理論での モノバクタム系抗菌薬の投与法を知ろう！

β-ラクタム系抗菌薬であるモノバクタム系抗菌薬は%T＞MICが効果に相関するパラメータで，目標値は≧30%が増殖抑制作用，≧40～50%が最大殺菌作用である可能性が考えられる．しかし，モノバクタム系抗菌薬を用いたPK/PD解析のデータは乏しいため，アズトレオナムは添付文書上で示されている最大量（1日4g）を4回に分割して投与すべきであろう．

まとめ

モノバクタム系抗菌薬は，β-ラクタム系抗菌薬にアレルギーがある症例や腎毒性によってアミノグリコシド系抗菌薬が使用しにくい場合などの代替薬としての位置付けが強いが，特徴を理解したうえで使用すると非常に有用な薬剤である．普段は使用される頻度が少ない薬剤であるが，特徴をきちんと理解しておく必要がある．

（坂野 昌志）

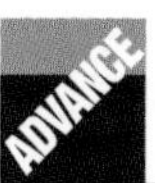

モノバクタム系抗菌薬の一歩進んだ臨床応用

モノバクタム系抗菌薬の最適症例

前述したように，モノバクタム系抗菌薬はグラム陰性桿菌の一部（緑膿菌や大腸菌など）に対し，アミノグリコシド系抗菌薬（トブラマイシン，ゲンタマイシン，アミカシン）に類似した抗菌スペクトラムを有する．多剤耐性菌に対する併用療法を実施する場合，β-ラクタム系抗菌薬にアミノグリコシド系抗菌薬を併用する場合がある．腎機能低下症例においてアミノグリコシド系抗菌薬を併用したい場合に，モノバクタム系抗菌薬へ変更した治療が行われることがある．

【治療例】

多剤耐性グラム陰性桿菌による菌血症に対する抗菌薬選択の検討を行った．BCプレートによる感受性を確認した結果，susceptibleの結果を示したのが硫酸コリスチン，メロペネム，シプロフロキサシン，アミカシン，アズトレオナムであった．

硫酸コリスチン以外の組み合わせで感受性がある場合は，それらを優先した組み合わせを検討する．この場合，β-ラクタム系抗菌薬であるメロペネムを基本治療とし，シプロフロキサシン，アミカシン，アズトレオナムのいずれかを併用する組み合わせが考えられる．わが国ではメタロβ-ラクタマーゼ産生株でモノバクタム系抗菌薬に感受性がある場合が多いため，併用療法には選択肢として有用な薬剤といえる．また，アミノグリコシド系抗菌薬は腎毒性への注意が必要な薬剤であり，腎機能低下症例や高齢者で腎臓への影響が懸念される場合には，モノバクタム系抗菌薬への変更もよい手段となる．

（奥平　正美）

引用文献

1) 日本感染症学会　日本化学療法学会編：抗菌薬使用のガイドライン，協和企画，2005.
2) 三鴨廣繁ほか：日常診療に役立つ抗感染症薬のPK/PD，ユニオンエース，2010.
3) 菊池　賢ほか監：サンフォード感染症治療ガイド2017，改訂第47版，ライフサイエンス出版，2017.

参考文献

・JAID/JSC感染症治療ガイド・ガイドライン作成委員会：JAID/JSC感染症治療ガイド2019，ライフサイエンス出版，2019.
・大曲貴夫監：抗菌薬コンサルトブック，南江堂，2015.
・Asbel LE, et al : Cephalosporins, carbapenems and monobactams. Infect Dis Clin North Am, 14 : 435-447, 2000.
・Sykes RB, et al : Aztreonam : the first monobactam. Am J Med, 782 : 2-10, 1985.
・該当薬剤インタビューフォーム.

ホスホマイシン系抗菌薬

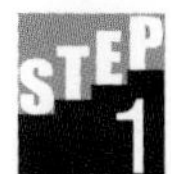

これだけは知っておこう！

基本情報	
構造	●ホスホマイシン系抗菌薬は非常に単純な独特の構造をもつ.
薬剤	●現在発売されているホスホマイシン系抗菌薬には，経口薬のホスホマイシンカルシウム(ホスミシン®)と注射薬のホスホマイシンナトリウム(ホスミシン®S)がある.
作用点	●主に細菌の細胞壁合成を阻害することで殺菌的に抗菌活性を示す.
抗菌作用 PK/PD	●PK/PDパラメータに関するデータが乏しい.
抗菌スペクトル	●広い抗菌スペクトルを示すが，嫌気的な条件下での抗菌活性が良好なため，経口薬ではとくに腸管感染症に効果が高い.
副作用	●副作用は少なく消化器症状がほとんどである.
耐性機序	●ホスホマイシンの菌体内取り込みに関与する能動輸送系の変異により作用的への到達阻害，作用点の変異による耐性化がある.
その他の特徴	●単純な構造によりアレルギーのリスクは低い. ●ほかの抗菌薬との交差耐性が少ない. ●セフェム系抗菌薬やニューキノロン系抗菌薬などとの併用で相乗効果を得られる.

薬剤の分類と特徴

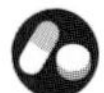

【経口薬】

ホスホマイシンカルシウム(FOM) 商品名 ホスミシン®

用法・用量 1日2～3gを3～4回に分割.

特徴 FOM経口薬は①腸管感染症の主要な起因菌であるサルモネラ菌，病原性大腸菌，赤痢菌などに広く抗菌活性を示す，②腸管のような嫌気性条件下での活性が高い，③大腸に多量の薬剤が移行する，という特徴から腸管感染症に使用されることが多い.

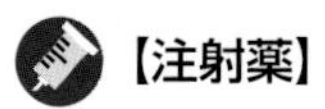

【注射薬】

ホスホマイシンナトリウム(FOM) **商品名** ホスミシン®S
用法・用量 1回1～2 g，12時間ごと.

特徴 FOM注射薬は腸管感染症への適応はなく，その主要菌に対する適応ももたない．FOM経口薬との大きな違いは呼吸器感染症の適応をもつことと，注射薬であるために吸収の悪さが問題にならず，組織移行性のよいFOMの特徴を最大限に活かせる点である.

効果に相関するパラメータと目標値[1)]

効果に相関するパラメータ PK/PDパラメータ目標値	データが乏しい.

組織移行性

腸管感染症で十分な効果を得るには注射薬の移行性は乏しく，逆に呼吸器感染症に対しては経口薬での移行性は乏しい．ホスホマイシンは第一・二選択薬としてガイドラインに示されていないが，髄液移行性も含め一般的に組織移行性は良好であるが髄膜炎の適応はない(**表4**)[2)].

排泄

注射薬は90%以上，経口薬は約30%が腎から排泄される.

用量調節

腎機能による調節が必要になる(**表5**)[3)].

表4 ホスホマイシン系抗菌薬の組織移行性

薬品名(略号)		血中	髄液	肺	胆汁	腎・尿路	皮膚
注射	FOM	○	－	○	－	○	○

薬品名(略号)		耳	上気道	肺	皮膚	尿路
経口	FOM	○	－	－	○	○

添付文書上に対応する適応がある場合を移行性有として○，ない場合を－とした.

表5 ホスホマイシン系抗菌薬の腎機能による用量調節

薬品名(略号)		クレアチニンクリアランス(mL/分)		
		≧50	10≦Ccr＜50	＜10
注射	FOM	調節不要	1回1g，24時間ごと	1回1～2g，週3回
経口	FOM	調節不要	1回0.5 g，1日4回	1回0.5 g，1日2回

抗菌スペクトル(表6)[3)]

ホスホマイシン経口薬は表には記載されていない赤痢菌，サルモネラ属，プロテウス属，カンピロバクター属などの腸管感染症の主要菌に適応があるが，ホスホマイシン注射薬には適応がない．また，多剤耐性のブドウ球菌にも抗菌活性を示すが，腸管感染症以外には高い血中濃度が得られるホスホマイシン注射薬の方が効果が高い．

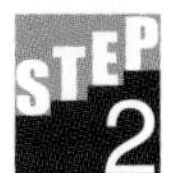

2 少し詳しい内容を知ろう！

ホスホマイシンはほかの抗菌薬にみられないような特徴的な構造をもつ(**図2**)．水や有機溶媒に溶けにくいために経口薬ではカルシウム塩，注射薬ではナトリウム塩として製品化されている．作用は殺菌的で，細胞壁合成の初期段階を阻害するという作用機序は細胞壁合成阻害作用をもつほかの抗菌薬と異なっている．独特な構造のため，ほかの抗菌薬と交差耐性を示さないだけでなく，アレルギーが少なく，さまざまなβ-ラクタマーゼに対しても安定である．また，セフェム系やニューキノロン系抗菌薬などとの併用療法で相乗効果(→p. 79)を示すなど，さまざまな特徴をもつ薬剤である．

表6 ホスホマイシン系抗菌薬の抗菌スペクトル

薬品名(略号)	グラム陽性菌					グラム陰性菌						
	MRSA	レンサ球菌	肺炎球菌	腸球菌	ブドウ球菌	大腸菌	インフルエンザ桿菌	緑膿菌	セラチア	エンテロバクター	シトロバクター	アシネトバクター
FOM (注射・経口)					■	■		■	■			

■ は適応菌種.

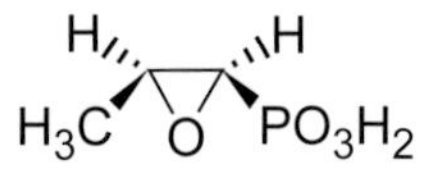

図2 ホスホマイシンの構造

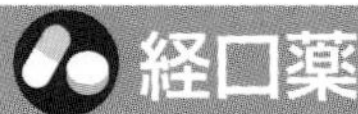

経口薬

1 ホスホマイシンカルシウム

重要 感染症の適応　腸管感染症

ホスホマイシン経口薬は，腸管からの吸収が悪くバイオアベイラビリティが40%程度である．通常はバイオアベイラビリティの低さは効果の低下に繋がるため問題になるが，腸管感染症に使われることが多いホスホマイシン経口薬の場合は，大腸に多量の薬剤が移行するという特徴になるために高い効果に繋がる．ホスホマイシン経口薬は嫌気性条件下では抗菌活性が増強しMICが低下するため，嫌気性条件下にある腸管内において非常に効果的な薬剤である．また，腸管感染症の主要な起因菌であるサルモネラ菌，病原性大腸菌，赤痢菌，カンピロバクター属などに広く抗菌活性を示し，腸内細菌が産生する多数のβ–ラクタマーゼに対しても安定なことなどから腸管感染症に対して頻用される．特に出血性大腸菌O–157に対しては初期治療薬としても使用される．腸管感染症以外では高い移行性を示す尿路感染症にも使用されるが，尿路感染症にはニューキノロン系抗菌薬が高い効果を示すため，ホスホマイシン経口薬の使用頻度は低い．

注射薬

1 ホスホマイシンナトリウム

重要 感染症の適応　他剤との併用による相乗効果

ホスホマイシン注射薬は経口薬と異なり，腸管感染症に対する適応をもたないことは覚えておかなければならない．逆にホスホマイシン注射薬のみに呼吸器感染症への適応がある．抗菌スペクトルで特徴的な点として，多剤耐性のブドウ球菌や緑膿菌に対してスルバクタム・セフォペラゾンやアルベカシン，バンコマイシンなどとの併用で相乗効果が得られるために，これらの感染症に使用されることがある．また，バイオフィルムの破壊作用や形成阻害作用などの効果も期待される．

PK/PD理論での ホスホマイシン系抗菌薬の投与法を知ろう！

ホスホマイシン系抗菌薬のPK/PDパラメータのデータは乏しい．しかし，ホスホマイシン経口薬の半減期が4.5時間と比較的長いなかで１日の投与回数が３～４回という点を考えれば，時間依存性薬剤としての投与を考慮する必要がある．そのため，可能であれば最大投与量を４回に分けて投与する方法が効果的であると考えられる．

まとめ

ホスホマイシン系抗菌薬は，抗菌薬としての作用だけでなく，腎尿細管上皮のライソゾーム膜に対する安定化作用による腎保護作用を目的にアミノグリコシド系抗菌薬や抗がん薬と併用されることもある．また，バイオフィルム形成予防やサイトカインの抑制作用などの効果も期待されている．さらに抗菌薬としても併用療法での相乗効果や特徴的な構造によってほかの抗菌薬が使いにくい場合にも高い効果を示すなど，多くの特長をもつ優れた薬剤である．これらの特徴を活かしても使用できるよう，ホスホマイシンの特徴を理解する必要があると考える．

（坂野 昌志）

引用文献

1）三鴨廣繁ほか：日常診療に役立つ抗感染症薬のPK/PD，ユニオンエース，2010.

2）JAID/JSC感染症治療ガイド・ガイドライン作成委員会：JAID/JSC感染症治療ガイド2019，ライフサイエンス出版，2019.

3）大曲貴夫ほか：抗菌薬コンサルトブック，南江堂，2015.

参考文献

・菊池　賢ほか監：サンフォード感染症治療ガイド2017，改訂第47版，ライフサイエンス出版，2017.

・林　泉ほか：MRSAとPseudomonas aeruginosa複数菌感染症に対するFosfomycin+Sulbactam/Cefoperazone併用療法の基礎的・臨床的検討-Ⅰ. Jpn J Antibiot, 47：29-39, 1994.

・長谷川裕美ほか：MRSA感染症に対するFosfomycinとFlomoxefの併用順序および投与量について．Chemotherapy，39：771-781, 1991.

・公文裕己ほか：ホスホマイシンの新しい生理活性の発見と展開 8-2バイオフィルムに対する作用-泌尿器領域-．清水喜八郎監，ホスホマイシン-新たなる展開-，pp. 135-137，臨床医薬研究会，1995.

・該当薬剤インタビューフォーム．

ST合剤

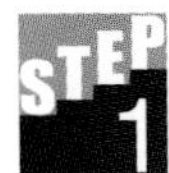

これだけは知っておこう！

基本情報	
薬剤	●ST合剤はスルファメトキサゾールとトリメトプリムの合剤である. ●現在ST合剤には経口薬のバクタ®と注射薬のバクトラミン®がある.
作用点	●微生物の葉酸合成経路を2剤それぞれが阻害する.
抗菌作用 PK/PD	●PK/PDパラメータに関するデータが乏しい.
抗菌スペクトル	●多くのグラム陽性菌・グラム陰性菌に抗菌活性を示すが，耐性菌も増えている.
副作用	●副作用は少なく皮疹や消化器症状がほとんどだが，まれに肝障害を起こす.
その他の特徴	●消化管からの吸収がよく経口薬のバイオアベイラビリティは90%以上と高い. ●スルファメトキサゾール・トリメトプリム注射薬の適応症はニューモシスチス肺炎のみである.

薬剤の分類と特徴

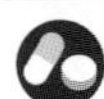

【経口薬】

スルファメトキサゾール・トリメトプリム 商品名 バクタ®

用法・用量 一般感染症：1回2錠（2g）を1日2回.
ニューモシスチス肺炎：1日9～12錠（9～12g）を3～4回に分割投与.
ニューモシスチス肺炎の発症抑制：1回1～2錠（1～2g）を連日もしくは週3日.

特徴 合剤にすることで相乗効果が生まれ，第3・4世代セフェム系抗菌薬やアミノグリコシド系抗菌薬が無効な場合にも抗菌活性を示すことがある．尿路感染症の原因菌を広くカバーしており膀胱炎などには使いやすいが，主要な原因菌の耐性化なども問題になっており，院内や地域の感受性に注意して使用する必要がある[1]．また日和見感染症に効果があり免疫力が低下する症例などに予防的に投与されることもある.

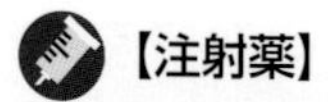

【注射薬】

スルファメトキサゾール・トリメトプリム　**商品名** バクトラミン®
用法・用量 トリメトプリムとして1日12～20mg/kgを3回に分割投与.

特徴 *Pneumocystis jirovecii*によるニューモシスチス肺炎に対してのみ用いられる.

効果に相関するパラメータと目標値

効果に相関するパラメータ PK/PDパラメータ目標値	データが乏しい.

組織移行性

ST合剤は組織移行性は良好であるが適応症は少ない(**表7**)[2].

排泄

約70%程度が腎から排泄される.

用量調節

腎機能による調節が必要になる(**表8**).

抗菌スペクトル(表9)

注射薬は*Pneumocystis jirovecii*のみの適応であるが，ブドウ球菌，肺炎球菌などのグラム陽性球菌や大腸菌，インフルエンザ桿菌などのグラム陰性桿菌に使用された報告もある．また，適応菌種ではあってもJANISデータ(**図3**)を見ると，薬剤感受性試験で「S:感受性」と判定される割合には違いがあるため，自施設の感受性試験データ，JANISのような全国サーベイランスデータなどを

表7 ST合剤の組織移行性

	薬品名(略号)	血中	髄液	肺	胆汁	腎・尿路	皮膚
注射	ST	－	－	◎	－	－	－

	薬品名(略号)	耳	上気道	肺	皮膚	尿路
経口	ST	－	－	◎	－	◎

添付文書上に対応する適応がある場合を移行性有として○，ない場合を－，「JAID/JSC感染症治療ガイド2019」に第一・二選択薬として記載されている場合を移行性良好と考え◎とした.

確認する必要がある．このなかで保険上の適用はないが，MRSAに対しての感受性を有するため適応外で使用される場合がある．ただし，単独投与ではなく他の抗MRSA薬と併用して使用される[3)]．

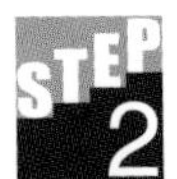

STEP 2 少し詳しい内容を知ろう！

ST合剤は経口薬，注射薬ともにスルファメトキサゾール(S)とトリメトプリム(T)が5：1の割合で混合されている．スルファメトキサゾールとトリメトプリムはともに葉酸合成を阻害するが，それぞれ別の経路で阻害作用を示すために相乗効果が生まれる(**図4**)．葉酸合成系は人間にはなく微生物に特有の経路であるために，副作用を抑えて有効に使用できる[4)]．

表8 ST合剤の腎機能による用量調節

	薬品名(略号)	クレアチニンクリアランス(mL/分)
注射	ST	30≦Ccr：通常量 15≦Ccr＜30：通常量の1/2 Ccr＜15：投与しないことが望ましい
経口		

表9 ST合剤の抗菌スペクトル

	薬品名(略号)	グラム陽性菌					グラム陰性菌						
		MRSA	レンサ球菌	肺炎球菌	腸球菌	ブドウ球菌	大腸菌	インフルエンザ桿菌	緑膿菌	セラチア	エンテロバクター	シトロバクター	アシネトバクター
注射	ST												
経口	ST												

（網掛け）は適応菌種．注射薬の適応は*Pneumocystis jirovecii*のみで，一般細菌の適応はない．

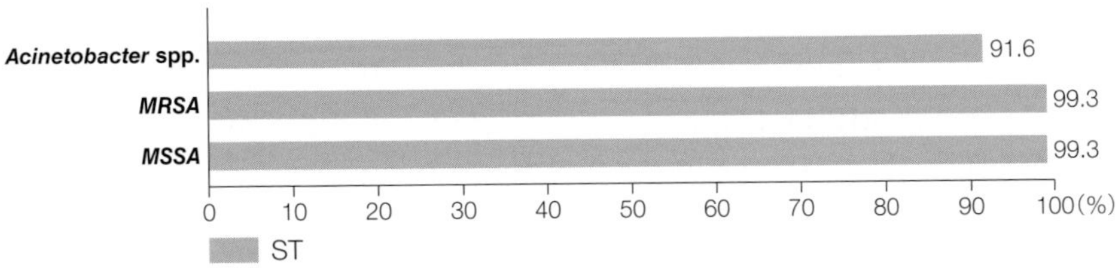

図3 JANISデータから見たST合剤の感受性率
〔2020年7～9月四半期報（全集計対象医療機関，入院検体）より作成〕

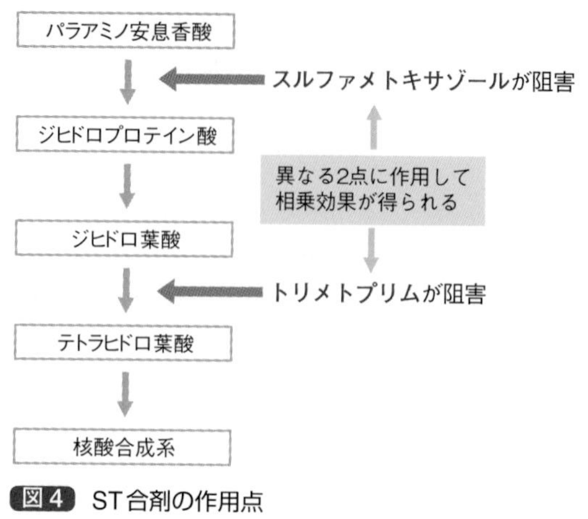

図4 ST合剤の作用点

経口薬

1 スルファメトキサゾール・トリメトプリム錠・顆粒

重要 感染症の適応　カリニ肺炎の予防と治療，感受性菌である場合の尿路感染症

錠剤1錠および顆粒1gのなかにスルファメトキサゾール400mg，トリメトプリム80mg（S：T＝5：1）が含有されている．一般に，体重あたりの投与量を計算する場合はトリメトプリムの量で計算することを覚えておく必要がある．経口薬は非常に腸管からの吸収がよく，バイオアベイラビリティは90％以上である．組織移行性は，炎症がない状態でも髄液移行性が血中濃度の50％以上であることに代表されるように各組織へ良好に移行する．

抗菌スペクトルは，尿路感染症の主な原因菌である大腸菌，プロテウス属，クレブシエラ属などのグラム陰性菌や承認菌種ではないもののメチシリン感受性黄色ブドウ球菌（MSSA）にも有効であると考えられている．メチシリン耐性黄色ブドウ球菌（MRSA）に対しても補助的に使用されることがあるが，*in vitro*では感受性でも臨床では効果が低い場合もあるため投与の判断は慎重に行う必要がある．尿路感染症の原因菌を広くカバーしていることから，膀胱炎や急性前立腺炎などに使用される．呼吸器感染症でも原因菌として頻度の高いインフルエンザ桿菌などにも有効である．このほか，赤痢菌やチフス菌，パラチフス菌などの腸管感染症の原因菌にも有効で，適応菌種ではないがサルモネラ菌にも，第３世代セフェム系抗菌薬やニューキノロン系抗菌薬などの代替薬として使用されることもある．また，第３・４世代セフェム系抗菌薬やアミノグリコシド系抗菌薬などが無効でもスルファメトキサゾール・トリメトプリムが有効な場合もある．しかし耐性菌が増加しているため，いずれの感染症に対してもターゲットとなる菌の感受性を判断したうえで使用しなければならない．優れた抗菌活性をもつスルファメトキサゾール・トリメトプリムだが，耐性菌の増加やほかの優れた抗菌薬の開発も踏まえ，現状では①日和見感染症（主にカリニ肺炎）の予防と治療，②主にHIV感染患者での原虫感染予防（トキソプラズマ，イソスポラ，サイクロスプラなど）や治療，③ほかの抗菌薬に耐性で，スルファメトキサゾール・トリメトプリムに感受性の菌への投与，④アレルギーなどでβ-ラクタム系抗菌薬などが使用できない場合の代替薬，といった使用が主なものである．

注射薬

1 スルファメトキサゾール・トリメトプリム注

重要 感染症の適応　ニューモシスチス肺炎の治療

スルファメトキサゾール・トリメトプリム注射1A（5 mL）のなかにスルファメトキサゾール400mg，トリメトプリム80mg（S：T＝5：1）が含有されており，1Aは錠剤１錠，顆粒１gと同じ含有量になる．経口薬のスルファメトキサゾール・トリメトプリムのバイオアベイラビリティが高いため，注射薬が使用される場面は，より重症例に限られてくる．重症例での使用といっても，成人であれば１日10A（50mL）以上使用するため，水分制限のある患者では経口薬を使用する場合もある．保険上の適用はニューモシスチス肺炎の治療のみであるが，市中感染のMRSA感染症に使用される場合もある．

STEP 3 PK/PD理論でのST合剤の投与法を知ろう！

ST合剤のPK/PDパラメータのデータは乏しい．経口薬，注射薬ともに半減期は約10時間と長い．経口薬は１日２回，注射薬は１日３回の投与が基本的な投与法である．

まとめ

ST合剤は葉酸合成経路の阻害というほかの抗菌薬と異なる作用機序をもち，2剤を合剤化することで相乗効果まで生み出している特徴的な薬剤である．これまでの長い使用経験から耐性菌も増加してきているが，施設内や地域でのST合剤に対する感受性を理解して使用すれば優れた効果を示す．また，組織移行性も良好であり適切に使用すると非常に有用な薬剤である．特にHIV患者のニューモシスチス肺炎に対しては数ある抗菌薬のなかでも最も高い効果をもち，トキソプラズマ原虫の予防効果もあることなど，HIV患者が増加している現状を考えると，今後ますます重要な薬剤になってくると考えられる．HIV患者をはじめとする日和見感染予防以外に第一選択薬とされる例は少ないが，特徴をきちんと理解しておく必要がある．

（坂野 昌志）

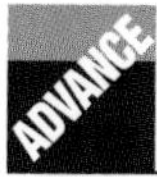

ST合剤の一歩進んだ臨床応用と副作用モニタリング

ST合剤の特徴

ST合剤は好気性のグラム陽性菌・陰性菌および原虫など，広域な抗菌作用をもっている．作用機序はスルファメトキサゾール/トリメトプリムがそれぞれ異なる葉酸合成阻害作用を有しており，その葉酸合成系はヒトには有していない．バイオアベイラビリティが高いことから内服も静注と同じ効果があり，外来治療にも使用できる．

ST合剤の開始後に血清クレアチニン値が上昇した症例を時に経験する．トリメトプリムは腎細胞からクレアチニンが分泌されるのを阻害する効果があるため，ST合剤を使用すると血清クレアチニン値が上昇する．これは腎臓そのものの機能低下を意味しているのではなく，経過観察で継続することが可能な場合が多い．通常，血清クレアチニン値はベースラインより10%くらいまでの上昇を示すことが多く，ST中止後にはクレアチニン値は回復する．しかし，真の腎機能障害をきたすこともあるため，注意は必要である．また，副作用として消化器症状，皮疹，蕁麻疹，血液毒性，肝障害，重度皮膚障害などがあり，特にHIV患者では皮疹の副作用が発現しやすい．このように，患者特性に応じた管理が重要となる．

ニューモシスチス肺炎に対する治療および予防

ST合剤(配合比：トリメトプリム80mg/スルファメトキサゾール400mg)を用いる場合，投与量計算の原則として，トリメトプリム量で計算する．

トリメトプリム：5mg/kg × 3回/日

⇒50 ～ 60kgの場合，5mg/kg × 50 ～ 60kg = 250 ～ 300mg/日

・治療

バクトラミン®注：1回3 ～ 4A × 3回/日

バクタ®錠：3 ～ 4錠 × 3回/日

バクタ®顆粒：3 ～ 4g × 3回/日

・予防

バクタ®錠：1錠 × 1回/日

バクタ®顆粒：1g × 1回/日

ニューモシスチス肺炎に用いる薬剤の副作用

ST合剤：発熱，発疹，悪心・嘔吐，肝障害，腎障害，高カリウム血症など
アトバコン：皮疹，発熱，トランスアミナーゼ上昇など
ペンタミジン：悪心，下痢，頭痛，腎毒性，高カリウム血症，低血糖など

ST合剤が使用できない場合，軽度～中等度のニューモシスチス肺炎に対してはアトバコンが選択される場合が多い．また，血小板減少や汎血球減少の患者の場合にはST合剤を避け，アトバコンを選択する場合がある．

ペンタミジンの吸入は気道刺激性が強いため，個室内かつ換気交換が可能な場所で使用していただきたい．事前に気管支拡張薬を吸入した後に使用することや，超音波ネブライザーを用い，体位変換をしながら吸入する必要がある．

（奥平　正美）

引用文献

1)JAID/JSC感染症治療ガイド・ガイドライン作成委員会 尿路感染症・男性性器感染症ワーキンググループ：JAID/JSC感染症治療ガイドライン2015 ―尿路感染症・男性性器感染症―，2015.

2)JAID/JSC感染症治療ガイド・ガイドライン作成委員会：JAID/JSC感染症治療ガイド2019，ライフサイエンス出版，2019.

3)日本化学療法学会・日本感染症学会 MRSA感染症の治療ガイドライン作成委員会：MRSA感染症の治療ガイドライン，杏林舍，2013.

4)大曲貴夫ほか：抗菌薬コンサルトブック，南江堂，2015.

参考文献

・菊池　賢ほか監：サンフォード感染症治療ガイド2017，改訂第47版，ライフサイエンス出版，2017.

・Craig WA, et al : Trimethoprim-sulfamethoxazole pharmacodynamic effects of urinary pH and impaired renal function : Studies in humans. Ann Intern Med, 78 : 491-497, 1973.

・Alappan R, et al : Hyperkalemia in hospitalized patients treated with trimethoprim-sulfamethoxazole. Ann Intern Med, 124 : 316-320, 1996.

リンコマイシン系抗菌薬

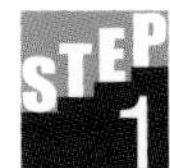

これだけは知っておこう！

基本情報	
薬剤	●リンコマイシン系抗菌薬にはリンコマイシン（リンコシン®）とクリンダマイシン（ダラシン®）があるが，より優れた抗菌活性を示すクリンダマイシンのみが使われているといってよい．
作用点	●リンコマイシン系抗菌薬は細菌のリボソーム50Sサブユニットに作用しタンパク合成を阻害して抗菌活性を示す．
抗菌作用 PK/PD	●MICを超える血中濃度が維持される時間が重要になる（%T＞MIC）．≧50～60%が目標値となる．
抗菌スペクトル	●一般に好気性グラム陽性菌（ブドウ球菌属，レンサ球菌属，肺炎球菌など）と嫌気性菌（バクテロイデス属，ペプトストレプトコックス属など）に対して抗菌活性を示す．
副作用	●経口薬，注射薬ともに頻度の高い副作用は薬の直接的な作用による下痢だが，*Clostridium difficile*による偽膜性腸炎などの抗菌薬関連下痢症／腸炎を起こすという大きな問題がある． ●抗菌薬関連下痢症／腸炎が疑われたら，すぐにクリンダマイシンの投与を中止する必要がある．
その他の特徴	●クリンダマイシンは消化管からの吸収がよく，経口薬でのバイオアベイラビリティはきわめて高い． ●クリンダマイシンはA群溶連菌やブドウ球菌などの毒素の産生抑制効果をもっている． ●嫌気性菌に効果が高いという特徴から併用で使用されることが多いが，嫌気性菌のカバーを目的にしたメロペネムとの併用など無意味な併用は避けなければならない（ただしトキシックショック時にβ-ラクタム系抗菌薬と併用して使用されることがある）．

薬剤の分類と特徴

【経口薬】

クリンダマイシン(CLDM)　**商品名** ダラシン®

用法・用量 1回150mgを1日4回．重症感染症の場合，1回300mgを1日3回．

特徴 消化管からの吸収がよく食事の影響も受けない．保険上，CLDM経口薬には嫌気性菌に対する適応はない．ブドウ球菌属，レンサ球菌属，肺炎球菌などでアレルギーによってβ-ラクタム系抗菌薬が使用できない場合の代替薬として使用されることが多い．偽膜性腸炎に注意して使用する必要がある．

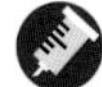

【注射薬】

クリンダマイシン(CLDM)　**商品名** ダラシン®S

用法・用量 1日600～1,200mgを2～4回に分割（最大1日2,400mgを2～4回に分割）．

特徴 CLDM経口薬と異なり，嫌気性菌に対する適応がある．嫌気性菌に対しては良好な抗菌活性を示すため，嫌気性菌をカバーしないペニシリン系抗菌薬やセフェム系抗菌薬と併用して使用されることが多い[1]．アレルギーによってβ-ラクタム系抗菌薬が使用できない場合の代替薬や，β-ラクタマーゼ産生の嫌気性菌が増加している疾患などでの有用性が高い．

効果に相関するパラメータと目標値[2]

効果に相関するパラメータ	%T＞MIC
PK/PDパラメータ目標値	≧50～60%

リンコマイシン系抗菌薬は%T＞MICが効果に相関するパラメータと考えられており，経口薬，注射薬とも1日の最大投与量を4回(もしくは3回)に分けて投与すべきである．%T＞MICの目標値は50～60%以上であると考えられている．

組織移行性

組織移行性は良好だが，髄液への移行は不良である(**表10**)．

排泄

約10%程度が腎から排泄される．

用量調節

腎機能による調節は不要である[3]．

抗菌スペクトル

好気性グラム陽性菌のブドウ球菌，レンサ球菌，肺炎球菌やペプトストレプトコッカス属，バクテロイデス属などの嫌気性菌の一部にのみ抗菌活性を示す（**表11**）．また，適応菌種ではあってもJANISデータ（**図5**）を見ると薬剤感受性試験で「S：感受性」と判定される割合には違いがあるため，自施設の感受性試験データ，JANISのような全国サーベイランスデータなどを確認する必要がある．

表10 リンコマイシン系抗菌薬の組織移行性

	薬品名（略号）	血中	髄液	肺	胆汁	腎・尿路	皮膚
注射	CLDM	◎	－	◎	－	－	◎

	薬品名（略号）	耳	上気道	肺	皮膚	尿路
経口	CLDM	○	○	◎	○	－

添付文書上に対応する適応がある場合を移行性有として○，ない場合を－，「JAID/JSC感染症治療ガイド2019」に第一・二選択薬として記載されている場合を移行性良好と考え◎とした．

表11 リンコマイシン系抗菌薬の抗菌スペクトル

	薬品名（略号）	グラム陽性菌					グラム陰性菌						
		MRSA	レンサ球菌	肺炎球菌	腸球菌	ブドウ球菌	大腸菌	インフルエンザ桿菌	緑膿菌	セラチア	エンテロバクター	シトロバクター	アシネトバクター
注射	CLDM												
経口	CLDM												

は適応菌種．
注射はペプトストレプトコッカス属，バクテロイデス属，プレボテラ属，マイコプラズマ属にも有効

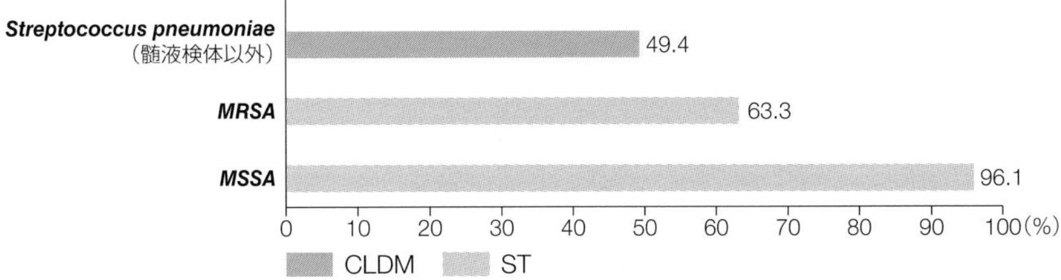

図5 JANISデータから見たリンコマイシン系抗菌薬の感受性率
〔2020年7～9月四半期報（全集計対象医療機関，入院検体）より作成〕

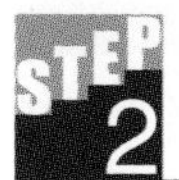

少し詳しい内容を知ろう！

リンコマイシン系抗菌薬は，細菌のリボソーム50Sサブユニットに作用してタンパク合成を阻害するという，マクロライド系抗菌薬と類似の作用によって抗菌活性を示す．類似の作用ではあるものの，抗菌スペクトルは大きく異なる．経口薬の保険適用菌種はブドウ球菌属，レンサ球菌属，肺炎球菌のみであるが，注射薬は，これらに加えてバクテロイデス属，プレボテラ属，ペプトストレプトコックス属といった嫌気性菌に対して優れた抗菌活性を示すことが知られている．注射薬は優れた効果をもつために嫌気性菌に対して使用されることが多いが，最近ではバクテロイデス属の耐性化が問題になっている地域もあり，地域の感受性情報はきちんと把握しておく必要がある．また，細菌の毒素産生阻害作用があるためにブドウ球菌やレンサ球菌の産生する毒素によるトキシックショック(toxic shock)症候群の治療に使用されることがある．

副作用で問題になるのが，腸内の常在細菌叢を荒らして*C.difficile*が過剰に増殖することによって生じる*C.difficile*腸炎(偽膜性腸炎)である．偽膜性腸炎が疑われる下痢が発生した場合は，ただちに投与を中止しなければならないが，偽膜性腸炎ではない下痢の頻度も比較的高く適切な判断が必要になる．

リンコマイシン系抗菌薬にはリンコマイシンとクリンダマイシンがあるが，現在ではほとんどの施設で抗菌活性の高いクリンダマイシンが使用されており，リンコマイシンが使用されるケースは少ない．そのため，クリンダマイシンについてのみ解説する．

経口薬

1 クリンダマイシンカプセル

重要 感染症の適応　表在性・深在性皮膚感染症，慢性膿皮症

クリンダマイシン経口薬は，ブドウ球菌属，レンサ球菌属，肺炎球菌にのみ保険上の適用をもち，主にβ-ラクタム系抗菌薬のアレルギーなどでこれらの菌による感染症が使用できない場合の代替薬として使用されることが多い．消化管からの吸収が良くバイオアベイラビリティは90%以上と高く，髄液を除けば組織移行性も良い．

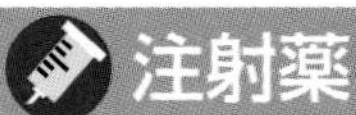

注射薬

1 クリンダマイシン注射液

重要 感染症の適応 誤嚥性肺炎，腹腔内感染症など

クリンダマイシン注射薬は嫌気性菌に対する優れた効果をもち，嫌気性菌に対する効果を目的にペニシリン系，セフェム系抗菌薬と併用して使用されることが多い．対象となる嫌気性菌はバクテロイデス属，プレボテラ属，ペプトストレプトコッカス属であるが，これらの嫌気性菌は主に体内のどこに存在しているかが重要になる(**表12**)．例えば，クリンダマイシン耐性菌の増加が問題になっているバクテロイデス属は口腔内にはあまり存在しない．そのため，クリンダマイシン耐性バクテロイデス属が増加している地域でも誤嚥性肺炎に対してクリンダマイシンは有効である．一方，腹腔内膿瘍などの消化管からの感染症では，クリンダマイシン耐性バクテロイデス属が増加している地域では注意が必要と考えられる．

また，クリンダマイシンは基本的に単独で使用されることはなく，β-ラクタム系抗菌薬などと併用して使用されることが多いが，嫌気性菌治療の目的でメロペネムやイミペネムなどのカルバペネム系抗菌薬との併用はルーチンに行うべきではない．メロペネムなどは嫌気性菌に対して十分な抗菌力をもっており，クリンダマイシンの併用は意味がないだけでなく抗菌薬関連下痢症／腸炎発症のリスクが生じる．メロペネム＋クリンダマイシンという使用法は，壊死性筋膜炎などのトキシックショック症候を示した患者で，原因菌が不明の場合であれば選択される可能性はあるが，原因菌が特定されれば薬剤を変更すべきである(例えばA群溶連菌による壊死性筋膜炎ではペニシリン系抗菌薬＋クリンダマイシン)[4)]．

表12 クリンダマイシンが使用される嫌気性菌による主な感染症

嫌気性菌の存在箇所	感染症	クリンダマイシンが使用される嫌気性菌
口腔内	誤嚥性肺炎，肺膿瘍， 歯科感染症など	プレボテラ属 ペプトストレプトコッカス属
消化管内	消化管術後感染症， 腹腔内膿瘍，胆道系感染症など	バクテロイデス属 ペプトストレプトコッカス属
女性性器	子宮内膜炎，卵巣膿瘍など	バクテロイデス属 ペプトストレプトコッカス属 プレボテラ属

(文献１より引用)

STEP 3 PK/PD理論での リンコマイシン系抗菌薬の投与法を知ろう！

クリンダマイシンは%T＞MICが効果に相関するパラメータで，%T＞MICの目標値は50～60%以上であると考えられている．添付文書上の投与法は，クリンダマイシン経口薬では1回150mg，6時間ごともしくは重症例では1回300mg，8時間ごとであるが，%T＞MICを考慮すれば，等間隔でのきちんとした服用が必要になる．クリンダマイシン注射薬では最大投与量である1日1,200mgを4回に分けて投与すべきであると考えられる．

まとめ

クリンダマイシンは耐性菌の問題もあり，地域の感受性情報や治療対象となる嫌気性菌の存在部位などを把握しておく必要がある．また，基本的にほかの抗菌薬と併用して使用されるが，併用薬の抗菌スペクトルも考慮して意味のある併用でなければ，有害事象発生のリスクが高まる．クリンダマイシンは嫌気性菌が疑われた場合に何でも併用すればよいわけではなく，正しい使用をして初めて高い効果が得られる薬剤であることを理解しておかなければならない．

（坂野 昌志）

引用文献

1）日本化学療法学会，日本嫌気性菌感染症研究会編：嫌気性菌感染症診断・治療ガイドライン2007，協和企画，2007.

2）三鴨廣繁ほか：日常診療に役立つ抗感染症薬のPK-PD．ユニオンエース，2012.

3）大曲貴夫ほか：抗菌薬コンサルトブック，南江堂，2015.

4）中根茂喜：カルバペネム系抗菌薬使用の患者．薬局，60：49-53, 2009.

参考文献

・JAID/JSC感染症治療ガイド・ガイドライン作成委員会：JAID/JSC感染症治療ガイド2019，ライフサイエンス出版，2019.

メトロニダゾール

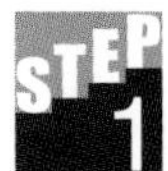

これだけは知っておこう！

基本情報	
作用点	●メトロニダゾールは，構造の一部が還元されて発生するフリーラジカルが細菌のDNAを破壊することで抗菌活性を示す．
抗菌作用 PK/PD	●PK/PDパラメータに関するデータが乏しい．
抗菌スペクトル	●*Clostridium difficile*による偽膜性腸炎，バクテロイデス属感染症などの嫌気性菌感染症や赤痢アメーバ，ランブル鞭毛虫などの原虫に保険適用外で使用される．
副作用	●副作用は消化器症状がもっとも多く，まれに中枢神経・末梢神経系の副作用がみられる．
耐性機序	●薬物透過性の変化，フリーラジカル生成の代替経路に伴う薬剤の不活性化などがあるが耐性菌が問題になることは少ない．
その他の特徴	●保険適用上はトリコモナス症と胃・十二指腸潰瘍における*Helicobacter pylori*感染症のみであるが，大部分の嫌気性菌に有効である． ●経口薬のバイオアベイラビリティは約100%で，注射薬と同程度の血中濃度が得られる． ●耐性を獲得しにくいという特徴がある．

薬剤の分類と特徴

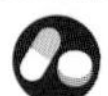

【経口薬】

メトロニダゾール(MNZ) 商品名 フラジール®

用法・用量 1回250～750mgで投与回数は2～4回と対象となる疾患によって異なる．詳細は添付文書参照．

特徴 消化管からの吸収はほぼ100%で組織移行性も非常によい．保険上での適用はないが，ほぼすべての嫌気性に対して抗菌活性を示す．CLDMに耐性の菌が増えているバクテロイデス属などでも耐性菌は極めてまれである．難治性や*H. pylori*菌の除菌失敗例にも使用される．

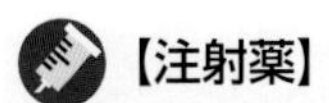

【注射薬】

メトロニダゾール(MNZ) **商品名** アネメトロ®
用法・用量 1回500mgを6～8時間ごと.

特徴 腹膜炎，深在性皮膚感染症，肺膿瘍などの嫌気性菌感染症が難治化，重篤化する場合や内服が困難な症例のために日本でも注射用MNZとして2014年に発売が開始になった.
経口薬の生物学的利用率がほぼ100%であるため注射薬としての特性は経口困難な場合の投与が挙げられるが，添付文書上の量を投与した場合の C_{max} は注射薬の方が経口薬の約12倍程度と高くなるなどの優位性もある.

効果に相関するパラメータと目標値

効果に相関するパラメータ PK/PDパラメータ目標値	データが乏しい.

組織移行性[1)]

組織移行性は良好である．髄液移行性も良く，炎症がない状態でも血中濃度の45%程度移行する(**表13**).

排泄

主として肝臓から排泄される.

用量調節[2)]

腎機能低下時には用量調節が必要になる．Ccr＜10では投与量を50％に減量するが，それ以外は調節不要である.

表13 メトロニダゾールの組織移行性

	薬品名(略号)	血中	髄液	肺	胆汁	腎・尿路	皮膚
注射	MNZ	○	－	◎	◎	－	○

	薬品名(略号)	耳	上気道	肺	皮膚	尿路
経口	MNZ	－	○	◎	○	－

添付文書上に対応する適応がある場合を移行性有として○，ない場合を－，「JAID/JSC感染症治療ガイド2019」に第一・二選択薬として記載されている場合を移行性良好と考え◎とした.

表14 代表的なメトロニダゾールの抗菌スペクトル

	薬品名(略号)	グラム陽性菌					グラム陰性菌						
		MRSA	レンサ球菌	肺炎球菌	腸球菌	ブドウ球菌	大腸菌	インフルエンザ桿菌	緑膿菌	セラチア	エンテロバクター	シトロバクター	アシネトバクター
注射	MNZ	−	−	−	−	−	−	−	−	−	−	−	−
経口	MNZ	−	−	−	−	−	−	−	−	−	−	−	−

注射：上記菌種のいずれにも適応はない．ペプトストレプトコッカス属，バクテロイデス属，プレボテラ属，ポルフィロモナス属，フソバクテリウム属，クロストリジウム属，ユーバクテリウム属，アメーバ赤痢に有効．
経口：上記菌種のいずれにも適応はない．ペプトストレプトコッカス属，バクテロイデス属，プレボテラ属，ポルフィロモナス属，フソバクテリウム属，クロストリジウム属，ユーバクテリウム属，クロストリジウム・ディフィシル，モビルンカス属，ガードネラ・バジナリス，アメーバ赤痢，ランブル鞭毛虫感染症に有効．

抗菌スペクトル(表14)

クロストリジウム属を含む嫌気性グラム陽性菌とバクテロイデス属などの嫌気性グラム陰性菌のほぼすべて，および微好気性菌の*H.pylori*菌に抗菌活性を示す．特に*C.difficile*に対して抗菌力をもつ貴重な薬剤である[3)]．注射薬はペプトストレプトコッカス属，バクテロイデス属，プレボテラ属，ポルフィロモナス属，フソバクテリウム属，クロストリジウム属，ユーバクテリウム属，アメーバ赤痢に有効．経口薬はペプトストレプトコッカス属，バクテロイデス属，プレボテラ属，ポルフィロモナス属，フソバクテリウム属，クロストリジウム属，ユーバクテリウム属，クロストリジウム・ディフィシル，モビルンカス属，ガードネラ・バジナリス，アメーバ赤痢，ランブル鞭毛虫感染症に有効と，注射薬と経口薬で若干異なる．

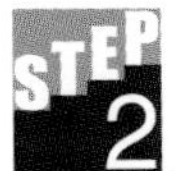

少し詳しい内容を知ろう！

メトロニダゾールは特徴的な構造(**図6**)をもち，小さな分子であるために受動的に拡散し細菌内部に入る．細菌内部でニトロ基(NO_2)が還元されてフリーラジカルを発生し，細菌のDNAを破壊して抗菌活性を示す．このニトロ基を還元するために必要なタンパクは，嫌気性菌もしくは微好気性菌しかもっていないために，メトロニダゾールは嫌気性菌や微好気性菌に対してのみ抗菌活性を示す．また，嫌気性菌に対して耐性化しにくいという点もメトロニダゾール

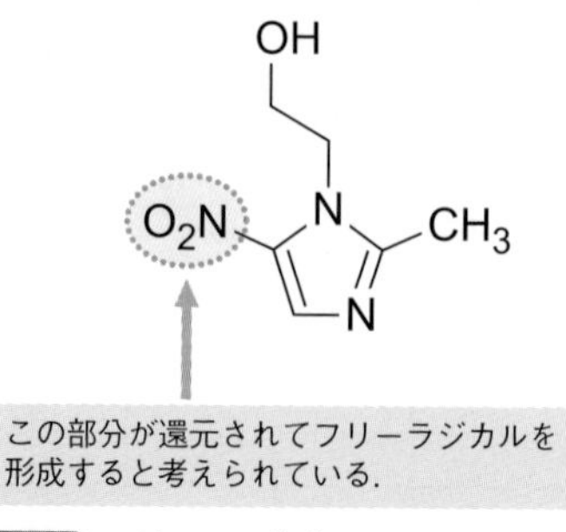
OH
O_2N
N
CH_3
N
この部分が還元されてフリーラジカルを形成すると考えられている.

図6 メトロニダゾールの構造

の優れた特徴である．メトロニダゾールと同様に嫌気性菌に対して優れた抗菌活性を示すクリンダマイシンではバクテロイデス属での耐性化が進み，地域的にバクテロイデス属に使用できない例もあるが，メトロニダゾールではこのような問題は発生していない．

また，トリコモナス，ランブル鞭毛虫などの原虫やアメーバに対しても有効である．副作用は消化器症状が最も多いが重篤化はしない．しかし，まれに中枢神経・末梢神経系の副作用を起こすことがあり，末梢性ニューロパシーなどに注意する必要がある．

経口薬

1 メトロニダゾール

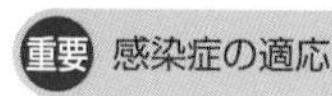

重要 感染症の適応 *H. pylori*の除菌，*C. difficile*による偽膜性腸炎などの抗菌薬関連下痢症／腸炎

嫌気性菌のなかでも*C.difficile*に有効な数少ない薬剤であり，偽膜性腸炎などの抗菌薬関連下痢症／腸炎に対して使用される．メトロニダゾールのほかに経口用の塩酸バンコマイシン散も同様の目的で使用されるが，バンコマイシン散と比べるとメトロニダゾールの方が安価であり，医療経済的にも有用性の高い薬剤である．また，*H.pylori*の除菌では，一般的な除菌法であるプロトンポンプインヒビター（PPI）＋アモキシシリン＋クラリスロマイシンで除菌できない場合にPPI＋アモキシシリン＋メトロニダゾールが用いられ，高い治療成績を残している．優れた組織移行性と，ほぼすべての嫌気性菌に対して抗菌

活性を示すことから，腹腔内感染や骨盤内感染，歯科領域感染など多くの感染に対して好気性菌をカバーする薬剤と併用して使用されることがある．

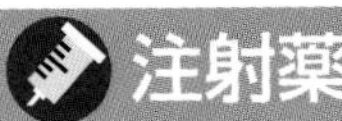

注射薬

1 メトロニダゾール点滴静注液

重要 感染症の適応　膿胸・骨盤内炎症性疾患・腹膜炎，腹腔内膿瘍・胆囊炎，肝膿瘍・化膿性髄膜炎，脳膿瘍など

日本ではメトロニダゾールは経口薬のみが販売されていたが，2010年4月「医療上の必要性の高い未承認薬・適応外薬検討会議」で，嫌気性菌感染症およびアメーバ赤痢に対する医療上の必要性が高い薬剤とされ2014年に「嫌気性菌感染症」，「感染性腸炎(偽膜性大腸炎を含む)」および「アメーバ赤痢」を適応症として注射薬が発売された．

経口薬でもバイオアベイラビリティの高い薬剤ではあるが，注射薬は1回500mg，1日3回点滴静注を基本とするが，難治性または重症感染症には1回500mgを1日4回投与でき，経口薬に比べてより多くの薬剤量を投与できる点でも有効性が高い．

まとめ

メトロニダゾールは，非常に安価な薬でありながら嫌気性菌に対する優れた効果をもち，感染症治療のみならずがん性悪臭の消臭などにも使用される応用範囲の広い薬剤である．経口薬，注射薬を病態に応じて使い分けることで高い有用性をもつため，他剤との併用法などを理解しておくとよい．

（坂野 昌志）

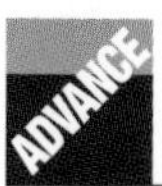

メトロニダゾールの一歩進んだ臨床応用と副作用モニタリング

腹腔内感染症に対する治療

腹腔内感染症では嫌気性菌のカバーが必要であり，カルバペネム系抗菌薬を使用する機会も少なくない．一方で，2014年9月にはメトロニダゾールの点滴静注用が販売され，嫌気性菌に対する治療選択肢が増え，市中発症の腹腔内感染症治療に対し腸内細菌をカバーする抗菌薬との併用で治療することも可能となった．

腹腔内感染症では偏性嫌気性菌が関与することが多く，なかでも *B. fragilis* が多くの割合を占める．クリンダマイシン，セフメタゾールおよびフロモキセフなどの抗嫌気性菌活性を有するセフェム系薬の耐性化も問題となっているなか，現時点で有効性を保っているのはカルバペネム系抗菌薬，タゾバクタム/ピペラシリンなどのβ-ラクタマーゼ阻害薬配合ペニシリン系抗菌薬，メトロニダゾールであったが，2019年2月にはβラクタマーゼ阻害剤配合抗生物質製剤タゾバクタムナトリウム/セフトロザンが薬価収載された．この新規抗菌薬に関する詳細については別記のとおりであるが，「JAID/JSC感染症治療ガイド2019」ではクラスAおよびクラスCβ-ラクタマーゼを産生するグラム陰性桿菌に活性を示すことから，二次性腹膜炎において推奨される治療薬の一つに挙げられている．

以上よりメトロニダゾールが優先して使用されるのは，グラム陰性嫌気性菌のなかでも *Bacteroides* 属が原因菌となる腹腔内感染症に推奨される．一方，ESBL産生菌による原因菌の可能性が高い場合にはメトロニダゾールには抗菌活性がないため，他剤を選択する必要がある．

中枢神経障害

メトロニダゾールは中枢への移行性が高く，化膿性髄膜炎や脳膿瘍に適応症を有している．一方で重篤な中枢神経障害(いわゆるメトロニダゾール脳症)や末梢神経障害の報告もある薬剤である．メトロニダゾール脳症は，早期に症状を発見し，投与を中止することで改善するため，メトロニダゾールによる脳症が疑われた場合には速やかに投与を中止しなければならない．

(奥平 正美)

引用文献

1)JAID/JSC感染症治療ガイド・ガイドライン作成委員会：JAID/JSC感染症治療ガイド2019，ライフサイエンス出版，2019.

2)大曲貴夫ほか：抗菌薬コンサルトブック，南江堂，2015.

3)日本化学療法学会，日本嫌気性菌感染症研究会編：嫌気性菌感染症診断・治療ガイドライン2007，協和企画，2007.

参考文献

・菊池　賢ほか監：サンフォード感染症治療ガイド2017，改訂第47版，ライフサイエンス出版，2017.

・Snydman DR, et al：National survey on the susceptibility of Bacteroides fragilis group：report and analysis of trends for 1997-2000. Clin Infect Dis, 35 (suppl 1)：126-134, 2002.

・沖田佳代ほか：外陰部癌における消臭効果について～ヨウ素外用軟膏，メトロニダゾールを使用して～. STOMA, 12：20-22, 2005.

・山本達男ほか：メトロニダゾール耐性の獲得機構. Helicobacter Research, 7：140-146, 2003.

・松田　充ほか：Helicobacter pylori初回除菌失敗例に対するメトロニダゾールを用いた再除菌療法の検討. 臨牀と研究, 80：784-786, 2003.

グリシルサイクリン系抗菌薬

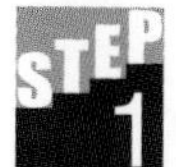

これだけは知っておこう！

基本情報	
薬剤	●グリシルサイクリン系抗菌薬には，チゲサイクリン(タイガシル®)がある．
作用点	●リボソーム30Sサブユニットに結合しタンパク合成を阻害する．
抗菌作用 PK/PD	●作用は静菌的である．臨床効果はAUC/MICと相関する．
抗菌スペクトル	●多剤耐性(β-ラクタム系，フルオロキノロン系およびアミノ配糖体系のうち2系統以上に耐性を示した菌株)のグラム陰性菌(緑膿菌を除く)，MRSAを含めたグラム陽性菌にも抗菌活性を示す．緑膿菌には抗菌活性を示さない．
PAE	●抗菌活性を示す大腸菌にPAEをもつ．
組織移行性	●肺，胆嚢，結腸への移行性は良い．
その他の特徴	●ほかの抗菌薬が無効か使用できない患者が対象となるため，empiricな使用は慎む． ●米国で承認されている市中肺炎への使用は，国内での使用経験がないので現時点では推奨できない． ●外国で承認されているMRSA，VRE，嫌気性菌など，あるいはESBL産生菌への使用は，すでに国内で承認されている選択肢を優先する．

薬剤の分類と特徴

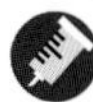

【注射薬】

チゲサイクリン(TGC) 商品名 タイガシル®

用法・用量 初回100mg，以降12時間ごとに50mg．

特徴 TGCはMINOの9位に*N,N*-ジメチルグリシルアミド基が結合した誘導体である．ESBL産生菌，カルバペネマーゼまたはメタロβ-ラクタマーゼ産生腸内細菌科などの耐性菌を含むグラム陰性菌に抗菌活性を示すが，緑膿菌，プロテウス属，プロビデンシア属などに対しては無効である．海外では，MRSA，VREなど耐性グラム陽性菌やレジオネラ属などの非定型菌にも使用されている．テトラサイクリン系と交叉耐性を示しにくい．未変化体は胆汁排泄されるため，重度肝障害（Child-Pugh分類C）のある患者では，2回目以降の維持量に減量が必要である．主な副作用は，悪心，嘔吐，下痢などの消化器症状である．

効果に相関するパラメータと目標値

効果に相関するパラメータ	AUC/MIC
PK/PDパラメータ目標値	17.9（複雑性皮膚・軟部組織感染症），6.96（複雑性腹腔内感染症）

組織移行性

胆嚢(38倍)，肺(3.7倍)，結腸(2.3倍)で血清中濃度よりも高く，髄液(0.58倍)，骨(0.35倍)で血清中濃度よりも低い[1)]．

排泄

主に未変化体として胆汁排泄される．

用量調節

重度の肝障害(Child-Pugh分類C)のある患者では，2回目以降の維持量を25mgに減量する．

薬剤別抗菌スペクトル

緑膿菌，プロテウス属，プロビデンシア属を除くグラム陰性桿菌(ESBL産生菌などの耐性菌にも有効)，MRSA, VREなどの耐性グラム陽性球菌，レジオネラ属などの非定型菌，嫌気性菌にも抗菌スペクトルを示す．(**表15**)．

表15 グリシルサイクリン系抗菌薬の抗菌スペクトル

薬品名(略号)		グラム陽性菌					グラム陰性菌						
		MRSA	レンサ球菌	肺炎球菌	腸球菌	ブドウ球菌	大腸菌	インフルエンザ桿菌	緑膿菌	セラチア	エンテロバクター	シトロバクター	アシネトバクター
注射	TGC						○※				○※	○※	○※

■は適応菌種，○は第一・二選択になる菌種．
※　ほかの抗菌薬に耐性を示した菌株に限る．

STEP 2 少し詳しい内容を知ろう！

注射薬

1 チゲサイクリン

重要 感染症の適応　多剤耐性グラム陰性菌(緑膿菌を除く)感染症

チゲサイクリンはグリシルサイクリン系の抗菌薬であり，ESBL産生菌，AmpC型β-ラクタマーゼ産生菌，カルバペネマーゼまたはメタロβ-ラクタマーゼ産生腸内細菌科，NDM-1産生腸内細菌，多剤耐性のアシネトバクター属，およびその他の耐性菌を含むグラム陰性菌に抗菌活性を示すが，緑膿菌，プロテウス属，プロビデンシア属などに対しては無効である．海外では，MRSA，VREなど耐性グラム陽性菌やレジオネラ属などの非定型菌にも使用されているが，日本での適応は，多剤耐性グラム陰性菌(緑膿菌を除く)感染症である．作用機序は，細菌のタンパク合成阻害であり静菌的に抗菌作用を示すが，他のテトラサイクリン系と結合部位が異なるため，従来のテトラサイクリン系と交叉耐性を示しにくい．

主な排泄経路は，未変化体チゲサイクリンの胆汁排泄であるため，重度肝障害(Child-Pugh分類C)を有する患者において，100mg投与後12時間後からの維持用量を25mgに減らすなど慎重に投与する．主な副作用は，悪心，嘔吐，下痢などの消化器症状であるが，テトラサイクリン系抗菌薬と構造が類似しているため，光線過敏症，頭蓋内圧上昇などの類似の有害事象が認められる．また，歯牙着色の可能性があり，8歳以下の小児には使用すべきでない．

ほかの抗菌薬が無効か使用できない患者が対象となるため，empiricな使用は避け，原因微生物に対するチゲサイクリン，およびほかの抗菌薬に対する薬剤感受性試験を実施する．また，複数菌感染症には十分注意し，緑膿菌は感受性を示さないので，緑膿菌との混合感染には，抗緑膿菌作用をもつ抗菌薬による併用療法を行う．

まとめ

耐性菌にも有効な広域スペクトルの抗菌薬である．しかし，日本化学療法学会から「チゲサイクリン適正使用の手引き2014」が発表されているように，耐性菌治療に対してほかに手段がない場合に限って感染症専門医など感染症の治療に十分な知識と経験をもつ医師の指導の下で使用することが求められている．empiricな使用など安易な使用は慎むべきである．

（中根 茂喜）

引用文献

1) 日本化学療法学会編：チゲサイクリン適正使用のための手引き2014．日本化学療法学会雑誌，62：311-366, 2014.

参考文献

・大曲貴夫ほか：抗菌薬コンサルトブック．南江堂，2015.

ポリペプチド系抗菌薬

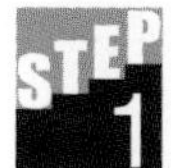

これだけは知っておこう！

基本情報	
薬剤	●多剤耐性グラム陰性菌に対する切り札となる薬剤であり，現在はコリスチン(オルドレブ®)のみが発売されている.
作用点	●グラム陰性菌のリポポリサッカライドに結合し，細菌外膜に存在するカルシウム・マグネシウムを置換することで抗菌活性を発揮する．作用は殺菌的である.
抗菌作用 PK/PD	●PK/PDパラメータに関するデータが乏しいが，濃度依存性と考えられている(C_{max}/MIC).
抗菌スペクトル	●緑膿菌，アシネトバクター属などのグラム陰性菌に対する抗菌薬として開発されたが，大腸菌，肺炎桿菌，シトロバクター属，エンテロバクター属，クレブシエラ属などに対しても強い抗菌活性を示す.
副作用	●腎機能障害，呼吸窮迫，無呼吸，偽膜性腸炎などがある.
耐性機序	●リポポリサッカライドの変異が関与すると考えられている.
その他の特徴	●腎機能障害や神経毒性の頻度が高いことやβ-ラクタム系およびアミノグリコシド系抗菌薬が開発・使用されたことなどにより，日本国内で注射製剤は使用されなくなったが，多剤耐性グラム陰性菌用として再承認された薬剤である.

薬剤の分類と特徴

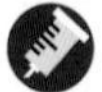

【注射薬】

コリスチン(CL)　商品名 オルドレブ®
用法・用量 1回1.25～2.5mg（力価）/kgを1日2回.

特徴 緑膿菌，アシネトバクター属，大腸菌，肺炎桿菌などに対しては殺菌的な抗菌作用を示すが，セラチア属，プロテウス属などに対しては無効である．多剤耐性緑膿菌，多剤耐性アシネトバクター属，ニューデリーメタロβ-ラクタマーゼ-1（NDM-1）産生菌などの多剤耐性グラム陰性桿菌による院内感染症の発現が大きな問題となっており，その治療に海外では標準的な教科書やガイドラインで推奨されている薬剤．日本では2015年に再承認された.

効果に相関するパラメータと目標値

効果に相関するパラメータ	PK/PD関連パラメータは，AUC/MICおよびC_{max}/MICが重要であると考えられるが，十分なデータはない．
PK/PDパラメータ目標値	十分なデータはない．

組織移行性

肺への移行は不良である可能性が高い．髄液移行率(血清中濃度との比)は25%程度などの情報はあるが，組織移行性に関する十分なデータは乏しい(**表16**)[1)]．

排泄

主として腎臓から排泄される．

用量調節

腎機能低下時には用量調節が必要になる(**表17**)[2)]．

薬剤別抗菌スペクトル

緑膿菌，アシネトバクター属，大腸菌，肺炎桿菌などに対しては殺菌的な抗菌作用を示すが，セラチア属，プロテウス属などに対しては無効である．使用は他剤が無効な場合に限られる(**表18**)．

表16 ポリペプチド系抗菌薬の組織移行性

	薬品名(略号)	血中	髄液	肺	胆汁	腎・尿路	皮膚
注射	CL	○	○	—	○	○	○

添付文書上の適応は各種感染症となっており適応疾患の記載はない．そのため日本化学療法学会の「コリスチンの適正使用に関する指針」より治療上の使用ができる可能性があるものを○とした．

表17 ポリペプチド系抗菌薬の腎機能による用量調節

	薬品名(略号)	クレアチニンクリアランス(mL/min)
注射	CL	Ccr ≥80：1回1.25～2.5mg(力価)/kgを1日2回投与 Ccr 50～79：1回1.25～1.9mg(力価)/kgを1日2回投与 Ccr 30～49：1回1.25mg(力価)/kgを1日2回または1回2.5mg(力価)/kgを1日1回投与 Ccr10～29：1回1.5mg(力価)/kgを36時間ごとに投与

表18 ポリペプチド系抗菌薬の抗菌スペクトル

薬品名(略号)	グラム陽性菌					グラム陰性菌						
	MRSA	レンサ球菌	肺炎球菌	腸球菌	ブドウ球菌	大腸菌	インフルエンザ桿菌	緑膿菌	セラチア	エンテロバクター	シトロバクター	アシネトバクター
CL						■		■		■	■	■

■ は適応菌種.
他剤が無効な場合に選択するため第一選択薬ではない.

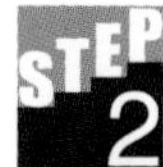

STEP 2 少し詳しい内容を知ろう！

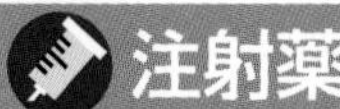

注射薬

1 コリスチン

濃度依存的かつ強力な短時間殺菌作用が特徴であり，緑膿菌，アシネトバクター属などのグラム陰性菌に対する抗菌薬として開発されたが，大腸菌，肺炎桿菌，シトロバクター属などに対しても強い抗菌活性を有する．しかし，セラチア属，プロテウス属，プロビデンシア属などには自然耐性を示し抗菌活性は期待できない．また，グラム陽性菌，嫌気性菌に対しても自然耐性であり無効である．治療対象となる疾患は添付文書上では各種感染症となっており，ほかの抗菌薬のように明確に示されているわけではなく血流感染症，尿路感染症への使用に関する報告はあるが，呼吸器感染症に関するデータは十分ではない．また，多剤耐性グラム陰性桿菌の感染症として，皮膚・軟部組織感染症，手術部位感染症(SSI)，髄膜炎，中枢神経感染症，関節炎などへの使用に関する報告がありコリスチンが適応になる可能性がある．

まとめ

副作用やほかの抗菌薬開発などの経緯があり一度は使用されなくなった本剤が，多剤耐性グラム陰性菌に対する切り札的な薬剤として再承認・使用されることになった以上，コリスチン耐性菌を生み出さないように適正使用をしなければならない．

(坂野 昌志)

引用文献

1) 日本化学療法学会 コリスチンの適正使用に関する指針作成委員会：コリスチンの適正使用に関する指針−改訂版−, 2015.
2) 大曲貴夫ほか：抗菌薬コンサルトブック，南江堂，2015.

参考文献

・Levin AS, et al : Intravenouscolistinastherapyfor nosocomial infectious caused by multidrug-resistant Pseudomonas aerginosa and Acinetobacter baumannii. Clin Infect Dis, 28 : 1008-1011, 1999.
・Kasiakou SK, et al : Combination therapy with intravenous colistin for management of infections due to multidrug-resistant Gram-negative bacteria in patients without cystic fibrosis. Antimicrob Agents Chemother, 49 : 3136-3146, 2005.
・Montero M, et al : Effectiveness and safety of colistin for the treatment of multidrug-resistant Pseudomonas aeruginosa infections. Infection, 37 : 461-465, 2009.

10 抗体医薬品

抗CDトキシンBヒトモノクローナル抗体

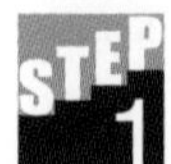

これだけは知っておこう！

基本情報	
作用点	●CDトキシンBに結合し，トキシンBを中和することでトキシンBによる腸管壁に対する障害を抑制する．
抗菌作用（PK/PD）	●該当なし
抗菌スペクトル	●本剤は抗菌活性を有していないことから，*Clostridioides difficile* infection（CDI）の標準治療抗菌薬と併用する必要がある．
PAE	●データなし
組織移行性	●データなし
副作用	●主なものとして，悪心，頭痛，疲労などの報告がある． ●なお，シトクロムP450（CYP）に代表されるような代謝酵素およびトランスポーターを介さない．そのため，本剤の薬物動態は併用薬による影響を受けない．
その他の特徴	●薬剤投与に際しては，体重あたり10mg/kgの必要量を分取し，生理食塩液または5%ブドウ糖注射液を含む点滴バッグに加えて希釈し，最終濃度を1～10mg/mLとする．また，本剤は保存剤を含まないため，調製後は速やかに使用する．保存を必要とする場合には，調製開始後，常温では16時間以内，冷所（2～8℃）では24時間以内に使用し，冷所保存した場合は，投与前に常温に戻すことに留意しておく必要があり，保存可能時間には，点滴終了までの時間を含んでいることを考慮することが必要である．

薬剤の分類と特徴

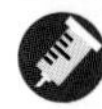

【注射薬】

ベズロトクスマブ　**商品名** ジーンプラバ®

用法・用量 10mg/kg を 60 分かけて単回点滴静注

特徴 CDI は 2 種類の外毒素（*C. difficile* トキシン A および B）を産生しこれらが腸内で増殖することで引き起こされる．中でもトキシン B が病原性に重要な役割を担っており，腸管壁の細胞を傷害し，その破綻部位から CDI の再発が生じるとされている．ベズロトクスマブはトキシン B に対して高い親和性を有し，毒素活性を中和するが，本剤自体は抗菌活性を有していないため，他の抗 CDI 薬と併用する必要がある．

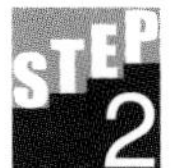

STEP 2 少し詳しい内容を知ろう！

C.difficile は正常腸内細菌叢が乱れた場合にCDトキシンA, Bを産生して偽膜性腸炎を引き起こすとされている．トキシンAは腸液の増加と腸管血管・粘膜の透過性の亢進を来し腸液とタンパクの漏出から下痢を引き起こす．一方，トキシンBは単独での細胞傷害性は弱いものの，トキシンAにより細胞透過性が亢進した状態ではトキシンBが細胞内に容易に入り込み，強い細胞傷害性を発揮し病状を悪化させる．トキシンBはトキシンAの1,000～10,000倍の毒性をもつとされ，より強い組織傷害を示すとされている．ベズロトクスマブは，*C. difficile* 産生外毒素のなかでも，特に病原性に重要な役割を担っているトキシンBに高親和性に結合する特徴を有している．

ベズロトクスマブは18歳以上のCDI患者を対象にCDI再発予防および抗体製剤の有効性と安全性を評価する目的で臨床試験が実施された(**表1**) [1)]．MODIFY II 試験では，プラセボ群と比較してベズロトクスマブ単独投与はCDI再発率を有意に低下させた．また，アクトクスマブ(国内未承認)を併用した群はさらなる有効性の上乗せ効果を認めた．この結果から，ベズロトクスマブ単独投与での有効性が確認されることとなった．

わが国では2017年9月にCDIの再発抑制を効能・効果として承認されたが，非常に高価な薬価であるため(2021年4月1日時点：335,839.0円)，使用にあたっては適正使用に努める必要がある．保険給付上の注意として，再発抑制を目的として再発リスクの高い患者に使用することが求められている(**表2**) [2)]．

表1 CDI再発率の解析

治療薬	CDI再発率(%)	プラセボ群との群間差 [95%信頼区間]	p値
ベズロトクスマブ・アクトクスマブ併用群	14.9	−10.7 [−16.4, −5.1]	<0.0001
ベズロトクスマブ単独群	15.7	−9.9 [−15.5, −4.3]	0.003
プラセボ群	25.7	−	−

(文献1より引用，一部改変)

表2 ジーンプラバ®点滴静注625mg 保険給付上の注意

・重症化または再発のリスクが高いクロストリジウム・ディフィシル感染症を対象とすること.
・次のアからオまでのうち該当するものを診療報酬明細書の摘要欄に記載し，オを選択する場合には，重症化または再発のリスクが高いと判断した理由を記載すること.
・65歳以上であること，または過去2回以下の既往歴があることのみでは重症化または再発のリスクが高いとは認められない.

ア 免疫不全状態
イ 重症のクロストリジウム・ディフィシル感染症
ウ 強毒株(リボタイプ027，078または244)への感染
エ 過去3回以上の既往歴
オ その他の理由により重症化または再発のリスクが高いと判断できる場合

(文献2より引用，一部改変)

CDI再発のリスク因子

CDIの再発とは，適切な治療を受けたにもかかわらず，CDI発症後8週間以内にCDIを再発したものと定義されている[3]. CDIは適切な治療を受けたにもかかわらず，約30%の患者において再発がみられるとの報告[4-6]がある.

再発のリスク因子は，高齢(65歳以上)，CDI診断後の抗菌薬の使用歴，腎不全などの重篤な基礎疾患の存在，CDIの既往，プロトンポンプ阻害薬の使用が挙げられる．リスク因子を除去する取り組みを実施することを併用しつつ，再発予防としてのベズロトクスマブの投与が検討される.

CDIの診断・治療

図1・2，表3・4参照.

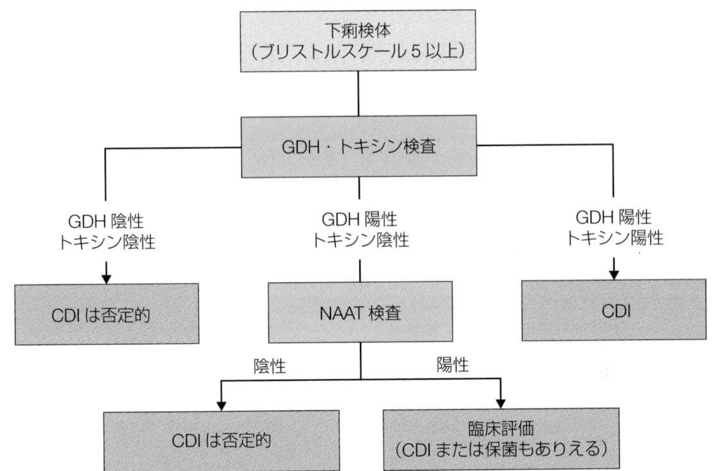

図1 CDI検査のフローチャート
GDH：グルタミン酸脱水素酵素
(文献3より転載)

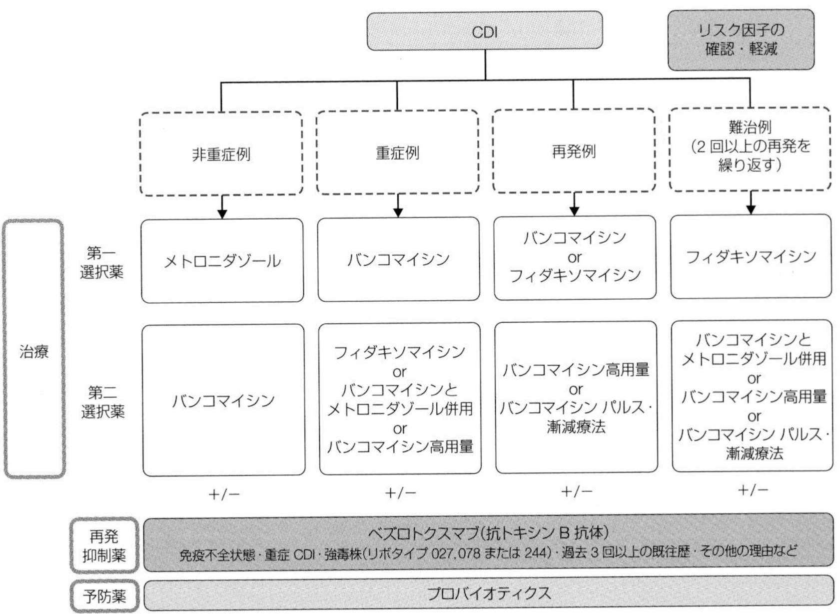

図2 CDI治療のフローチャート
(文献3より一部改変)

表3 初発・再発時におけるメトロニダゾール(MNZ)およびバンコマイシン(VCM)の推奨

		推奨	推奨度
初発	非重症	MNZ 1回500mg 1日3回, 10日間, 経口または点滴静注	実施することを強く推奨する(A)
		MNZに対するアレルギーや副作用, 妊婦・授乳婦の場合, VCM 1回125mg 1日4回, 10日間, 経口	実施することを強く推奨する(A)
	重症	VCM 1回125mg 1日4回, 10日間, 経口	実施することを強く推奨する(A)
		VCMに対するアレルギーや副作用の場合, MNZ 1回500mg, 1日3回, 10日間, 経口または点滴静注	実施することを弱く推奨する(B)
		VCM 1回125mg 1日4回投与で効果不十分, ショック, 低血圧, 中毒性巨大結腸症, 麻痺性イレウスの場合, VCM 1回500mg 1日4回, 10日間, 経口, もしくは1回500mg/100mL生理食塩液 1日4回, 10日間経腸投与を考慮	実施することを弱く推奨する(C)
		VCMの効果が認められない場合, MNZの併用を考慮	実施することを弱く推奨する(C)
再発		VCM 1回125mg 1日4回, 10～14日間, 経口	実施することを弱く推奨する(B)
		VCM 1回125mg 1日4回投与で効果不十分, ショック, 低血圧, 中毒性巨大結腸症, 麻痺性イレウスの場合, VCM 1回500mg 1日4回, 10～14日間, 経口, もしくは1回500mg/100mL生理食塩液 1日4回, 10～14日間経腸投与を考慮	実施することを弱く推奨する(C)
		繰り返す再発の場合, VCMのパルス療法を考慮	実施することを弱く推奨する(C)

A（強）：効果の推定値が推奨を支持する適切さに強く確信がある
B（中）：効果の推定値が推奨を支持する適切さに中程度の確信がある
C（弱）：効果の推定値が推奨を支持する適切さに対する確信は限定的である

（文献3より作成）

表4 VCMのパルス・漸減療法

	投与方法
方法1	①1回125mg, 1日4回, 10～14日間 ②1回125mg, 1日2回, 7日間 ③1回125mg, 1日1回, 7日間 ④1回125mg, 2～3日に1回, 2～8日間
方法2	①1回125mg, 1日4回, 1週間 ②1回125mg, 1日3回, 1週間 ③1回125mg, 1日2回, 1週間 ④1回125mg, 1日1回, 1週間 ⑤1回125mg, 2日に1回, 1週間 ⑥1回125mg, 3日に1回, 1週間

（奥平 正美）

引用文献

1) 医薬品医療機器総合機構：ジーンプラバ点滴静注625mgに関する資料.

2) ジーンプラバ®点滴静注625mg添付資料，2020年9月.

3) 日本化学療法学会：*Clostridioides*（*Clostridium*）*difficile*感染症診療ガイドライン．日本化学療法学会雑誌，68：1-107，2020.

4) Johnson S：Recurrent *Clostridium difficile* infection：causality and therapeutic approaches. Int J Antimicrob Agents, 33 (Suppl 1)：S33-S36, 2009.

5) Pépin J, et al：Management and outcomes of a first recurrence of *Clostridium difficile*-associated disease in Quebec, Canada. Clin Infect Dis, 42：758-764, 2006.

6) Figueroa I, et al： Relapse versus reinfection：recurrent *Clostridium difficile* infection following treatment with fidaxomicin or vancomycin. Clin Infect Dis, 55 (Suppl 2)：S104-S109, 2012.

抗 RSV ヒト化モノクローナル抗体

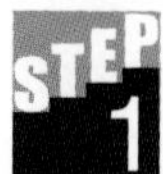

これだけは知っておこう！

薬剤の分類と特徴

【注射薬】

パリビズマブ　商品名 シナジス®

用法・用量 RS ウイルス流行期を通して体重 1kg あたり 15mg を月 1 回筋肉内に投与する．なお注射量が 1mL を超える場合には分割して投与する．NICU・GCU から退院する児にパリビズマブを投与する場合には，投与後の薬剤の血中濃度の上昇に必要な時間を考慮して，退院 3 日前までに投与する．また，初回投与後は，薬剤の有効血中濃度の維持期間が 2 回目以降の投与に比べて短いので，NICU 退院後の投与は，初回の投与からの間隔を短くすることが推奨されている．

特徴 RSV の表面タンパクの一つである F タンパク（fusion protein）に対するモノクローナル抗体製剤．RSV が宿主細胞に接着・侵入する際に重要な役割を果たす F タンパク質に結合してウイルスの感染性を中和し，ウイルスの複製および増殖を抑制する．RSV 感染症の重症化リスクを有する児に対して，重症化の抑制を目的として使用されている．「日本におけるパリビズマブの使用に関するコンセンサスガイドライン」[1] には，早産児，慢性肺疾患，先天性心疾患，ダウン症候群，免疫不全について投与対象患者，投与に関する注意点などが詳細に記載されているので参考にされたい．

注意点

- 本剤投与中に患者が RSV に感染した場合においても，再感染による重篤な下気道疾患の発症を抑制するために RSV の流行期間中は本剤を継続投与することが推奨される．
- 体外循環による手術を行った場合，パリビズマブの血中濃度が有意に低下することが報告されている．手術後も RSV 感染予防が必要な乳幼児に対しては術後の状態が安定した時点でただちに本剤を投与する事が望ましい．

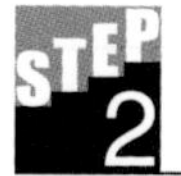

もう少し詳しい内容を知ろう！

RSウイルス(respiratory syncytial virus；RSV)はニューモウイルス科に分類されるRNAウイルスである．乳幼児に呼吸器感染症(細気管支炎や肺炎)を引き起こすウイルスのひとつとして知られている．大人が感染した場合は軽い感冒様症状のみで改善するが，早産児，先天性の心疾患や呼吸器疾患，免疫不全やダウン症候群の児が感染すると，重症化することが多い．潜伏期は2～8日であり生後1歳までに50%以上が，2歳までにほぼ100%がRSウイルスの初感染を受ける．また，乳幼児における肺炎の約50%，細気管支炎の約50～

90%がRSV感染症によるとされる．RSV感染症には有効な治療薬がないため，RSVに対するモノクローナル抗体であるパリビズマブ(シナジス®)による予防が重要となる．

RSV感染症は，感染症発生動向調査の小児科定点把握の5類感染症であり，全国約3,000ヵ所の小児科定点医療機関から毎週報告されている．RSVは1年を通して感染がみられるが，本州においては特に秋から冬にかけて流行し，沖縄では夏を中心に流行する傾向があったが，2020-2021年シーズンではその傾向がみられていない[2)]．「日本におけるパリビズマブの使用に関するコンセンサスガイドライン」[1)]においても，「日本の多くの地域では，RSV流行期は通常10～12月に開始し，3～5月に終了する」との記載が「各年度のRSV流行時期は年度によって変動している」と改訂され，投与開始・終了時期については感染症発生動向調査等を参考に決定することとなった．

（中根 茂喜）

引用文献

1) 日本小児科学会：日本におけるパリビズマブの使用に関するコンセンサスガイドライン，2019.
2) 加納和彦ほか：感染症発生動向調査からみたRSウイルス感染症の季節性と地域性．東京小児科医会報，38：27-32，2019.

参考文献

・国立感染症研究所：RSウイルス感染症とは，2004.

11 抗真菌薬

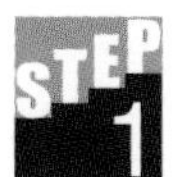

これだけは知っておこう！

基本情報	
分類	● 主に使用される注射薬・経口薬の抗真菌薬はトリアゾール系，ポリエンマクロライド系，キャンディン系，フルシトシン(フルオロピリミジン系)の4系統で，合計9種類の薬剤がある． ● 抗真菌薬の主な適応菌種はアスペルギルス属，カンジダ属，クリプトコックス属である．

■ トリアゾール系抗真菌薬(注射・内服)

作用点	● 真菌細胞膜に必要なエルゴステロールの合成を阻害して静菌的な抗真菌作用を示す．
薬剤	● フルコナゾール(ジフルカン®)，ホスフルコナゾール(プロジフ®)，ポサコナゾール(ノクサフィル®)，イトラコナゾール(イトリゾール®)，ボリコナゾール(ブイフェンド®)の5種類がある． ● フルコナゾール，ポサコナゾール，イトラコナゾール，ボリコナゾールは注射薬のほかに経口薬があり，フルコナゾールカプセル，ポサコナゾール錠とボリコナゾール錠の吸収は良い．イトラコナゾール内用液の吸収はカプセルよりも良いが，内用液，カプセルとも服用状況によって不安定になる．
抗菌作用 PK/PD	● 濃度依存的な作用と長い持続時間を示し，AUC/MICが効果と相関する指標とされる(AUC/MICに依存する薬剤)．
抗菌スペクトル	● 4剤それぞれで真菌に対するスペクトル，感受性が異なる． ● ポサコナゾールはムーコルにも活性を示す．
PAE	● 抗菌活性を示す真菌に対して長いpost-antibiotic effect (PAE)をもつ．
組織移行性	● 組織移行性の特徴は薬剤ごとに異なり，フルコナゾール，ボリコナゾールの髄液移行性は良いがイトラコナゾールは不良である．ポサコナゾールの組織移行性に関しては良いデータと悪いデータが報告されている．

副作用	● 非常に多くの薬剤と相互作用があり併用禁忌・併用注意薬が多い． ● 副作用は消化器症状，肝機能障害，腎機能障害などがある．

■ ポリエンマクロライド系抗真菌薬（注射）

薬剤	● アムホテリシンB（ファンギゾン®），アムホテリシンBリポソーム製剤（アムビゾーム®）の2種類がある．
作用点	● 真菌細胞膜の構成成分であるエルゴステロールに直接作用し，細胞膜に穴を開けることで殺菌的な抗真菌作用を示す．
抗菌作用PK/PD	● 濃度依存的な作用と長い持続時間を示し，C_{max}/MIC（またはAUC/MIC）が効果と相関する指標とされる〔C_{max}/MIC（またはAUC/MIC）に依存する薬剤〕．
抗菌スペクトル	● 抗菌薬のなかでもっとも広いスペクトルを示す．
PAE	● 抗菌活性を示す真菌に対して長いPAEをもつ．
組織移行性	● 組織移行性も同等で腹腔内，関節内などへの移行はよいが髄液移行性は不良である．
その他の特徴	● 注意すべき副作用は腎障害であるが，アムホテリシンBリポソーム製剤はアムホテリシンBよりも毒性が軽減されている．

■ キャンディン系抗真菌薬（注射）

薬剤	● ミカファンギン（ファンガード®），カスポファンギン（カンサイダス®）の2種類がある．
作用点	● 真菌の細胞壁構成成分であるβ-D-グルカンの合成を阻害して殺菌的な抗真菌作用を示す．
抗菌作用PK/PD	● 濃度依存的な作用と長い持続時間を示し，C_{max}/MIC（またはAUC/MIC）が効果と相関する指標とされる〔C_{max}/MIC（またはAUC/MIC）に依存する薬剤〕．
抗菌スペクトル	● アスペルギルス属とカンジダ属に強い抗菌活性を示すが，クリプトコックス属などには無効である．
組織移行性	● 肺や腎臓などの真菌感染が多い臓器への移行性が良好である．
副作用	● 人間の細胞にはβ-D-グルカンがないため，β-D-グルカン合成阻害薬のミカファンギンは副作用が少ない．主な副作用は消化器症状などである．

■ フルオロピリミジン系抗真菌薬

薬剤	● フルオロピリミジン系抗真菌薬は現在のところ，日本ではフルシトシン錠（アンコチル®）のみである．

作用点	● 真菌DNA，RNAに作用してタンパク合成を阻害する．
抗菌作用 PK/PD	● 時間依存的な作用を示し，%T＞MICが効果と相関する指標とされる（%T＞MICに依存する薬剤）．
抗菌スペクトル	● カンジダ属とクリプトコックス属およびアスペルギルス属に抗菌活性を示す．しかし，臨床でアスペルギルス属に使用されることはない．
PAE	● 抗菌活性を示す真菌に対してPAEをもつが，時間は短い．
組織移行性	● 髄液も含めほとんどの部位に対して組織移行性は良好である．
副作用	● 重大な副作用としては血液毒性があり，放射線療法との併用は禁忌となっている．
その他の特徴	● フルシトシン錠の消化管からの吸収は良好で，バイオアベイラビリティは100%に近い． ● 基本的に単剤では使用されない．

薬剤の分類と特徴

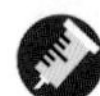

【注射薬】

● トリアゾール系抗真菌薬

フルコナゾール（FLCZ） 商品名 ジフルカン®

用法・用量 カンジダ症：1回50～100mgを1日1回．クリプトコックス症：1回50～200mgを1日1回（最大400mg/日まで）．造血幹細胞移植患者における深在性真菌症の予防：1回400mgを1日1回．

特徴 水溶性が高い薬剤で組織移行性に優れ，髄液にも良好に移行する．カンジダ属，クリプトコックス属に抗菌活性を示す．経口薬のFLCZカプセルが服用できない場合などに注射薬が使用される．カンジダ血症や肺クリプトコックス症に有効．カンジダ属のなかで*Candida albicans*には有効だが，ほかには無効なものもあるため理解が必要である．F-FLCZのように初期投与時のローディングドーズが行われないため，血中濃度が定常状態になるまで時間がかかる．F-FLCZの登場で使用頻度は激減している．薬物相互作用は非常に多い．ポリエンマクロライド系抗真菌薬に比べ副作用は非常に少ない．

ホスフルコナゾール（F-FLCZ） 商品名 プロジフ®

用法・用量 カンジダ症：初日，2日目は1回100～200mgを1日1回，3日目以降は1回50～100mgを1日1回．クリプトコックス症：初日，2日目は1回100～400mgを1日1回，3日目以降は1回50～200mgを1日1回．重症，難治感染症，ガイドライン推奨量：初日，2日目は1日1回800mgを1日1回，3日目以降は1回400mgを1日1回．

特徴 FLCZのプロドラッグで，投与されると体内でアルカリホスファターゼによって加水分解されてFLCZになる．注射薬のみの製剤は液量がFLCZ注射の1/40と少なく，投与時の希釈も必要ないため投与液量の少量化が可能である．投与初日・2日目は維持量の倍を投与するローディングドーズの投与で投与早期から高い血中濃度が得られる．ターゲットとなる菌種やその他の特徴はFLCZと同じである．

イトラコナゾール(ITCZ) **商品名** イトリゾール®

用法・用量 2日目まで：1回200mgを1日2回．3日目以降：1回200mgを1日1回．

特徴 適応菌種としてカンジダ属，クリプトコックス属のほか，アスペルギルス属にも適応をもつ．ITCZカプセル・内用液などの経口薬と違い吸収面での問題はないが，組織移行性はFLCZに比べて不良である．ITCZが選択される状況は比較的軽症の場合，もしくはポリエンマクロライド系抗真菌薬耐性のアスペルギルス症など，ほかの抗真菌薬に耐性の場合に使用されることが多い．ただしFLCZやVRCZなどに耐性の場合は交差耐性を示す可能性も高い．併用禁忌薬はトリアゾール系抗真菌薬のなかでもっとも多い．

ボリコナゾール(VRCZ) **商品名** ブイフェンド®

用法・用量 初日：1回6mg/kgを1日2回．2日目以降：1回3～4mg/kgを1日2回．

特徴 適応菌種としてカンジダ属，クリプトコックス属のほか，アスペルギルス属にも適応をもつ．特にアスペルギルス属に対して有効で，抗真菌薬のなかで最も効果が高い．抗真菌薬のなかでも広いスペクトルをもつが，重症または難治性の真菌感染症に使用されるべき薬剤である．髄液移行など組織移行性は良好である．比較的頻度の高い副作用として，霧視などの一過性の視力障害があるため情報提供は必須となる．併用禁忌薬，併用注意薬ともに多い．治療効果と副作用回避（肝機能障害）のためにTDMを行う．日本人の約20%にVRCZの主代謝酵素であるCYP2C19の遺伝子多型が知られており，血中濃度のばらつきにも関連している．

ポサコナゾール(PSCZ) **商品名** ノクサフィル®

用法・用量 初日：1回300mgを1日2回．2日目以降：1回300mgを1日1回．

特徴 FLCZ，ITCZ，VRCZのスペクトルに加えてムーコルに対して優れた抗真菌活性を示す．適応は，①造血幹細胞移植患者または好中球減少が予測される血液悪性腫瘍患者における深在性真菌症の予防，②フサリウム症，ムーコル症，コクシジオイデス症，クロモブラストミコーシス，菌腫による真菌症の治療である．②については，ほかの抗真菌剤が無効あるいは忍容性に問題があると考えられる場合に本剤の使用を考慮することとなっている．髄液を除くほとんどの部位に移行する．シクロデキストリン製剤のため腎機能低下例では注意が必要である．末梢静脈からの反復投与により血栓性静脈炎の発現頻度が上昇するため，中心静脈ラインから90分間かけて緩徐に投与する．ほかのアゾール系と同様に併用禁忌薬も多く相互作用に注意が必要である．

● ポリエンマクロライド系抗真菌薬

アムホテリシンB(AMPH-B) **商品名** ファンギゾン®

用法・用量 初回1mgを5%ブドウ糖に溶解，1時間かけて点滴静注．以後，5，10，15，30mgと経日的に漸増（維持量0.75～1mg/kg）．ただし，重症例では短期間での増量を行う．

特徴 適応菌種としてカンジダ属，クリプトコックス属，アスペルギルス属のほか，接合菌症（接合菌類といわれる種々の真菌）に対しても保険適用をもつ．関節内や腹腔内などへの移行は良好だが髄液などへの移行は不良である．AMPH-Bの投与で腎毒性や低カリウム血症などが高頻度で起こるほか，赤血球減少や神経毒性などトリアゾール系，キャンディン系抗真菌薬と比べ副作用の頻度は格段に高く重篤なものも多い．点滴速度や溶解法などにも注意点が多い．現在は副作用の頻度が少ないAMPH-Bの脂質製剤が発売されてから使用頻度は減っている．

アムホテリシンBリポソーム製剤(L-AMB)　**商品名** アムビゾーム®

用法・用量 真菌感染症：1回2.5〜5mg/kgを1日1回（クリプトコックス髄膜炎では，1回6mg/kgまで）．真菌感染が疑われる発熱性好中球減少症：1回2.5mg/kgを1日1回．リーシュマニア症，免疫能の正常な患者：投与1〜5日目の連日，14日目および21日目にそれぞれ1回2.5mg/kgを1日1回．免疫不全状態の患者：投与1〜5日目の連日，10日目，17日目，24日目，31日目および38日目にそれぞれ1回4mg/kgを1日1回．

特徴 AMPH-Bの脂質製剤で，腎毒性が軽減しているほか副作用も全般に少なくなっている．腎毒性の軽減によりAMPH-Bよりも投与量を増やすことができ高い効果が期待できるが，1日投与量での薬価は数十倍と高くなる．点滴速度や溶解法などに注意点が多いのはAMPH-Bと同じである．基本的に抗菌スペクトルはAMPH-Bと同じだが，保険適用はAMPH-Bにはない，発熱性好中球減少症，リーシュマニア症などを有する．

● キャンディン系抗真菌薬

ミカファンギンナトリウム(MCFG)　**商品名** ファンガード®

用法・用量 アスペルギルス症：1回50〜150mgを1日1回（最大300mgまで）．カンジダ症：1回50mgを1日1回（最大300mgまで）．

特徴 キャンディン系抗真菌薬はヒトに存在しないβ-D-グルカン合成酵素を阻害するため副作用は非常に少ない．分子量が大きい薬剤で消化管から吸収されないため注射薬のみが存在する．組織移行は良好であるが，髄液や眼球内への移行性は乏しい．カンジダ属，アスペルギルス属に抗菌活性を示し，特にカンジダ属にはトリアゾール系抗真菌薬の感受性が低いものも含めてすべてに対して活性を示す．腎機能低下例でも投与量調節は不要で使いやすい．

カスポファンギン酢酸塩(CPFG)　**商品名** カンサイダス®

用法・用量 真菌感染が疑われる発熱性好中球減少症，侵襲性カンジダ症，アスペルギルス症：初日1回70mg，2日目以降1回50mgを1日1回．食道カンジダ症：1回50mgを1日1回．

特徴 MCFG同様にβ-D-グルカンの生合成を阻害することで，カンジダ属，アスペルギルス属に抗菌活性を示す．国際的にはMCFGよりも使用経験のある薬剤であるが，肝機能や相互作用に注意が必要である．70mg投与時は250mLの希釈液，50mg投与時は100mLの希釈液を用いる．

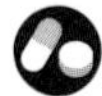【経口薬】

● トリアゾール系抗真菌薬

フルコナゾール(FLCZ)　**商品名** ジフルカン®

用法・用量 カンジダ症：1回50〜100mgを1日1回．クリプトコックス症：1回50〜200mgを1日1回（最大400mg/日まで）．造血幹細胞移植患者における深在性真菌症の予防：1回400mgを1日1回，カンジダ属に起因する膣炎および外陰膣炎：150mgを1日1回．

特徴 消化管からの吸収は良好でバイオアベイラビリティは80%程度であり，注射薬に近い血中濃度が得られる．ITCZの経口薬と違い，食事の影響や胃の酸度の影響などを受けにくく投与しやすい．基本的に抗菌スペクトルや組織移行性などの特徴は注射薬と同じで，特に口腔咽頭カンジダなどの粘膜カンジダ症に有用である．

イトラコナゾール(ITCZ) **商品名** イトリゾール®

用法・用量 内用液（空腹時投与）：1回20mLを1日1回．カプセル・錠剤（食直後投与）：1回100～200mgを1日1回．爪白癬のパルス療法：1回200mgを2回7日間4週ごと3サイクル．

特徴 錠剤のほか，カプセルと内用液がある．カプセルは胃酸の影響を受けやすく，制酸薬服用中は吸収が低下する．酸性条件下では吸収が向上するため，食直後に服用することで吸収が増す．内用液はカプセルの欠点が改良され，胃内の酸性度の影響を受けにくい．内用液の投与法は空腹時服用で，副作用としては下痢が出現しやすい．基本的に抗菌スペクトルや組織移行性などは注射薬と同じであるが，内服の血中濃度は注射ほど高くはならない．口腔咽頭カンジダなどの粘膜カンジダ症に有用である．

ボリコナゾール(VRCZ) **商品名** ブイフェンド®

用法・用量 錠剤（食間投与）：体重40kg以上の場合，初日は1回300mg（最大400mg）を1日2回，2日目以降は1回150～200mg（最大300mg）を1日2回．体重40kg未満の場合，初日は1回150mgを1日2回．2日目以降は1回100mg（最大150mg）を1日2回．

特徴 消化管からの吸収は良好でバイオアベイラビリティは約100%と高く，注射薬と同等の効果が得られる．胃酸の影響を受けにくく投与は食間に行われる．基本的に抗菌スペクトルや組織移行性などの特徴は注射薬と同じで，副作用も注射薬と同様である．内服と注射の使い分けはない．

ポサコナゾール(PSCZ) **商品名** ノクサフィル®

用法・用量 初日：1回300mgを1日2回．2日目以降：1回300mgを1日1回．

特徴 適応は注射薬と同じである．絶食下でのバイオアベイラビリティは約60%と良好で，半減期が長く1日1回投与が可能である．内服薬は腎障害時における投与量調節は不要である．

● フルオロピリミジン系抗真菌薬

フルシトシン(5-FC) **商品名** アンコチル®

用法・用量 真菌血症，真菌性髄膜炎，真菌性呼吸器感染症，黒色真菌症：1回25～50mg/kgを1日4回．尿路真菌症，消化管真菌症：1回12.5mg～25mg/kgを1日4回．

特徴 カンジダ属，アスペルギルス属，クリプトコックス属に適応をもつがアスペルギルス属に対して使用されることは少ない．単剤での治療では耐性化が起こりやすいため，単剤では使用されない．特にクリプトコックス脳髄膜炎などに対してAMPH-Bと併用されることが多い．髄液などの各組織に良好に移行する．血液毒性の副作用があるため，放射線療法との併用は禁忌で骨髄抑制を生じる薬との併用も注意が必要である．錠剤が大きく服用量も多くなるのが欠点である．

効果に相関するパラメータと目標値[1)]

効果に相関するパラメータ	FLCZ, ITCZ, VRCZ, PSCZ：AUC/MIC AMPH-B, L-AMB, MCFG, CPFG：C_{max}/MIC 5-FC：%T＞MIC
PK/PDパラメータ目標値	FLCZ：AUC/MIC≧14～25 ITCZ：AUC/MIC≧25 VRCZ：AUC/MIC≧20～25 AMPH-B：C_{max}/MIC≧4 MCFG, CPFG：C_{max}/MIC≧3 5-FC：%T＞MIC≧25%

トリアゾール系抗真菌薬はAUC/MIC，ポリエンマクロライド系抗真菌薬およびキャンディン系抗真菌薬はC_{max}/MIC（またはAUC/MIC），フロロピリミジン系抗真菌薬は%T＞MICが効果に相関するパラメータであると考えられている．しかし，抗真菌薬は抗菌薬のようにPK/PDパラメータの目標値が詳細に検討されておらず，具体的な数値は十分なものではない．

そのなかで現在までに目標値が示されている薬剤の一つにフルコナゾール（ホスフルコナゾール）があり，目標値の差によりブレイクポイントMICが異なる（**図1**）．そのほか，イトラコナゾール，ボリコナゾールがある．また，アムホテリシンBはC_{max}/MIC≧4，ミカファンギン，カスポファンギンはC_{max}/MIC≧3であるが，アムホテリシンB，ミカファンギンともに最大効果を得るにはC_{max}/MIC≧10という目標値も示されている．フロロピリミジン系抗真菌薬は抗真菌薬のなかで唯一の時間依存性薬剤で%T＞MICが効果と相関する指標とされ，%T＞MICが25%以上という値が示されている．

ボリコナゾールはTDMが可能な抗真菌薬であり，入院治療中のみ特定薬剤治療管理料の保険請求が可能である．有効性の面から目標トラフ値を1～2 μg/mL以上，安全性の面からトラフ値が4～5μg/mL以上の場合に肝障害に注意する．

ホスフルコナゾール100mg単回投与時の$AUC_{0\sim\infty}$は68.7μg・hr/mLで，AUC/MIC目標値を20にした場合と25にした場合ではブレイクポイントMICの値に大きな差が生じる

AUC/MIC≧20を目標値としたとき

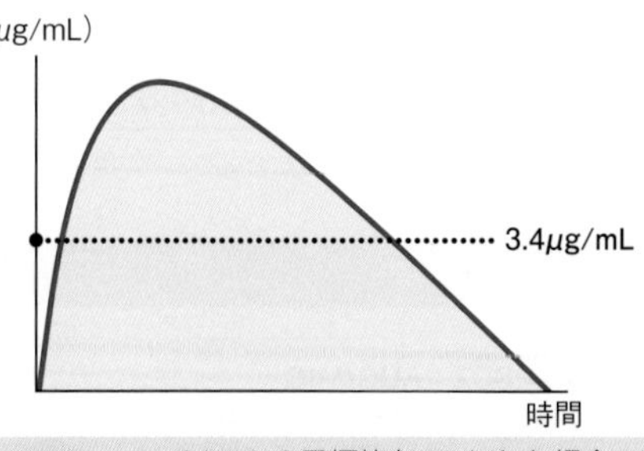

AUC/MIC≧25を目標値としたとき

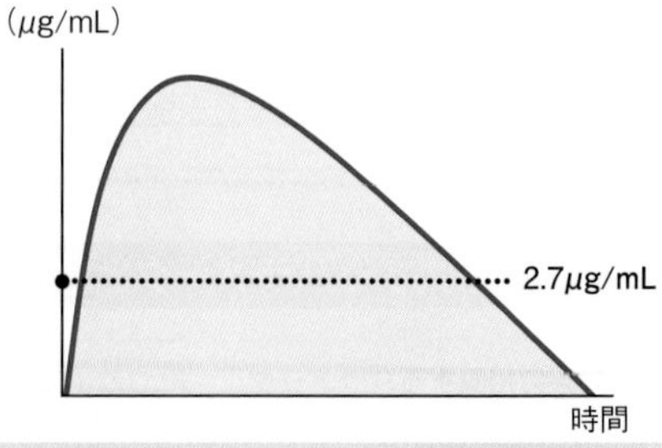

たとえば AUC/MICの目標値を20にした場合，ブレイクポイントMIC値3.4以下（実際にこのような値がブレイクポイントとされることはない）の場合には目標値を達成でき，目標値を25とした場合のブレイクポイントMICは2.7（同様にこのような値が使用されることはない）となり，ブレイクポイントMICの値に大きな差がでる．そのため設定される目標値の差は大きいことがわかる．

図1 PK/PD目標値の差によるブレイクポイントMICの差
ホスフルコナゾール投与時のPK/PD目標値の違いで生じるブレイクポイントMIC値の差．

組織移行性

抗真菌薬はおおむね腎・尿路，肝・胆，消化管などへの移行は良いが髄液への移行性は薬剤ごとに異なる(**表1**).

用量調節

イトラコナゾール，ボリコナゾール，ポサコナゾールは注射薬において添加物が腎排泄のため高度腎機能低下例では注意が必要である(**表2**).

薬剤別抗菌スペクトル

重要な真菌感染症の原因菌であるカンジダ属，アスペルギルス属，クリプトコックス属および接合菌症について承認されている抗菌スペクトルを比較した．*C.albicans*はカンジダ血症の原因真菌として約半数を占め，すべての抗真菌薬に良好な感受性を示すが，*non-albicans Candida*は菌種によって感受性が異なるため注意が必要である．適応症の大きな差としては，アスペルギルス属および接合菌症への適応の有無が挙げられる(**表3, 4**).

表1 抗真菌薬の組織移行性

薬品名(略号)	血中	髄液	肺	消化器	尿路	眼	皮膚・爪	膣
(F-)FLCZ	◎	◎	◎	◎	○	◎	−	○ (カプセル)
ITCZ	◎	○	◎	◎	○	−	○ (カプセル，錠剤)	−
VRCZ	◎	◎	◎	◎	−	◎	−	−
MCFG	◎	−	◎	◎	−	◎	−	−
CPFG	◎	−	◎	◎	−	◎	−	−
L-AMB	◎	◎	◎	◎	−	◎	−	−
5-FC	○	◎[*1]	○	○	○	◎[*2]	−	−

＊1　クリプトコックス脳髄膜炎に対するL-AMBとの併用療法
＊2　カンジダ眼内炎におけるL-AMBとの併用療法
添付文書上に対応する適応がある場合を移行性有として○，ない場合を−，「深在性真菌症の診断・治療ガイドライン2014」に第一・二選択薬として記載されている場合を移行性良好と考え◎とした.

表2 抗真菌薬の腎機能による用量調節

薬品名(略号)	クレアチニンクリアランス(mL/min)
FLCZ	10≦Ccr＜50：100～200mgを1回，透析患者：透析後に100mg
F-FLCZ	Ccr≦50(透析患者を除く)：半量，透析患者：透析後に通常量
ITCZ	〈注射薬〉Ccr＜30：禁忌(添加物ヒドロキシプロピル-β-シクロデキストリンが蓄積することによる腎機能の悪化などを招くおそれがある) 〈経口薬〉用量調節不要
VRCZ	〈注射薬〉Ccr＜30：原則禁忌(添加物スルホブチルエーテルβ-シクロデキストリンナトリウムの蓄積により腎機能障害が悪化するおそれがあるので，経口剤の投与を考慮すること) 〈経口薬〉用量調節不要
MCFG	用量調節不要
CPFG	用量調節不要
AMPH-B	腎毒性があるためCcr＜60では他剤を選択する
L-AMB	用量調節不要
5-FC	Ccr＞40：通常量 Ccr 40～20：1回25～50mg/kgを2回 Ccr 20～10：25～50mg/kgを1回 Ccr＜10：25mg/kgを48時間ごと
PSCZ	〈注射薬〉中等度以上(eGFR＜50mL/min/1.73m^2)の腎機能障害のある患者では有益性投与(添加物スルホブチルエーテルβ-シクロデキストリンナトリウムが蓄積し，腎機能障害を悪化させるおそれがある)．重度(eGFR＜20mL/min/1.73m^2)の腎機能障害のある患者では本剤の曝露量が大きくばらつくおそれがある． 〈経口薬〉用量調節不要

(文献2より引用，一部改変)

表3 代表的な抗真菌薬の抗菌スペクトル

薬品名(略号)	カンジダ						アスペルギルス	クリプトコックス	フサリウム	トリコスポロン	接合菌
	C.albicans	*C.glabrata*	*C.guilliermondii*	*C.krusei*	*C.parapsilosis*	他のカンジダ					
(F-)FLCZ	○				○	○		○			
ITCZ	○				○	○	○	○	△	△	
VRCZ	○		○	○	○	○	○	○	○	△	
MCFG	○	○		○		○	○				
CPFG	○	○		○		○	○				
L-AMB	○	○	○	○	○	○	○	○	△	△	○
5-FC								○			
PSCZ	△*		△*	△*	△*	△*	△*	△	○	△	○

＊造血幹細胞移植患者または好中球減少が予測される血液悪性腫瘍患者における深在性真菌症の予防

　は適応菌種．

○は第一・二選択になる菌種，△は適応菌種でないが臨床上使用されることがある菌種．

表4 各種抗真菌薬における真菌の薬剤感受性と耐性化率

菌種（株数）	抗真菌薬	MIC（μg/mL）			耐性化率（%）
		range	50%	90%	
Candida albicans（422）	FLCZ	≦0.5～4	≦0.5	≦0.5	0
	ITCZ	≦0.015～1	0.03	0.06	0.2
	VRCZ	≦0.06～0.25	≦0.06	≦0.06	0
	MCFG	0.015～2	0.03	0.06	0
	CPFG	0.06～1	0.25	0.5	0.2
Candida glabrata（159）	FLCZ	≦0.5～64	2	8	2.5
	ITCZ	0.06～>2	0.5	2	39
	VRCZ	≦0.06～4	0.12	0.5	2.5
	MCFG	0.015～2	0.03	0.06	0.6
	CPFG	0.06～2	0.25	0.5	2.5
Candida tropicalis（93）	FLCZ	≦0.5～>64	≦0.5	1	3.2
	ITCZ	0.03～>2	0.12	0.25	3.2
	VRCZ	≦0.06～>8	≦0.06	0.25	1.1
	MCFG	0.015～0.5	0.06	0.06	1.1
	CPFG	0.06～0.5	0.25	0.25	0
Candida parapsilosis（162）	FLCZ	≦0.5～64	≦0.5	2	6.8
	ITCZ	0.06～0.5	0.25	0.5	0
	VRCZ	≦0.06～2	≦0.06	0.25	0
	MCFG	0.03～4	1	2	0
	CPFG	0.25～4	1	1	0
Candida krusei（16）	ITCZ	0.25～2	0.5	1	43.8
	VRCZ	0.25～1	0.5	1	0
	MCFG	0.06～0.25	0.12	0.25	0
	CPFG	0.25～1	0.5	1	12.5
Cryptococcus neoformans（31）	FLCZ	1～16	4	8	NA
	ITCZ	≦0.015～0.5	0.12	0.25	NA
	VRCZ	≦0.06～0.25	≦0.06	0.12	NA
Aspergillus fumigatus（40）	ITCZ	0.5～1	0.5	1	0
	VRCZ	0.25～0.5	0.25	0.5	0
	MCFG	≦0.008～0.015	≦0.008	≦0.008	NA
	CPFG	≦0.008～0.25	0.25	0.25	NA

NA：データなし

（文献2より引用）

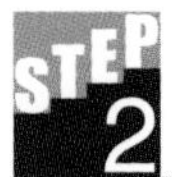

STEP 2 少し詳しい内容を知ろう！

抗真菌薬を理解するうえでまず理解しておきたいのは，抗真菌薬使用対象となる菌種である．特に重要な菌種としてカンジダ属，アスペルギルス属，クリ

表5 抗真菌薬の代表的なカンジダ属に対する抗菌活性

薬品名	*Candida albicans*	*Candida krusei*	*Candida glabrata*
FLCZ	◎		
F-FLCZ	◎		
ITCZ	◎		
VRCZ	◎	○	○
AMPH-B	◎	○	○
L-AMB	◎	○	○
MCFG	◎	◎	◎
5-FC	◎		◎

◎：有効　○：まれに耐性の報告あり

プトコックス属および接合菌症(ムコール症)が挙げられる．このなかでカンジダ属は最も頻度の高い*C.albicans*をはじめ*C.glabrata*，*C.krusei*などが臨床上問題になるが，抗真菌薬各種において感受性は大きく異なり使用できる薬剤にも違いがある(**表5**)．アスペルギルス属は*Aspergillus fumigatus*をはじめ*A.flavus*，*A.niger*，*A.nidulans*，*A.terreus*などがあるが，治療薬選択においてアスペルギルス属内のどの菌種なのかが問題になることは少なく，アスペルギルス症というくくりで理解して問題ない．クリプトコックス属では*Cryptococcus neoformans*が代表的な菌種であるが，臨床的にはアスペルギルス属と同様に細かな分類を知る必要性は低い．また接合菌症は数々の接合菌によって生じる問題であるが，これも菌種の差異が薬剤選択に影響することはないと考えてよい．このほかにも真菌感染症の原因菌となる真菌は存在するが頻度は少なく，基本的には①カンジダ属数種，②アスペルギルス症，③クリプトコックス症，④接合菌症が重要で，これらに対してどの薬剤を選択するかを理解することが必要になる．

薬剤の方ではトリアゾール系，ポリエンマクロライド系，キャンディン系が主要な薬剤であるが対象菌種，疾患については投与経路も含め比較的使い分けの基準は明確である．また，これらの薬剤を効果的に投与するためのPK/PDパラメータとして，フルシトシンを除けばC_{max}/MICおよびAUC/MICが指標とされるため，1回量の増加，1日量の増加といった投与が重要になる．

抗真菌薬を使用するうえで理解する必要があるのは，同一の真菌感染症に適応がある複数の薬剤の抗菌活性，副作用，組織移行性などの面を考慮した使い分けである．ここでは注射薬8種，経口薬4種について他剤との差を中心に特徴や使い分けについて解説する．

注射薬

1 フルコナゾール（トリアゾール系抗真菌薬）

重要 感染症の適応　カンジダ血症，播種性カンジダ症，肺クリプトコックス症，食道カンジダなど

アゾール系抗真菌薬はイミダゾール系とトリアゾール系があり，有効性や副作用，抗菌活性などの面から主にトリアゾール系抗真菌薬が使用される．フルコナゾールは，トリアゾール系のなかで最も長い使用経験がある代表的な薬剤であるといえる．

従来，フルコナゾールの適応菌種はカンジダ属，クリプトコックス属およびアスペルギルス属であった．しかし，現在の科学水準で改めて評価した際にアスペルギルス症に対する臨床的な意義が低下していると判断され，現在ではカンジダ属，クリプトコックス属がフルコナゾールの適応菌種となっている．フルコナゾールはカンジダ属のなかで最も感染症の頻度が高い*C.albicans*には有効であるが，*C.krusei*では自然耐性が多く，*C.glabrata*では効果を得るのに大量投与が必要など感受性が低くなっており，*C.albicans*以外のカンジダには注意が必要である．そのためほかの抗真菌薬と比較する際，フルコナゾールは*C.albicans*およびクリプトコックス感染症の治療薬として捉えると理解しやすい．

フルコナゾールは経口薬の吸収が非常に良いため，注射薬を使用する場面としては経口投与が不可能な場合などが中心となる．また，水溶性が高く組織移行性に優れており，髄液中では血清中濃度の80%程度，組織中では血清中濃度の50%程度と高い値を示す．眼内移行も良好であるためカンジダ眼内炎にも有効だが，まれに適応外でフルコナゾール注射液を点眼薬として使用される場合がある．ただし，プロドラッグのホスフルコナゾールは点眼後に眼内でフルコナゾールにならないので点眼での使用はできない点は理解しておく必要がある．

半減期が長く(25～30時間)，1日1回投与で高い効果を得られるが，定常状態になるには1週間程度かかるためローディングドーズ投与を行うことが望ましい．しかし，ホスフルコナゾールと違い添付文書上でローディングドーズ投与は認められていない．また，腎から排泄されるため腎機能低下時には投与量の調節が必要になる．比較的起こりやすい副作用に軽度の肝機能障害があり，特に投与開始3ヵ月以内は定期的なチェックが必要になる．

体内動態に優れ副作用も少ないフルコナゾールではあるが，大きな問題として薬物相互作用がある．ほかのトリアゾール系抗真菌薬に比べフルコナゾールの併用禁忌薬は少ない(**表6**)が，併用注意薬も含め注意して使用する．

2 ホスフルコナゾール(トリアゾール系抗真菌薬)

重要 感染症の適応 | カンジダ血症，播種性カンジダ症，肺クリプトコックス症，食道カンジダなど

ホスフルコナゾールはフルコナゾールのプロドラッグで，投与後に主としてアルカリホスファターゼによって加水分解されてフルコナゾールになる．そのため，投与してフルコナゾールになった後の有効性や対象菌種，注意事項はフルコナゾール静注液と同じである．しかし，投与前段階ではフルコナゾール静注液と大きな差があり，特に製剤の水分量で比べるとフルコナゾール静注液は50mg/50mL，100mg/50mL，200mg/100mLであるのに対してホスフルコナゾールは100mg/1.25mL，200mg/2.5mL，400mg/5mLと，40倍の差がある．ホスフルコナゾールは希釈せずに使用できるため水分制限がある患者はもちろんのこと，ほかの患者においても投与時の負担軽減という面でメリットは大きい．また，ホスフルコナゾールは添付文書上において投与初日，2日目の投与量を増やすローディングドーズ投与法が示されており，素早く血中濃度を上げることができるため投与法の面でもフルコナゾール静注液よりも優れている．適応外使用の点眼投与以外でフルコナゾール静注液がホスフルコナゾールよりも優れている点を見つけることは難しく，フルコナゾール静注液の使用頻度は激減している．

3 イトラコナゾール(トリアゾール系抗真菌薬)

重要 感染症の適応 | カンジダ血症，播種性カンジダ症，肺クリプトコックス症，侵襲性副鼻腔アスペルギルス症など

日本のイトラコナゾールは1993年に経口薬のカプセル剤が発売されたが，吸収が不安定という大きな欠点があった．そこで吸収面の問題を解決すべく，2006年にイトラコナゾール注射薬が発売された．イトラコナゾールはカンジダ属，クリプトコックス属のほか，アスペルギルス属にも抗菌活性を示す．抗菌活性だけをみれば非常に活用される幅が広いように思われるが，髄液には移行

表6 トリアゾール系抗真菌薬の併用禁忌薬

薬 剤	FLCZ, F-FLCZ	ITCZ	VRCZ	PSCZ
トリアゾラム	●	●	●	●
ピモジド	●	●	●	●
キニジン	●	●	●	●
ベプリジル		●		
シンバスタチン		●		●
アゼルニジピン	●	●	●	
ニソルジピン		●		
バルデナフィル		●		
リファンピシン			●	
リファブチン			●	
エファビレンツ			●	
リトナビル			●	
カルバマゼピン			●	
長時間作用型 バルビツール酸誘導体			●	
アスナプレビル，ダクラタスビル・アスナプレビル・ベクラブビル配合錠	●	●	●	
チカグレロル		●	●	
エルゴメトリン， メチルエルゴメトリン		●	●	●
エプレレノン		●		
プロナンセリン	●	●	●	
シルデナフィル（レバチオ）		●		
タダラフィル（アドシルカ）		●		
バニプレビル		●		
スボレキサント		●	●	
イブルチニブ		●		
アリスキレン		●		
リバーロキサバン		●	●	
リオシグアト		●	●	
ロミタピド	●		●	
イバブラジン			●	
オルメサルタン			●	
ベネトクラクス（用量漸増期）			●	●
アトルバスタチン				●
ルラシドン				●

●：併用禁忌薬

せず眼内への移行も悪いなど，ほかのトリアゾール系抗真菌薬に比べて組織移行性が乏しい．しかし，フルコナゾールが効かないカンジダ属の*C.glabrata*などに活性を示すことは臨床的意義がある．また，アスペルギルス属への活性を有することも特徴の一つといえる．しかし，アスペルギルス属にはボリコナゾールやポリエンマクロライド系抗真菌薬が第一選択薬として使用されるため，イトラコナゾールが第一選択薬として使用されることはほとんどない．

半減期が長く（200mg単回投与時で約22時間）1日1回投与（ただし初日・2日目は1回200mg 1日2回）であることはフルコナゾール注射薬と同じであるが，クレアチニンクリアランス30mL/分未満の高度腎機能低下患者では添加物の蓄積により腎機能の悪化などを招くおそれがあるため禁忌である．

イトラコナゾールもフルコナゾールと同様に薬物相互作用が多く，特に併用禁忌薬の数はトリアゾール系抗菌薬のなかで最も多いため（**表6**），使用時には注意が必要である．

4 ボリコナゾール（トリアゾール系抗真菌薬）

重要 感染症の適応　侵襲性アスペルギルス症，慢性壊死性肺アスペルギルス症，*C.glabrata*，*C.krusei*によるカンジダ症など

ボリコナゾール静注用で最も注目されるのはアスペルギルス属に対する優れた効果である．そのため侵襲性アスペルギルス症に対しては第一選択薬として使用される．また，フルコナゾールの感受性が低下している*C.glabrata*，*C.krusei*などにも有効性を示すほか，クリプトコックス属にも抗菌活性を示す．組織移行性も良好で髄液中へも血中濃度の50%程度移行する．

半減期が6～8時間とフルコナゾールやイトラコナゾールに比べて短いため，12時間間隔で1回200～300mg/body，1日2回投与される．ボリコナゾールも速やかに血中濃度を上げるため，ローディングドーズにより初日は2日目以降の倍量が投与される．また，添加剤の影響により高度の腎機能障害のある患者（クレアチニンクリアランス30～50mL/分未満）への投与は注意が必要である（原則禁忌）．フルコナゾールやイトラコナゾールと異なり肝機能障害時には1日1回投与に減量する必要がある．このほか，特徴的な副作用として霧視，色覚異常などの視覚異常の頻度が高いものの，一過性で後遺症が残らないことを患者に説明することは必須である．ボリコナゾールもフルコナゾールやイトラコナゾールと同様に薬物相互作用が多く，併用禁忌薬の数も多いため使用時に

は注意が必要である(**表6**). 治療開始時, 臨床効果が乏しいときや肝機能障害が認められた場合にはTDMを実施する.

5 ポサコナゾール(トリアゾール系抗真菌薬)

重要 感染症の適応

治療適応…ムーコル症など
予防適応…造血幹細胞移植患者または好中球減少が予測される血液悪性腫瘍患者における深在性真菌症

同種造血幹細胞移植時の移植片対宿主病(GVHD)合併例や血液悪性腫瘍患者に対する化学療法後の好中球減少例は, 侵襲性真菌症の高リスクとなる. これらの患者にPSCZを投与することで, 侵襲性真菌症の予防効果が報告されている.

同種造血幹細胞移植後に重症GVHDを発症した患者を対象に侵襲性真菌症の予防効果についてPSCZとFLCZを比較した臨床試験では, 侵襲性アスペルギルス症の発症率(2% vs 7%), 侵襲性アスペルギルス症による死亡率(1% vs 4%)でPSCZが優れていた[3]. 急性骨髄性白血病や骨髄異形成症候群に対する化学療法後の持続性好中球減少例においてPSCZの予防投与がFLCZまたはITCZと比較され, すべての侵襲性真菌症の発症率(2% vs 8%), アスペルギルス属による侵襲性真菌症の発症率(1% vs 7%), および全体死亡率(16% vs 22%)においてPSCZが優れていた[4]. その結果PSCZはIDSAなどの海外のガイドラインにおいて, 侵襲性アスペルギルス症の一次予防に推奨されている.

6 アムホテリシンB(ポリエンマクロライド系抗真菌薬)

重要 感染症の適応

ムーコル症, カンジダ血症, 慢性播種性カンジダ症, クリプトコックス脳髄膜炎など

アムホテリシンBはカンジダ属, クリプトコックス属, アスペルギルス属, 接合菌に対して抗菌活性を示す. 抗真菌薬のなかで最も広い抗菌スペクトルをもつ薬剤で, 人に病原性のあるほとんどの真菌に有効であるため, 原因真菌が不明の場合の初期投与薬として使用することができる. また, アムホテリシンBはトリアゾール系抗真菌薬と異なり殺菌的に作用する.

広い抗菌スペクトルと殺菌作用により高い効果をもつ薬剤であるが, 非常に副作用が多いという難点をもつ. 半減期がβ相24～48時間, α相約15日で

あり，1回0.6mg/kg，1日1回投与が基本である.

頻度が高く重大な副作用として最初に挙げられるのが腎毒性である．輸入腎細動脈の収縮による尿量減少や腎からのカリウムやマグネシウムの過剰排泄による低カリウム，低マグネシウム血症などが生じる．治療開始前に血清クレアチニン値が1mg/dL以下の患者が2mg/dL以上になることも多い．腎毒性への対応としては，生理食塩水などの十分な輸液で尿量を保ちながら腎機能・電解質のモニタリングすることが重要になる．基本的に腎機能の悪化は可逆的で数ヵ月で元に戻ることが大半だが，アムホテリシンBの総投与量が4～5gになると不可逆的な変化になることがある．また，投与開始後に発現し1時間程度持続する発熱があり，副作用予防にアセトアミノフェンや抗ヒスタミン薬を事前投与するほか，3～4時間かけて投与される方法が一般的である．このほか，静脈炎，神経毒性，消化器症状などの副作用がある.

組織移行性については関節内，腹腔内，眼内などへの移行性は血中濃度の70～80%と良好で，真菌性眼内炎に有効であるが，髄液や膵臓などへの移行は悪い．抗真菌薬の代表的な薬剤として長い間頻用されてきたが，アムホテリシンBリポソーム製剤が発売されてからはアムホテリシンBが使用されることはほとんどなくなっている.

7 アムホテリシンBリポソーム製剤（ポリエンマクロライド系抗真菌薬）

重要 感染症の適応　侵襲性アスペルギルス症，カンジダ症，クリプトコックス脳髄膜炎など

アムホテリシンBリポソーム製剤はアムホテリシンBの脂質化製剤で，腎尿細管に取り込まれにくくなっており腎毒性が大幅に低減している．腎毒性の低減によりアムホテリシンBとして投与できる量は格段に増え，高い効果を期待できる．特に侵襲性アスペルギルス症に対してはボリコナゾールと同様に第一選択薬として使用される．また，腎毒性以外の副作用も少ない.

基本的に抗菌スペクトルや組織移行性はアムホテリシンBと同じであるが，保険適用上はアムホテリシンBよりも少なくなっている．半減期は約10時間で1回2.5（2.5～5.0）mg/kg，1日1回投与が基本である.

アムホテリシンBとアムホテリシンBリポソーム製剤を比較した場合の大きな差の1つに価格差がある．体重50kgの患者に，添付文書上の一般的な量であ

るアムホテリシンB 0.5mg/kgとアムホテリシンBリポソーム製剤5mg/kgで比較した場合，50mg薬価が1,023円のアムホテリシンBと50mg薬価が9,904円のアムホテリシンBリポソーム製剤では1日投与量の薬価で比較すると48倍もの差になる．副作用の面でみればアムホテリシンBを選択する余地はないが，価格まで考慮に入れれば状況に応じてアムホテリシンBを選択する余地もあるのかもしれない．

8 ミカファンギン（キャンディン系抗真菌薬）

重要 感染症の適応　侵襲性アスペルギルス症，カンジダ血症，慢性播種性カンジダ症など

ミカファンギンはβ-D-グルカン合成酵素阻害薬でカンジダ属，アスペルギルス属にのみ抗菌活性を示す．ミカファンギンはβ-D-グルカン合成酵素に特異的に作用するため，細胞壁もβ-D-グルカンも存在しない人間には影響が少なく，副作用の頻度は非常に低い．ミカファンギンはカンジダ属に対する有効性が高く，フルコナゾールに低感受性の*C.glabrata*, *C.krusei*などにも有効でカンジダ属に対する第一選択薬である．ただし，非キャンディン系抗真菌薬は*C.parapsilosis*においては低感受性株が存在するため注意が必要である．アスペルギルス症に対してはボリコナゾールの代替薬として第二選択薬として位置づけられるが，重症の侵襲性アスペルギルス症ではボリコナゾールと併用されることがある．また，ミカファンギンは分子量が大きい薬剤で消化管から吸収されないため注射薬のみが存在する．半減期は13.9時間で1日1回投与が基本である．投与量の目安は，肺アスペルギルス症には1回150～300mg，侵襲性カンジダ症には1回100mg，造血幹細胞移植患者のアスペルギルス症・カンジダ症の予防は1回50mgとされている．

組織移行性は肝臓，腎臓，消化管では血中濃度以上の組織内濃度が得られ，肺では血中濃度と同程度の濃度が得られる．しかし髄液，眼への移行性は乏しい．

9 カスポファンギン（キャンディン系抗真菌薬）

重要 感染症の適応　侵襲性アスペルギルス症，カンジダ血症，慢性播種性カンジダ症など

カスポファンギンは世界で初めて承認されたキャンディン系の抗真菌薬であ

るため，海外でのエビデンスは豊富である．日本でも2012年に承認された．ミカファンギンと同様にβ-D-グルカン合成酵素を阻害することによって，カンジダ属，アスペルギルス属などに抗真菌活性を示す．国内第Ⅲ相試験では，安全性，忍容性，有効率についてミカファンギンとの比較検討が行われ，ミカファンギンと同等の成績を認めた．ミカファンギンとの違いは，①真菌感染が疑われる発熱性好中球減少症の適応をもっている，②Child-Pughスコアによる肝機能低下時の投与量設定が必要である，③ミカファンギンに比べて薬物相互作用が多い(エファビレンツ，ネビラピン，リファンピシン，デキサメタゾン，フェニトイン，カルバマゼピンとの併用によりカスポファンギンの血中濃度低下の可能性があるため用量調節を検討する)，④初日に負荷投与を行うことで速やかに目標血中濃度に到達することなどである．

経口薬

1 フルコナゾール(トリアゾール系抗真菌薬)

重要 感染症の適応　口腔咽頭カンジダ症，食道カンジダ症など

フルコナゾールカプセルは食事や胃の酸度の影響を受けないため消化管からの吸収は非常によく，バイオアベイラビリティは80%程度と注射薬に近い血中濃度が得られる．内服の半減期は30時間程度で，1回100～200mg 1日1回投与が可能である．組織移行性や特徴などは注射薬と同じだが，唾液への移行もよく投与しやすいため口腔咽頭カンジダ症などの粘膜カンジダ症に使われる．

2 イトラコナゾール(トリアゾール系抗真菌薬)

重要 感染症の適応　口腔咽頭カンジダ症，食道カンジダ症，血液疾患領域での予防投与など

イトラコナゾールはカプセル(後発品で錠剤あり)と内用液があり，15～42時間と半減期の長い薬剤であるため1日1回投与される．カプセルは胃のpHの影響を受けやすく吸収にバラツキがある．酸性条件下での吸収が良いため，H_2受容体拮抗薬やプロトンポンプ阻害薬はもちろんのこと，酸化マグネシウムなどの制酸薬を服用していても吸収が低下する．通常，イトラコナゾールカプセルは食直後に服用することで吸収が増す．内用液は2006年に発売された

新しい剤型で，胃内のpHによる影響を受けにくいように改良されている．

内用液の半減期は200mg単回投与で約26時間程度で1日1回20mL(200mg)を空腹時服用が基本である．内用液は溶媒であるシクロデキストリンによって悪心，下痢などの消化器症状が出現しやすい．イトラコナゾール経口薬は血液疾患領域で免疫が低下している場合のカンジダ症やアスペルギルス症の予防のために投与される．また爪白癬などの爪真菌症に対しても頻用される．

基本的に抗菌スペクトルや組織移行性などは注射薬と同じであるが，内服の血中濃度は注射ほど高くはならない．

3 ボリコナゾール(トリアゾール系抗真菌薬)

重要 感染症の適応：侵襲性肺アスペルギルス症，肺アスペルギローマ，食道カンジダ症，*C.glabrata*，*C.krusei*によるカンジダ症など

ボリコナゾール経口薬の消化管からの吸収は良好で，バイオアベイラビリティは約100%と非常に高い．経口薬でも注射薬と同等の血中・組織内濃度が得られるため投与が容易な経口薬が使用されることが多い．半減期は6～8時間程度で1回200～300mg 1日2回投与が基本である．ボリコナゾールは胃内のpHの影響を受けにくいが，高脂肪食(約1,000Kcal)によりC_{max}，AUCの低下が認められるため，投与は食事前後1時間(食間)に行われる．基本的に抗菌スペクトルや組織移行性，副作用などの特徴は注射薬と同じである．

4 ポサコナゾール

重要 感染症の適応：
治療適応…ムーコル症など
予防適応…造血幹細胞移植患者または好中球減少が予測される血液悪性腫瘍患者における深在性真菌症

バイオアベイラビリティは良好で半減期が長く1日1回投与が可能である．腎障害，肝障害においても用量調節は必要ない．点滴製剤からの経口スイッチが可能である．

5 フルシトシン(フルオロピリミジン系抗真菌薬)

重要 感染症の適応　**クリプトコックス脳髄膜炎など**

フルシトシンはカンジダ属，クリプトコックス属が主な対象菌種で，アスペルギルス属にも保険適用をもつが臨床上使用されることはない．耐性化が起こりやすいため単剤では使用されない．とくにクリプトコックス脳髄膜炎などに対してアムホテリシンBと併用される．主にクリプトコックス症とカンジダ症の治療に用いられる．アスペルギルス症に対しても適応承認されているが，多くのアスペルギルス属菌株は耐性であり，本製剤の臨床効果は期待できない．組織移行性は血中濃度の75%程度移行する髄液をはじめ各組織に移行する．

腎機能低下時には投与量の調節が必要になる．血液毒性の副作用があるため，放射線療法との併用は禁忌で骨髄抑制を生じる薬との併用も注意が必要である．

真菌感染症診断に用いられる診断法

真菌感染症は真菌の菌体成分や代謝産物を検出し診断される(**表7**)．ただし，あくまでも補助診断であることを理解する必要がある．検体としては主に血清や血漿を用いるが，場合によっては体液が用いられる．

表7 真菌感染症診断法

対象菌種	検査項目	備　考	カットオフ値または陽性基準
真菌全般	(1→3)-β-D-グルカン	クリプトコックスの検出は困難で，ムーコルの検出は不可能．投与薬剤など*の影響で偽陽性になる場合がある．	測定キットにより異なり，11pg/mL，20pg/mLの2つの基準値がある．
カンジダ属	カンジダ抗原	感度が問題になる場合があるが，カンジダ症を特異的に検出する．	ELISA法という方法で測定する2キットがあり，基準値は0.05ng/mL，0.5ng/mLがある．
アスペルギルス属	アスペルギルス抗原	ペニシリン系抗菌薬(クラブラン酸／アモキシシリン)などの影響で偽陽性になることはあるが，アスペルギルス症を特異的に検出する．	ELISA法で0.5～0.7ng/mLと示されている．
クリプトコックス属	クリプトコックス・ネオフォルマンス抗原	感度よく検出される．	ラテックス凝集法で凝集であれば陽性となる．

＊：セルロース素材の透析膜を用いた透析，クレスチンなどのβ-D-グルカンを含有する製剤，血液製剤(アルブミン製剤，グロブリン製剤)，多発性骨髄腫や肝硬変に伴うγグロブリン血症，創部被覆へのβ-D-グルカンを含有するガーゼ線維の使用など．

 PK/PD理論での抗真菌薬の投与法を知ろう！

トリアゾール系抗真菌薬はAUC/MIC，ポリエンマクロライド系抗真菌薬およびキャンディン系抗真菌薬はC_{max}/MICまたはAUC/MICが効果に相関するパラメータと考えられている．フルコナゾールではAUC/MIC≧14～25，イトラコナゾールではAUC/MIC≧25，ボリコナゾールではAUC/MIC≧20～25などの値が示されている．

ただし，最大効果を得るためにはAUC/MIC≧25を目標としたほうがよいと考えられる．たとえば添付文書上に示されている健康成人に対するホスフルコナゾール単回投与で，投与量が100mgの場合のAUCは68.7μg・時/mLである．フルコナゾールの耐性が少ない*C.albicans*を例に考えると，MICが2μg/mLまでであればAUC/MICが34.35となり目標値を達成できるが，MICが4μg/mLではAUC/MICが17.1となり目標値を達成できない．Takakuraらは国内の*C.albicans* 218例の調査でフルコナゾールに対する耐性率は1.8%であると報告しており[5)]，現在のところ通常投与量で耐性菌の問題はないと考えられるが，AUC/MIC≧25を目標値とした場合，1回投与量を増加もしくは1日総投与量の増加が必要になる．

また，アムホテリシンBはC_{max}/MIC≧4，ミカファンギンはC_{max}/MIC≧3だが，両剤ともに最大効果を得るにはC_{max}/MIC≧10という目標値も示されている．

アムホテリシンBリポソーム製剤では成人の深在性真菌症患者に2.5mg/kg投与した場合のC_{max}の平均値は16.1μg/mLで，アムホテリシンBと同じC_{max}/MIC≧4で考えるとMICが4μg/mLまでの真菌に対して有効であると考えられるが，C_{max}/MIC≧10であればMICが1μg/mLまでの真菌しか目標値を達成できない．このような場合，投与量を5mg/kgに増量するとC_{max}の平均値は45.7μg/mLになり，MICが4μg/mLの真菌であってもC_{max}/MIC≧10という目標値を達成することができる．現在のところカンジダ属やアスペルギルス属などでアムホテリシンBリポソーム製剤に対するMICが2μg/mLを超えることはほとんどないが，状況に応じて目標値を達成できる投与量を検討する必要がある(**図2**)．注射，内服ともフルシトシン以外は1回量を増やし1日量を増加することが重要である．

また，唯一の時間依存性薬剤で%T＞MICが効果と相関する指標とされるアムホテリシンBリポソーム製剤を2.5mg/kg投与した場合と5mg/kg投与した場合で，C_{max}/MIC≧4もしくは10を達成できるMIC値に大きな差がある．

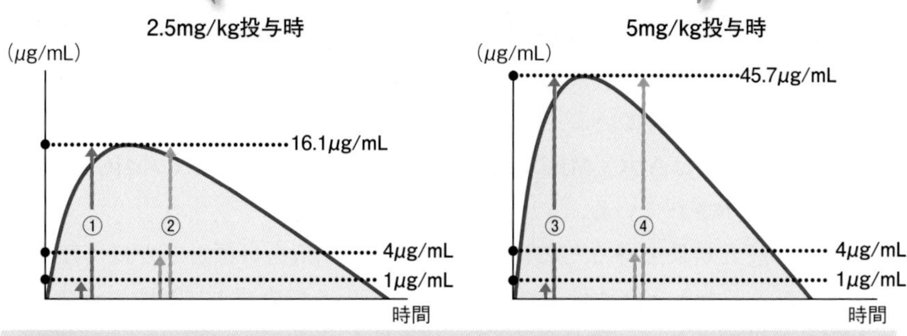

たとえば　①，②いずれも C_{max}/MIC ≧ 4 は達成できるが，C_{max}/MIC ≧ 10 は①の場合しか達成できない．しかし，5mg/kg 投与であれば MIC が 4μg/mL でも C_{max}/MIC ≧ 10 を達成することができる．

図2 投与量によるC_{max}/MIC目標値達成度

フルシトシンでは，%T＞MICが25%以上という値が示されているがデータが乏しく，添付文書に従った投与法でほかの抗真菌薬との併用が重要になる．

まとめ

抗真菌薬は細菌を対象とした抗菌薬と比べて使用頻度が低いため，積極的に関与しないと難解なイメージをもちやすい薬である．しかし，実際には対象となる菌種や使用される薬剤数が少なく，抗菌薬に比べて使い分けなどはわかりやすい薬剤である．特に院内で採用されている抗真菌薬のなかでの特徴差ということであれば，比較しながら特徴を捉えれば理解しやすいと考えられる．最近ではantimicrobial stewardshipプログラムの概念が浸透しその評価が行われているが，抗真菌薬のantifungal stewardshipプログラムも注目され，抗菌薬同様に適正使用が望まれている．

（中根 茂喜）

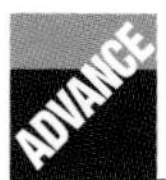

抗真菌薬の一歩進んだ臨床応用と副作用モニタリング

カンジダ眼内炎

カンジダ血症で注意しなければならない合併症の一つにカンジダ眼内炎がある.「深在性真菌症の診断・治療ガイドライン2014」では，わが国でのカンジダ血症における眼病変の発症頻度は26.5～80%とまとめられており，見逃すことのできない合併症である．したがって，①血液培養陽性から1週間以内の眼科受診，②初回の眼科受診で眼底所見に異常がみられなかった場合，少なくとも菌血症発症2週間後までに眼底検査を実施，③好中球減少患者では好中球が回復するまで眼内炎の所見が現れない場合があるため，好中球数回復前後で眼底検査を実施などの対応が望ましい.

一般的なカンジダ眼内炎の治療として，フルコナゾールまたはホスフルコナゾールは移行性が非常に良好であるため第一選択薬となる．代替治療としてアムホテリシンBリポソーム製剤，ボリコナゾールが挙げられる．ボリコナゾールの代謝はCYP2C19およびCYP3A4が関与しており，併用薬で免疫抑制剤や睡眠導入剤などを併用する際には相互作用に注意が必要となる.

HIV感染症と真菌感染症

AIDS指標疾患には23種類あり，そのうちカンジダ症(食道，気管，気管支，肺)，クリプトコックス症(肺以外)，ニューモシスチス肺炎，コクシジオイデス症(全身に播種したもの，肺，頸部，肺門リンパ節以外に起こったもの)，ヒストプラズマ症(全身に播種したもの，肺，頸部，肺門リンパ節以外に起こったもの)は真菌症に関連する.

なかでもわが国において頻度が高いものとしてカンジダ症，クリプトコックス症およびニューモシスチス肺炎が挙げられる.

・口腔咽頭カンジダ症

フルコナゾールの経口投与が行われる．アゾール耐性の場合にはキャンディン系抗真菌薬などが選択される.

・クリプトコックス髄膜炎

アムホテリシンBリポソーム製剤＋フルシトシンの併用が推奨される．フルシトシンは骨髄抑制が強いため，併用が困難な場合も多いが，菌の陰性化に対して効果が高いため可能な限り併用を勧める.

・ニューモシスチス肺炎

ST合剤を高用量(1日9～12g)投与する．一方で，副作用の発現頻度が高く，発熱，血清クレアチニン値の上昇，アレルギー反応などがある．その場合にはペンタミジンやアトバコンという選択肢もあるが，ペンタミジンは低血糖，低血圧，電解質異常などの副作用があること，アトバコンはバイオアベイラビリティが低く，食後服用の遵守が重要であることを知っておきたい．

抗真菌薬の薬物間相互作用

抗真菌薬はチロクロームP450などの阻害作用により薬物間相互作用を示したり，テガフール・ギメラシル・オテラシルカリウム配合剤と併用禁忌となっているものもある．

アゾール系薬はCYP2C9，2C19，3A4などの阻害作用があり，例えばシクロスポリン，タクロリムスなどの免疫抑制剤やワルファリン，フェニトインなど多くの併用薬に注意が必要である．詳しくみてみると，フルコナゾールはCYP2C9および2C19を強力に阻害する．イトラコナゾールはCYP3A4により代謝誘導されるため，そのような併用薬によりイトラコナゾールの血中濃度が低下する．ボリコナゾールはCYP2C9，2C19および3A4を阻害すると同時に誘導もされる薬剤でもある．アゾール系薬との相互作用を示す薬剤のなかで，併用禁忌も多いため注意が必要である．

クリプトコックス・ネオフォルマンスに対しアムホテリシンB製剤と5-FCが併用されることがある．その際，テガフール・ギメラシル・オテラシルカリウム配合剤との併用で血中フルオロウラシル濃度が上昇するため禁忌である．

一方，キャンディン系薬はP450を介する薬物間相互作用を示す薬剤はないが，併用によりAUCが増加する薬剤もあるため，肝機能検査のモニタリングなどにより副作用の出現に注意する必要がある．

(奥平　正美)

引用文献

1)三鴨廣繁ほか：日常診療に役立つ抗感染症薬のPK/PD，ユニオンエース，2012.

2)深在性真菌症のガイドライン作成委員会：深在性真菌症の診断・治療ガイドライン2014，協和企画，2014.

3)Ullmann AJ. et al: Posaconazole or fluconazole for prophylaxis in severe graft-versus-host disease. N Engl J Med, 356: 335-347,2007.

4)Cornely OA. et al: Posaconazole vs. fluconazole or itraconazole prophylaxis in patients with neutropenia. N Engl J Med, 356: 348-359,2007.

5)Takakura S. et al : National surveillance of species distribution in blood isolates of Candida species in Japan and their susceptibility to six antifungal agents including voriconazole and micafungin. J Antimicrob Chemother, 53 : 283-289, 2004.

参考文献

・日本医真菌学会：侵襲性カンジダ症の診断・治療ガイドライン2013，春恒社，2013.
・各薬剤のインタビューフォーム.
・大曲貴夫ほか：抗菌薬コンサルトブック，南江堂，2015.
・日本化学療法学会／日本TDM学会 抗菌薬TDMガイドライン作成委員会編：改訂版 抗菌薬TDMガイドライン，2016.
・日本腎臓病薬物療法学会編：腎機能別薬剤投与量POCKET BOOK第3版，じほう，2020.
・河野　茂ほか：ミカファンギン（MCFG）の概要．日本化学療法学会雑誌，50（Suppl. 1）：1-3，2002.
・日本化学療法学会 抗菌化学療法認定医認定制度審議委員会：抗菌薬適正使用生涯教育テキスト（第3版），2020.
・高橋佳子：抗真菌薬．薬局，67：122-128，2016.

12 抗結核薬

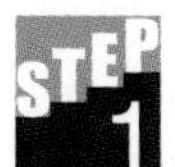

これだけは知っておこう！

基本情報	
菌の特徴	● 結核菌は肺のみでなくさまざまな臓器に感染し，結核性髄膜炎，リンパ節結核，結核性心膜炎など多岐にわたる症状を引き起こす．
薬剤	● 抗結核薬はFirst Line Drugs (a)とFirst Line Drugs (b)，Second Line Drugsに分けられる． ● First Line Drugs (a)は殺菌的な薬剤でイソニアジド(イスコチン®)，リファンピシン(リファジン®)，ピラジナミド(ピラマイド®)，リファブチン(ミコブティン®)がある． ● First Line Drugs (b)は静菌的(殺菌作用はなく菌の増殖を抑制)な作用のエタンブトール(エブトール®)と殺菌的な作用のストレプトマイシン注射薬で，First Line Drugs (a)と併用する． ● Second Line Drugsはエチオナミド(ツベルミン®)，パラアミノサリチル酸(ニッパスカルシウム®)，サイクロセリンと注射薬のカナマイシン，エンビオマイシン(ツベラクチン®)で，一般に耐性結核菌に使用される． ● 既存の抗結核薬のなかで，薬剤耐性および副作用の点から4～5剤目として使用できる薬剤がない場合は，Multidrug-Resistant Tuberculosis (MDR TB) Drugsであるベダキリンもしくはデラマニドが使用されることがあるが，第一選択薬とすることや単剤で使用することはない． ● 副作用などの問題がなければ初期治療はイソニアジド，リファンピシン，ピラジナミド，エタンブトールの4剤併用療法が基本となる． ● 抗結核薬の作用機序は薬剤ごとにさまざまで，個々の作用機序を理解するよりも併用法などの使い方を覚えるほうが重要である．
治療期間	● 初期治療期間2ヵ月＋継続治療期間4ヵ月の6ヵ月間が最低治療期間となる．

副作用	● 抗結核薬はすべての薬剤で特徴的な副作用があり，副作用によって治療継続を断念することも多いため，薬剤ごとの副作用を理解することが重要である．

薬剤の分類と特徴

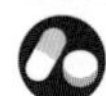

【経口薬】

● **First Line Drugs (a)**

イソニアジド(INH)　商品名 イスコチン®
用法・用量 1日200～500mg（4～10mg/kg）を1～3回に分けて毎日または週2日投与．

特徴 分裂増殖している結核菌に対して殺菌的に作用する代表的な抗結核薬で，腸管吸収が良く半減期も長いため1日1回投与が可能である．副作用などの問題があっても可能な限り投与を優先させる必要がある薬剤である．末梢神経障害の副作用があり，副作用防止のためにビタミンB_6が併用される．肝機能障害の頻度も高い．

リファンピシン(RFP)　商品名 リファジン®
用法・用量 1回450mgを1日1回投与．ただし感性併用薬のある場合は週2日投与でもよい．

特徴 活発に分裂増殖している結核菌だけでなく，半休止状態の結核菌に対しても殺菌的に作用する抗結核薬である．抗結核薬のなかで最も重要な薬剤に位置付けられる．INHと同様に副作用などの問題があっても可能な限り投与を優先させる必要がある．ただし，単剤での使用は耐性を生じやすい．腸管吸収が良く，吸収後は体内の各組織に良好に移行する．薬剤の色素も広く移行するため，汗，涙などの体液が赤褐色に着色することが多い．また代表的な薬物代謝酵素であるチトクロムP450を強力に誘導するため併用薬に注意する必要がある．肝障害の頻度が高く，INH・PZAとの併用時は特に注意が必要になる．

ピラジナミド(PZA)　商品名 ピラマイド®
用法・用量 1日1.5～2.0gを1～3回に分けて投与．必ずほかの抗結核薬と併用．

特徴 酸性環境下での活性が良好で，酸性下のマクロファージ内や膿瘍などでの有効性が高く分裂休止状態の結核菌に対して殺菌的に作用する．また，腎尿細管における尿酸の分泌を阻害するため高尿酸血症が高頻度で発生し，アロプリノールなどの高尿酸血症治療薬が併用されることがある．基本的にPZAは初期治療での2ヵ月間以外で使用されることはない．副作用ではほかの抗結核薬と同様に肝障害が多い．

リファブチン(RBT)　商品名 ミコブティン®
用法・用量 1回150～300mgを1日1回．多剤耐性結核症の場合は1回300～450mgを1日1回．

特徴 日本では2008年9月に薬価収載された新しい抗結核薬である．RFPを改良した薬剤であるためリファマイシン系という分類をされることもある．基本的な特徴はRFPと同じであるが，RBTはチトクロムP450の誘導能がRFPに比べて小さいためにRFPほど薬物相互作用が問題になることはない．

First Line Drugs (b)

エタンブトール塩酸塩(EB) 商品名 エブトール®, エサンブトール®

用法・用量 1日750～1,000mgを1～2回に分けて投与. 体重に応じて用量調節される場合もある.

特徴 増殖過程にある結核菌に対して静菌的に作用する. 静菌的な作用といっても臨床上, 特に問題になることはなく, 初期治療の4剤併用療法のなかの一つである. 腸管からの吸収も良く, 吸収後の組織移行性も良好である. 注意すべき副作用として視神経炎があるため, 服用中は定期的なチェックが必要である. また, RFPと同様に単剤での使用は耐性を生じやすい.

Second Line Drugs

エチオナミド(ETH) 商品名 ツベルミン®

用法・用量 1日300mgから開始し, 以後漸増して500～700mgを1～3回に分けて投与.

特徴 作用は静菌的である. 副作用の頻度が高いが, なかでも消化器症状が最も多く, 腹痛や悪心・嘔吐が起こる. また味覚症状や内分泌系の副作用として甲状腺機能低下症や女性化乳房を起こすこともあり注意が必要である.

パラアミノサリチル酸(PAS) 商品名 ニッパスカルシウム®

用法・用量 1日10～15gを2～3回に分けて投与.

特徴 静菌的に作用する抗結核薬で, 排泄が早いため大量な投与が必要になる. 酸性下での効果が良いため柑橘類のジュースなどとのむとよい. 大量投与が必要なほか, 消化器症状の副作用や過敏反応も多く, 現在ではほとんど使用されない.

サイクロセリン(CS) 商品名 サイクロセリンカプセル

用法・用量 1日500mgを2回に分けて投与.

特徴 静菌的に作用する抗結核薬で, ほかの抗結核薬に多い肝障害の副作用を起こしにくい. 肝機能障害を起こしてFirst Line Drugsが使いにくい状況や, First Line Drugs耐性菌などに使用されることが多い. 精神神経系の副作用が多く, 異常行動などを起こすことがあるため注意が必要である.

Multidrug-Resistant Tuberculosis Drugs

デラマニド(DLM) 商品名 ：デルティバ®

用法・用量 1回100mgを1日2回朝・夕に食後投与.

特徴 デラマニドは, 多剤耐性結核の治療薬として2014年に承認された, 抗結核薬のなかでは新しい薬剤である. 多剤耐性結核の治療において, 既存の抗結核薬に薬剤耐性および副作用の点から4～5剤めとして使用できる薬剤がない症例に使用する. 多剤耐性結核に十分な治療経験をもつ医師のもとで使用される薬剤である.

ベダキリン(BDQ) 商品名 ：サチュロ®

用法・用量 投与開始から2週間は1日1回400mgを食直後に投与. 3週以降は1回200mgを週3回, 48時間以上の間隔をあけて食直後に投与.

特徴 ベダキリンは, 多剤耐性結核の治療薬として2018年に承認された, 抗結核薬のなかで最も新しい薬剤である. DLMと同様に, 4～5剤めとして使用できる薬剤がない症例に使用される. 既存薬で使用できるものが1～2剤の場合, 2～3剤めとしてBDQもしくはDLMを使用することについては, 否定はされないが慎重に考慮する. DLM同様に多剤耐性結核に十分な治療経験をもつ医師のもとで使用される薬剤である.

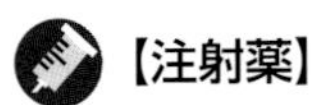

【注射薬】

● **First Line Drugs (a)**

イソニアジド(INH)　**商品名** イスコチン®
用法・用量 1日200～500mg (4～10mg/kg) を筋注または静注．髄液内，胸腔内投与または局所分注の場合には1回50～200mgを投与．

特徴 経口薬のINHでも十分な吸収が得られるため，注射薬が使用されることはほとんどない．何らかの理由でINHの経口投与ができない患者に使用される．

● **Second Line Drugs**

ストレプトマイシン硫酸塩(SM)　**商品名** 硫酸ストプレトマイシン
用法・用量 1日1gを筋注．週2～3日あるいははじめの1～3ヵ月は毎日．その後は週2日投与する．ただし高齢者の場合や，非結核性抗酸菌症の場合は異なる．

特徴 比較的耐性菌が出現しやすく，腎毒性よりも聴器毒性が強い．いくつかの適応はあるものの現在は結核以外にはほとんど使われない．また適応症ではないが，非結核性抗酸菌症にも用いられる．

エンビオマイシン硫酸塩(EVM)　**商品名** ツベラクチン®
用法・用量 1日1回1gを筋注．はじめの90日は毎日．その後は1週間に2日投与．

特徴 SMやKMに耐性の結核菌に有効であるが，投与開始から90日は毎日筋注が必要なため患者に対する負担が非常に大きい．第8脳神経障害などの副作用もあり，現在はほとんど使用されていない．

効果に相関するパラメータと目標値

効果に相関するパラメータ PK/PDパラメータ目標値	**薬剤ごとに投与法・投与回数は異なり，具体的には決まっていない．**

抗結核薬の効果に相関するパラメータや目標値についての具体的なデータは乏しい．しかし，First Line Drugsはすべて1日1回投与が可能である．またリファンピシン以外は2回もしくは3回に分割した投与も可能であり，患者のライフスタイルなどにあわせた投与法を選択することが重要である．

組織移行性

First Line Drugsを代表とする抗結核薬の髄液をはじめとする組織移行性は基本的に良好である．

排泄

リファンピシン以外の抗結核薬の主な排泄経路は腎である．イソニアジド，エタンブトール，ピラジナミドは薬剤ごとに異なるが，平均70%が腎で排泄される．リファンピシンは腎で約30%，肝・胆で60%程度排泄される．主に腎で排泄される薬剤では，腎機能によって投与量の調節が必要になる場合がある．

薬剤別抗菌スペクトル

イソニアジドは結核菌(抗酸菌含む)にしか活性を示さないが，リファンピシンはブドウ球菌，インフルエンザ菌，髄膜炎菌など多くの菌に対して有効であるなど，薬剤ごとに「実際の抗菌活性」は異なる．しかし日本において抗結核薬に指定されている薬剤の承認菌種は，リファンピシンの「らい菌」への適応以外は結核菌のみである．

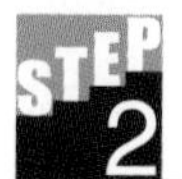

STEP 2 少し詳しい内容を知ろう！

1999年に厚生労働省が「結核緊急事態宣言」を発令したことからもわかるように，日本において結核は過去の感染症ではなく，現在も対策および適切な治療が必要な患者が多数存在する注意すべき感染症である．

感染症を起こす病原微生物のなかでも，結核菌にはほかにはみられない厄介な特徴がいくつもある．まず第一に，感染経路が空気感染であることが挙げられる．そのため，例えば飛行機のような密閉された空間で乗客の1人が結核菌を排菌していた場合，遠く離れた場所でも感染を起こす可能性があり，乗客の誰に感染しても不思議ではない(**図1**)．第二に強固な細胞壁をもつため乾燥や消毒にも強いことである．病院内などにおいて日常的に実施される環境整備での排除が困難な点で，乾燥に強いという特徴は空気感染を起こす大きな要因にもなる(**図2**)．第三に組織への定着能は乏しいが，いったん肺胞内などに定着してしまうと，マクロファージに貪食されても殺菌されずに増殖して感染を成立させてしまうことである．第四に感染が成立した結核菌は生体内において増殖できない環境になっても死滅せず，休止状態で生き延びることができるため，宿主の免疫力の低下などを機に数十年の期間を経て活動を再開する場合があることである．第五に結核菌の既感染者(未発病者)が新たに結核菌の曝露を受けて感染・発病することはまれで，発病するのは既感染の原因となった初感染の結核菌が体内で分裂・増殖し組織を冒していくことなどである．

結核が発病すると，肺であれば肺炎のような炎症の持続から組織破壊が起こり

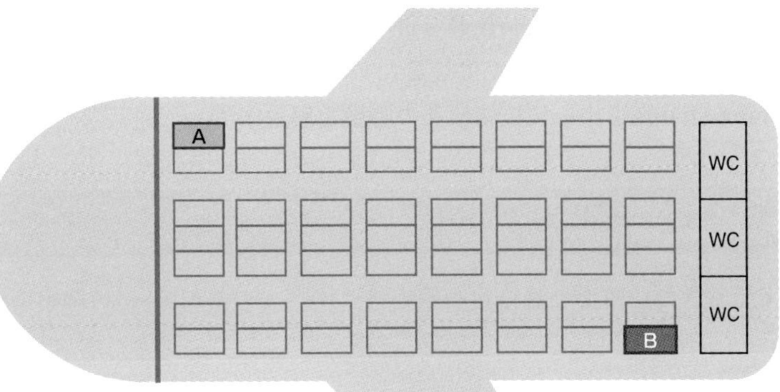
A
WC
WC
WC
B

図1 空気感染の拡散リスク

密閉された飛行機客室内で乗客Aが咳をして結核菌を排菌すると，全く接触することのない乗客Bでも感染する危険性がある．

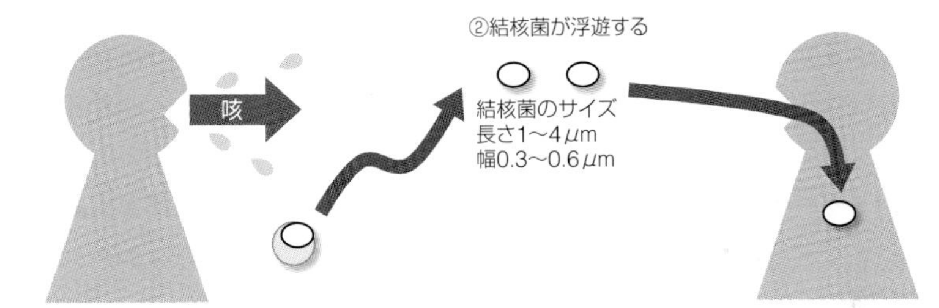
②結核菌が浮遊する
咳
結核菌のサイズ
長さ1～4μm
幅0.3～0.6μm
①咳によって飛沫＋結核菌が落ちる．飛沫が乾燥すると結核菌が空中に浮遊する．
③浮遊している結核菌を吸い込み定着すると感染を起こす．

図2 空気感染の経路

飛沫が乾燥して直径5μm以下になると空気中に浮遊する．乾燥や消毒にも強く空気中を浮遊するが，紫外線に対しては弱い．

肺の空洞化が進む．ほかの組織でも同様に炎症から臓器の破壊が起こり，治療せずに放置しておくと呼吸困難や臓器不全などで最終的には死に至ることもある．

このように①どのような状況でも感染の危険性があり，②感染した場合はいつ発病するかわからず，③発病すると生命の危険が伴う結核は，予防と治療を適切に行う必要がある．代表的な予防策はBCG接種で，感染しても発病しないような抵抗力をつける目的で生後6ヵ月以内の新生児期に実施される．また，何らかの理由で感染者であることがわかった人の発病を予防する目的でイソニアジドが6～9ヵ月投与されることがある．

一方，治療は多種類の抗結核薬を併用して投与するが，視力障害，聴器障害，肝機能障害など副作用が多く生じるため十分な注意が必要になる．ここではFirst Line Drugsを中心に抗結核薬の特徴を解説する．

経口薬

覚えておきたい重要な感染症の適応は，すべての薬剤で「結核菌感染症全般」である．

1 イソニアジド〔First Line Drugs（a）〕

イソニアジドは結核菌などの抗酸菌以外の細菌に対してはほとんど抗菌活性をもたないが，結核菌に対しては細胞内・細胞外を問わず分裂・増殖している菌に対して殺菌的に作用する薬剤である．主な作用機序は結核菌の細胞壁構成成分であるミコール酸の合成を阻害することであると考えられている．ミコール酸は結核菌などの抗酸菌に特有の脂質成分の一つで，これらの菌が消毒薬に対する抵抗性を示すことやグラム染色で染色されにくいことなどの特徴に関係している．ミコール酸は結核菌などの抗酸菌以外では合成されないことが，イソニアジドが一般細菌に対して抗菌活性を示さない理由として考えられる．

イソニアジドは消化管からの吸収が良く，細胞内や髄液にも速やかに移行して殺菌作用を示すため，脳内の結核腫や結核性髄膜炎でも高い効果が得られる．また，半減期は6～12時間と長く，1日1回投与が可能な薬剤である．副作用ではほかの抗結核薬と同様に肝機能障害が起こりやすいが，投与継続の判断は臨床症状の有無によって行われることが多い．特に症状がない場合は肝機能検査値が正常値の5倍以内までならば投与を継続されることも多いが，「肝機能検査値がいくつまでなら継続してもよい」という明確な指標があるわけではないため，患者個々に応じた医師の判断が重要になる．肝機能障害は高齢者や投与開始2ヵ月までの患者に起こることが多いが，イソニアジドの服用期間中はすべての症例で起こり得る副作用であるため，注意してモニタリングする必要がある．また，イソニアジド特有の副作用としては，ビタミンB_6の代謝阻害による末梢神経障害がある．この副作用は用量依存的に頻度が増すと考えられており，イソニアジド投与時にはビタミンB_6が併用されることが多い．さらに，イソニアジドは食品との相互作用にも注意する必要がある（**表1**）．

表1 イソニアジドと相互作用のある食品例

鮮魚	ヒスチジン含量 (mg/100g)
マグロ	111
ブリ	101
ハマチ	109
サバ	71
サンマ	63
アジ	42

食品名		チラミン含量 (μg/g)
チーズ	プロセスチーズ	26
	パルメザンチーズ	4～290
アルコール飲料	ワイン	0.6
	ビール	6.5～11.2

ヒスチジン，チラミン含有食品をイソニアジド服用中に摂取することで顔面紅潮，動悸，血圧上昇，脈拍の増加などが起きることがある．

（文献1，2より引用）

2 リファンピシン〔First Line Drugs（a）〕

リファンピシンは細菌のRNAポリメラーゼを阻害して抗菌活性を示すため，イソニアジドとは異なり結核菌などの抗酸菌だけでなくブドウ球菌，インフルエンザ桿菌，髄膜炎菌など多くの一般細菌に対しても抗菌活性を示す．しかし保険上は結核菌とらい菌(ハンセン病の原因菌)にしか使用が認められていない．

リファンピシンは投与後の吸収が非常に優れており，バイオアベイラビリティはほぼ100%である．体内動態にも優れ，細胞内，髄液など体内の各組織に速やかに移行して，分裂・増殖している結核菌だけでなくマクロファージ内で半休止状態の結核菌に対しても殺菌効果を示す．

リファンピシンはほかの抗結核薬に比べて優れた殺菌効果をもっており，治療期間が大幅に短縮できるようになった非常に重要な薬剤である．そのため，耐性菌を作らないようにすることが大切である．基本的にリファンピシンを単独で使用することはないが，単独で使用すると耐性を生じやすいという特徴もあるため，きちんと併用療法を行い，確実に服用することが重要である．

リファンピシンは濃度依存性の薬剤であり，投与法は１日１回投与のみで，ほかの抗結核薬のように１日投与量を１～３回に分けて投与されることはない．また，服用法が「朝食前空腹時」であることについては食後でもよいとの意見はあるが，添付文書上はこのように規定されている．

リファンピシン単独での副作用をみた場合，瘙痒感などの過敏反応や，まれに血小板減少性紫斑病，肝機能障害などがあるが，大きな問題になるものは少ない．しかし，単独では頻度の少ない肝機能障害もイソニアジドやピラジナミドとの併用時には高頻度で発生するため注意が必要である．実際に可能な限り併用で使用されるため，リファンピシン投与時には肝機能障害に注意すべきと

表2 リファンピシン投与で代謝が亢進する薬剤例

・トリアゾラム	・ジアゼパム
・ニフェジピン	・ワルファリン
・ステロイド	・シクロスポリン
・ベラパミル	

理解したほうがよいかもしれない．

副作用と同様にリファンピシン投与で注意しなければならないのが他剤との併用である．リファンピシンには薬物代謝酵素であるシトクロムP450の強力な誘導能があり，併用薬剤の効果を減弱させてしまうことがある．例えばワルファリンを継続服用中の患者にリファンピシン投与が開始された場合，ワルファリンの効果が減弱して血液凝固能が亢進してしまうため，ワルファリンの増量が必要になることがある．このようにシトクロムP450に関連する併用薬には十分な注意が必要である（**表2**）．また，体液への色素移行によって涙液や汗などが赤褐色に着色することを患者に説明しておく必要がある．

結核以外でのリファンピシンの用途

リファンピシンは保険適用上，結核・ハンセン病のみにしか使用できないが，実際にはメチシリン耐性黄色ブドウ球菌（MRSA）を含む難治性のブドウ球菌感染症に使用されることも多い．また，体内異物との親和性がよいために人工弁で発生した心内膜炎や人工骨頭などの感染症にもβ-ラクタム系抗菌薬などに併用して使用されることがある．特殊な例としては髄膜炎菌やインフルエンザ桿菌の感染患者と接触し曝露した可能性がある医療従事者に2日間予防的に投与することもあり，結核・ハンセン病以外でも，臨床上有用な用途が多い薬剤である．

3 ピラジナミド〔First Line Drugs（a）〕

ピラジナミドはイソニアジドと同様にミコール酸の合成を阻害する薬剤である．ピラジナミドの大きな特徴として，酸性環境下で唯一結核菌などの抗酸菌を殺菌できることがある．ほかの抗結核薬が効かない酸性環境下に存在する結核菌への殺菌作用によって，初期治療にピラジナミドを加えるようになってから治療期間が大幅に短縮された．活発に分裂・増殖をしている結核菌よりも，感染成立後酸性環境下のマクロファージ内で半休止状態になっている結核菌に対する効果が高い．単独使用では耐性が生じやすく，効果も十分ではないため必ず他剤と併用して使用される．

服用後の吸収は良く，吸収された後は中枢神経系などへの移行性も良い．副作用ではほかの抗結核薬と同様に肝機能障害があるが，軽度の異常で安易に投与を中断してはならない．ただし，イソニアジドが使えない場合のリファンピシンとピラジナミドの併用では重篤な肝機能障害が報告されているので，軽度の異常でも注意してモニタリングする必要がある．

ピラジナミドに特有の副作用としては，腎尿細管における尿酸の分泌を阻害するため，高尿酸血症が高頻度で起こることが挙げられる．基本的に検査値上の高尿酸血症のみでは治療されないが，臨床症状を呈する場合には高尿酸血症治療薬を併用することもある．

4 リファブチン〔First Line Drugs (a)〕

リファブチンはリファンピシンと同様にRNAポリメラーゼを阻害して抗菌活性を示す．基本的な特徴はリファンピシンと似ているが，リファンピシンとの大きな違いはシトクロムP450誘導能が小さいことである．リファンピシンの有効性を維持しながらもほかの薬剤と併用しやすいという，大きなメリットをもっている．また，保険適用上HIV非感染者の非結核性抗酸菌症(MAC症など)に適用をもつ国内初の薬剤であるほか，多剤耐性結核菌に対する投与が認められている．

リファブチンに特有の副作用として，まれではあるがブドウ膜炎を起こすことがある．

5 エタンブトール〔First Line Drugs (b)〕

エタンブトールは細胞壁の合成酵素の阻害によって増殖過程にある結核菌に対して静菌的に抗結核作用を示すと考えられているが，詳しい作用機序はわかっていない．投与後の腸管からの吸収は良好で，組織移行性にも優れている．リファンピシンと同様に単独で使用すると耐性菌が出現しやすいため，投与時には必ず他剤と併用される．

重要な副作用として，視神経炎がある．視神経炎の初期症状として視力低下の前に色覚異常が現れることが多く，特に腎機能が低下した患者では血中濃度上昇に伴い視神経炎の発現リスクが高まるため注意が必要である．視神経炎の初期段階で投与を中止すれば症状は可逆的であるので，早期発見できるように患者に指導する必要がある．そのため的確な訴えができない小児などではエタンブトールを使用しないか，特に注意しながら投与する必要がある．

6 エチオナミド（Second Line Drugs）

エチオナミドはDNAおよびタンパク合成を阻害して静菌的な作用を示すと考えられているが，作用機序は明らかではない．First Line Drugsが使用できない場合に使用される．

副作用として消化器症状が多く，制吐薬と睡眠薬とともに眠前に服用することも有効な手段である．また，さまざまな内分泌系の副作用を起こすことも知られており，甲状腺機能低下症や女性化乳房などを生じる可能性があるほか，肝機能障害にも注意が必要である．

7 パラアミノサリチル酸〔Second Line Drugs〕

パラアミノサリチル酸は，結核菌のパラアミノ安息香酸と競合し葉酸代謝を阻害することで静菌的な作用を示すとの考えもあるが，作用機序は明らかになっていない．成人では1日10～15gを2～3回で投与する必要があり，日本で発売されている0.25g錠では1日に40～60錠という量を服用しなくてはならないため，現在ではほとんど使用されない．最も多い副作用は消化器症状である．

8 サイクロセリン〔Second Line Drugs〕

サイクロセリンは細胞壁合成阻害作用によって静菌的な作用を示す．ほかの抗結核薬に多い肝機能障害を起こしにくいため，他剤に耐性の結核菌だけでなく肝機能障害を起こしてイソニアジドやピラジナミドが使いにくい場合にも使用される．しかし，精神的な異常を発現しやすく悪夢や見当識障害のほか自殺の危険性もあるため，定期的な精神状況の把握が必要になる．

9 デラマニド〔MDR TB Drugs〕

デラマニドは，イソニアジドとリファンピシンに耐性のある多剤耐性結核の治療薬である．細胞壁のミコール酸の合成を阻害する抗菌作用をもち，既存の抗結核薬との交叉耐性はみられない．添付文書に「耐性菌の発現を防ぐため，原則として他の抗結核薬及び本剤に対する感受性（耐性）を確認し，感受性を有する既存の抗結核薬3剤以上に本剤を上乗せして併用する」とあるように，多剤耐性結核の治療において，既存の抗結核薬に薬剤耐性および副作用の点から，4～5剤めとして使用できる薬剤がない症例に用いる．既存のすべての薬剤が使用不能である場合には，単剤使用となるためデラマニドを用いることはできない．重大な副作用にQT延長があるほか，精神神経系，消化器系の副作用の頻度が高い．

10 ベダキリン〔MDR TB Drugs〕

ベダキリンもデラマニド同様，多剤耐性結核の治療薬である．抗菌作用はATP合成酵素活性阻害で，抗酸菌一般に対する活性があると考えられる．CYP3A4の代謝を受けるので，CYP3A4の誘導を行うことが知られているリファンピシンとの併用には注意が必要であるが，実際にはベダキリンはイソニアジドとリファンピシンに耐性のある多剤耐性結核に用いるので，リファンピシンと併用されることはない．デラマニドと同様，添付文書に「耐性菌の発現を防ぐため，原則として他の抗結核薬及び本剤に対する感受性(耐性)を確認し，感受性を有する既存の抗結核薬3剤以上に本剤を上乗せして併用する」とあるため，既存の抗結核薬に薬剤耐性および副作用の点から4～5剤めとして使用できる薬剤がない場合に使用される．既存薬で5剤が使用可能である場合にベダキリンもしくはデラマニドを使用すべきかどうかは結論がでていないが，使用を否定するものではない．また，添付文書の記載と異なるが，既存薬で使用できるものが1～2剤の場合，2～3剤めとしてベダキリンもしくはデラマニドを使用することは，否定はされないが慎重に考慮する必要がある．副作用は，QT延長，肝障害が多い．代謝物の半減期が長いため，中止後もQT延長の改善には月単位の期間を要する場合がある．

多剤耐性結核菌の定義

多剤耐性結核菌とは，「イソニアジドとリファンピシンの両方に耐性を示す結核菌」のことを指す．現在のところ，ほかのすべての抗結核薬に耐性があってもイソニアジドもしくはリファンピシンのどちらかが感受性であれば，多剤耐性結核菌とは呼ばない．

抗結核薬投与の注意点

抗結核薬は，薬剤ごとに特有の副作用をもつものが多い．そのため副作用の重篤化を防ぐためだけでなく，患者の服薬自己中断を防ぐためにも十分な説明が必要になる．

注射薬

1 イソニアジド〔First Line Drugs (a)〕

イソニアジド注射薬は，基本的な特徴は内服のイソニアジドと同じで，何らかの理由で経口薬が投与できない場合に使用される．

2 ストレプトマイシン〔Second Line Drugs〕 カナマイシン〔Second Line Drugs〕

ストレプトマイシンは殺菌的な作用をする抗結核薬で，高い効果をもつが長い歴史のなかで耐性菌が増えてきたことなどからSecond Lineに位置付けられている．しかし感受性があればFirst Line Drugs並みの効果は十分に期待できる．ただし1週に2～3回もしくは1～3ヵ月間，毎日筋肉注射という投与は注射部位の硬結による痛みなども伴い患者への負担も大きい．また，アミノグリコシド系抗菌薬の特徴である第8脳神経障害による難聴や腎毒性の頻度も高いので十分注意しながら投与する必要がある．

一方，カナマイシンはストレプトマイシンと耐性機序が少し異なるためストレプトマイシン耐性菌にも使用できる．第8脳神経障害はストレプトマイシンよりも頻度は少ないが腎毒性はストレプトマイシンよりも強い．臨床においてカナマイシンが使われるケースは極めて少ない．

3 エンビオマイシン〔Second Line Drugs〕

エンビオマイシンはリボソームのタンパク合成を阻害することによって抗結核作用を示す．ストレプトマイシンやカナマイシン耐性菌などのほかの抗結核薬が使用できない場合に使用されるが，投与開始から90日間毎日，筋肉注射という投与方法は患者への負担も大きい．また，ストレプトマイシンなどと同様に第8脳神経障害や腎毒性があるため十分な注意が必要になる．

用量調節

腎機能による調節が必要になる．主に治療に使用される経口薬5剤について示す(**表3**)．

表3 抗結核薬の腎機能による用量調節

	薬品名(略号)	クレアチニンクリアランス(mL/min)
経口	INH	30＜Ccr≦50：1回300mgを1～2日に1回．10＜Ccr≦30：1回300mgを2日に1回．Ccr≦10：1回200～300mgを2～3日に1回
	RFP	Ccr≦50：24時間ごとに300～600mg
	PZA	10≦Ccr≦20：48時間ごとに25mg/kg．Ccr＜10：12～25mg/kgを週3回
	RBT	Ccr＜30：1回150mgを1日1回
	EB	30≦Ccr＜50：24～36時間ごとに15～25mg/kg 10≦Ccr＜30：36～48時間ごとに15～25mg/kg Ccr＜10：48時間ごとに15～25mg/kg

結核に使用する場合のみを示した．　（文献3より一部引用）

MEMO

Directly Observed Therapy, Short Course（DOTS）

最近，結核治療で開始されたDirectly Observed Therapy, Short Course（DOTS）が多くの疾患に対しても広まってきている．医療スタッフの前で薬をのんでもらい，きちんと薬をのんでいることを確認する方法であるが，特に抗結核薬は継続した服薬が非常に重要なため，このような方法が取り入れられている．全結核患者が一部屋に集まり輪になって，「今から薬をのんでください．」と言われてから一斉に服薬するなどの方法がとられている．

妊婦に対する抗結核薬投与

妊婦に発症した活動性結核はただちに治療を開始する必要がある．その理由として，治療によって生じる妊婦や胎児への副作用の危険性は，未治療で放置する危険性に比べればはるかに小さいためである．

抗結核薬の投与は，通常の投与と同じでイソニアジド，リファンピシン，エタンブトールが基本になる．これまでにこの3剤では催奇形性の報告はなく，胎児への影響はないと考えられている．ピラジナミドは使用を避けるよう示されている指針もあるが，海外での投与例などで問題が生じたという報告はない．ただし，ストレプトマイシンやニューキノロンなどの投与は避けた方がよいと考えられている．

STEP 3 PK/PD理論での抗結核薬の投与法を知ろう！

抗結核薬においては，PK/PD理論に基づく投与法というよりも長い治療経験によって蓄積されてきた多剤併用療法が基本になる．患者ごとに副作用の発現などで投与薬剤の変更はあるものの，基本的な初回化学療法は**図3**に示すとおりである．初期強化期のエタンブトールまたはストレプトマイシンは，イソニアジドおよびリファンピシンに薬剤感受性であることが確認されれば終了する．リファンピシン以外の薬剤は1日のなかでの投与回数を患者ごとに適した回数にすることができるので，柔軟な投与計画を立て継続した服用を維持することが大切である．

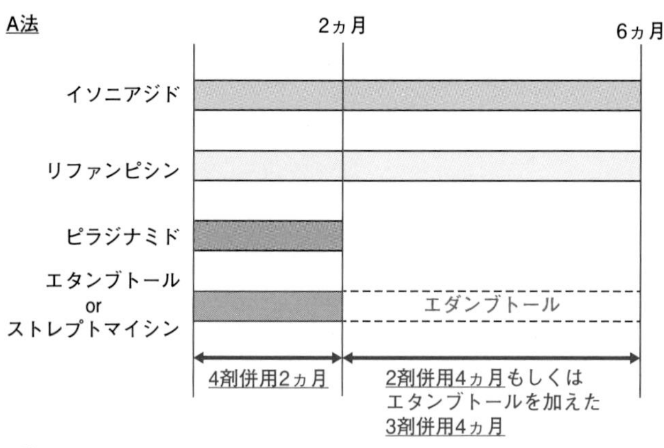

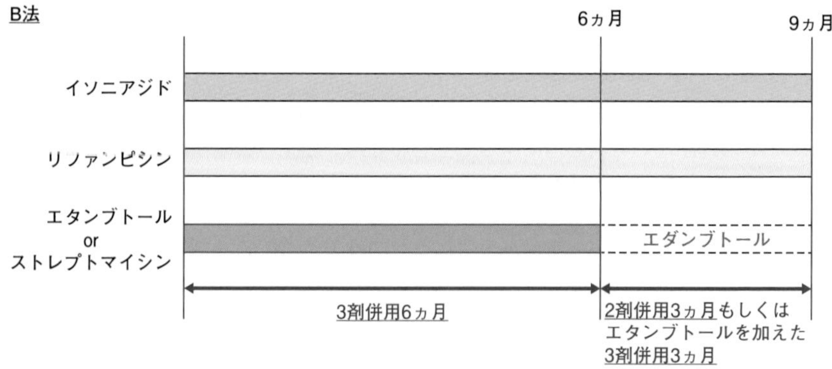

図3 結核の標準的初期治療法

（文献4より作成）

まとめ

現在，結核治療は標準化された治療法によって十分な効果が得られることが立証されている．しかし，さまざまな要因によって多剤耐性結核菌だけでなく超多剤耐性結核菌の出現も問題になっている．また，結核を合併しやすいHIV患者が増加の一途をたどっている現状を考えると，今後，結核治療が難しくなっていく可能性も否定できない．

結核は過去の感染症ではなく，将来において大きな問題になる可能性がある感染症であることを認識し，耐性菌を蔓延させないように現在の治療薬を有効に活かせるよう理解することが重要である．ここでは薬剤の特徴を中心に述べたが，結核治療においては多剤耐性結核菌の治療原則や副作用発現時の薬剤中止基準，培養法と問題点，診断ツールとしてのツベルクリン反応とQuantiFERON-Tbの違い，結核菌と非結核性抗酸菌の違いなど，理解しなければならない内容が非常に多い．これらの内容については結核治療ガイドラインや成書を参考にしていただきたい．

（坂野 昌志）

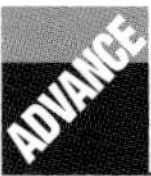

抗結核薬の一歩進んだ臨床応用と副作用モニタリング

結核の標準治療

標準治療としてA法およびB法については前述したが(→p. 264)，基本的にはA法が治療の原則となり，ピラジナミドが使用できない場合においては例外的にB法が選択されることとなる．そのなかでA法の扱いとして「結核診療ガイドライン改訂第3版」では初期強化のエタンブトールまたはストレプトマイシンは，イソニアジドおよびリファンピシンに感受性であることが確認されれば終了することに変更となった．

また，A法に含まれるピラジナミドの使用が推奨されない症例〔肝不全，非代償性肝硬変，ASTまたはALTが基準値の3倍以上の慢性活動性C型肝炎，C型肝炎患者で肝障害の出現が危惧される場合，高齢者(80歳以上)，妊婦〕に対しては，B法を用いる．

間欠療法

間欠療法は，特に外来で直接服薬確認が必要であると判断されるDOTS療法(→p. 263)の場合には検討してもよい治療法である．方法は，治療初期2ヵ月間，A法による4剤にて標準治療が中断することなく実施され，またリファンピシンとイソニアジドともに感受性が確認され，かつ服薬確認が可能な場合，維持期(4ヵ月間)に週3回服用する．

なお，イソニアジドは通常，成人では5mg/kgを1日1回投与されるが，間欠療法の場合には3倍量を週2～3回投与する．

経口投与以外の投与経路

経口投与が困難な場合の投与方法として，経鼻胃管または胃瘻から注入する方法がある．また，消化管からの投与が困難な場合には，注射薬の選択肢もある．具体的には，ストレプトマイシン(またはカナマイシン)筋注，イソニアジド静注，レボフロキサシン静注の3剤併用を行う選択肢がある．

(奥平 正美)

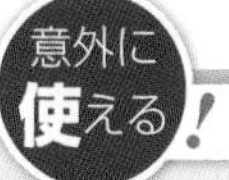

! 豆知識…❼

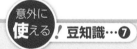

血沈と感染

血液を試験管に入れ，抗凝固剤(試薬)と混合すると，赤血球が下へ沈み，上に血漿が残る．液の上端から赤血球の沈んだ部分の上端までの長さが赤血球の沈んだ距離であり，赤血球が1時間に何mm沈んだかを測定する検査が血沈である．

主に炎症性疾患の有無や程度がわかるが，異常がなくても異常値を示す場合や明らかに病気であるのに正常値になることもある．あくまでも補助的な検査として，感染の程度を測る目安として使用される．

(坂野 昌志)

引用文献

1)古泉秀夫ほか：飲食物と医薬品の相互作用．日本薬剤師会雑誌，42：7-16, 1990.

2)稲吉隆行ほか：INH服用時に注意すべき副作用・相互作用．薬局，59：3561-3565, 2008.

3)大曲貴夫ほか：抗菌薬コンサルトブック，南江堂，2015.

4)日本結核病学会編：結核診療ガイドライン，南江堂，2015.

参考文献

・菊池　賢ほか監：サンフォード感染症治療ガイド2017，改訂第47版，ライフサイエンス出版，2017.

・青木正和：医師・看護師のための結核疫学シリーズ，第1巻，基礎知識，pp 29-64，結核予防会，2004.

・青木正和：結核病学の展望(前編)．結核，58：371-378, 1983.

・WHO Collaborating Centre for Tuberculoisis, Chemotherapy : A comparative study of daily and twice-weekly continuation regimens of tuberculosis chemotherapy, including a comparison of two duration of sanatorium treatment. Ⅲ. Third report : The results to 36 months. Tubercle, 57 : 45-48, 1976.

・East and Central African/British Medical Research Council : Fifth Collaborative Study : Controlled clinical trial of 4 short course regimens of chemotherapy (three 6 month and one 8-month for pulmonary tuberculosis final report. Tubercle, 67 : 5-15, 1986.

・伊藤邦彦ほか：結核治療中断を防ぐために何が必要か？．結核，83：621-628, 2008.

・ATS/CDC/IDSA : Treatment of tuberculosis. Am Reapir Crit Care Med, 167 : 654-655, 2003.

・豊田恵美子：日本式「院内DOT」の意義．日本胸部臨床，64：525-531, 2005.

・日本結核病学会治療委員会：「結核医療の基準」の見直し-2008年．結核，83：529-535, 2008.

・山本　寛ほか：リファンピシン投与により，ワーファリンの抗凝固作用が抑制された下肢動脈血行再建術後の1例．日本胸部臨床，54：355-359, 1995.

・日本結核病学会治療委員会：「結核医療の基準」の改訂—2018年．Kekkaku, 93：61-68, 2018.

・該当薬剤インタビューフォーム．

モンテカルロシミュレーションとは

一定の条件下で乱数を発生させてシミュレーションをくり返し，得られた値から未知の値を予測する手法で，Crystal BallというソフトやMicrosoft Excelでの計算式などからPK/PDパラメータの目標値が算出できる．無償配布されているソフトには，ビアペネム(オメガシン®)専用の「オメガモン博士」(明治製菓)などがあり，%T＞MICの目標値などを簡単に算出できる．

(坂野　昌志)

13 抗ウイルス薬

ウイルスは感染した宿主(ヒト)細胞を利用して増殖するため，抗ウイルス薬でウイルスを排除しようとしても細胞とウイルスを区別して選択的に作用させることが難しい．そのため，ウイルス特有の活動をターゲットにした薬剤が開発されているものの副作用の頻度が高い薬剤が多いのが現状である．

現在，抗ウイルス薬は大きく分けて抗ヘルペスウイルス薬，抗サイトメガロウイルス薬，抗インフルエンザウイルス薬，抗肝炎ウイルス薬，抗HIV薬があり，ウイルスの増殖を抑制する「抗ウイルス薬」と免疫系に作用する「免疫調整薬」に分けられるため，薬剤の特徴や副作用について十分理解する必要がある．

ここでは抗ウイルス薬の特徴について基本的な情報を記載するが，抗ウイルス薬は効果を測る指標としてのPK/PDパラメータのデータが乏しいため，これまでの抗菌薬の項と異なりSTEP 3は設けず，基本情報のSTEP 1と薬剤個別情報のSTEP 2の2項目での構成とする．また，本項では，経口薬および注射薬についてのみ言及し，外用薬(局所用製剤)については言及しないこととした．

抗ヘルペスウイルス薬（注射・経口）

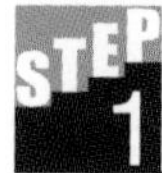

STEP 1 これだけは知っておこう！

基本情報	
ウイルスの特徴	●ヘルペスウイルスは単純ヘルペスウイルス(HSV)と水痘・帯状疱疹ウイルス(VZV)の両方を指し，多くの組織で感染症を起こす．
作用点	●抗ヘルペス薬は，HSV，VZVに由来する酵素によって活性化されて細胞内に取り込まれ，ウイルス増殖に関与するDNAポリメラーゼを阻害することで抗ウイルス作用を示す． ●アメナメビルはヘルペスウイルスDNA複製に必須であるヘリカーゼ・プライマーゼ複合体の酵素活性を直接阻害し抗ウイルス作用を示す．

組織移行性	●経口アシクロビルのバイオアベイラビリティは低いが，吸収後の全身移行性はよい．
その他の特徴	●VZVに対する投与量はHSVに対する投与量よりも多い． ●バラシクロビルはアシクロビルのプロドラッグで，体内で代謝されてアシクロビルになる．バラシクロビルの経口でのバイオアベイラビリティは50%程度とアシクロビルに比べ高く，アシクロビル投与時よりも数倍高い血中濃度が得られる．ファムシクロビルはペンシクロビルのプロドラッグであり，バイオアベイラビリティは77%と高い． ●ビダラビン点滴静注用はアシクロビル耐性のウイルスにも有効である． ●50歳以上の帯状疱疹予防には水痘ワクチン(ビケン)とシングリックス筋注用が認められている．

薬剤の分類と特徴

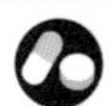

【経口薬】

アシクロビル(ACV) 商品名 ゾビラックス

用法・用量 単純疱疹：1回200mgを1日5回，造血幹細胞移植における単純ヘルペスウイルス感染症（単純疱疹）の発症抑制：1回200mgを1日5回，帯状疱疹：1回800mgを1日5回．

特徴 HSV，VZVの酵素によって活性化され，高い抗ウイルス活性を示す．消化管からの吸収は乏しく通常投与量でもバイオアベイラビリティは20%程度と低い．しかし吸収後の組織移行性は良好である．また一般的に，比較的副作用の頻度が高い抗ウイルス薬において，感染細胞内でのみ取り込みが増大するACVは毒性が低く副作用は少ない．HSVに対する抗ウイルス活性は高いが，VZVに対する抗ウイルス活性はHSVの1/10程度と低い．投与法は1日5回と頻回の服用が必要である．

バラシクロビル(VACV) 商品名 バルトレックス

用法・用量 単純疱疹：1回500mgを1日2回，造血幹細胞移植における単純ヘルペスウイルス感染症（単純疱疹）の発症抑制：1回500mgを1日2回，帯状疱疹・水痘：1回1,000mgを1日3回，性器ヘルペスの再発抑制：1回500mgを1日1回（HIV感染症の患者には1回500mgを1日2回）．

特徴 VACVはACVのプロドラッグで，服用後に代謝されて体内でACVになる．プロドラッグ化されたことで吸収がよくなり，バイオアベイラビリティは50%程度に向上している．ACV錠・顆粒に比べ高い血中濃度が得られ，1日2回もしくは3回投与でよいため有用性は高い．投与後に代謝されてACVになった後の特徴はACV錠・顆粒と同じである．

ファムシクロビル(FCV) 商品名 ファムビル®

用法・用量 単純疱疹：1回250mgを1日3回，帯状疱疹：1回500mgを1日3回.

特徴 FCVはペンシクロビルのプロドラッグで，服用後速やかに代謝を受け活性代謝物ペンシクロビルに変換される．バイオアベイラビリティは77%と高い．1日3回投与でよいため有用性は高い．単純疱疹・帯状疱疹に適応があり，効果はVACVと同等である.

アメナメビル(AMNV) 商品名 アメナリーフ®

用法・用量 帯状疱疹：1回400mgを1日1回.

特徴 AMNVはヘリカーゼ・プライマーゼ阻害薬として抗ヘルペスウイルス作用を発揮する．半減期は7時間であり，1日1回の投与で十分な効果を発揮する．主として胆汁から糞便に排出されるため，腎機能低下患者にも用量調節の必要がない.

【注射薬】

アシクロビル(ACV) 商品名 ゾビラックス

用法・用量 単純疱疹・水痘・帯状疱疹：1回5mg/kgを1日3回，脳炎・髄膜炎：1回5～10mg/kgを1日3回.

特徴 HSV，VZVの酵素によって活性化され，高い抗ウイルス活性を示す．代表的な抗ヘルペスウイルス薬の注射薬で，HSV，VZVに有効である．経口薬のACVは吸収が悪いが注射薬では吸収の問題がないため，単純ヘルペス脳炎・髄膜炎などの重症単純ヘルペス感染や，免疫不全患者の水痘・帯状疱疹などの重症例に用いられる．投与法は8時間ごとに1時間点滴という時間依存性の投与が必要になる.

ビダラビン(Ara-A) 商品名 アラセナ-A

用法・用量 単純ヘルペス脳炎：1日10～15mg/kg，免疫抑制患者における帯状疱疹：1日5～10mg/kg.

特徴 ACV耐性のHSV，VZVにも有効である．しかしACV耐性ではないHSV，VZVに対しては，Ara-AよりもACVの方が高い効果を示す．ACV，Ara-Aいずれも使用できる場合にAra-Aが優先的に使用される例は少ない．投与は1日1回で点滴時間は2～4時間である．副作用の頻度はACVよりも高い.

組織移行性

組織移行性はアシクロビル・バラシクロビルとビダラビンで多少の差はあるものの，腎・尿路，肝・胆および髄液への移行はよい．また，眼への移行もよい．ファムシクロビルでは脳や眼球への移行性は低いと考える.

排泄

アシクロビル，バラシクロビルは約75%，ビダラビンは約50%，ファムシクロビルは約60%と4剤いずれも腎が主たる排泄経路である．腎機能低下時にはいずれも用量の調節が必要である．アメナメビルは主に糞中に排泄されるため腎機能低下時も投与量の調節は必要ない(**表1**).

表1 抗ヘルペスウイルス薬の腎機能による用量調節

薬剤名（略号）		クレアチニンクリアランス(mL/min/1.73m^2)		
		＞25	10〜25	＜10
経口	ACV	・単純疱疹		
		1回200mg1日5回	1回200mg1日5回	1回200mg1日2回
		・帯状疱疹		
		1回800mg1日5回	1回800mg1日3回	1回800mg1日2回

薬剤名（略号）		クレアチニンクリアランス(mL/min)			
		≧50	30〜49	10〜29	＜10
経口	VACV	・単純疱疹/造血幹細胞移植における単純ヘルペスウイルス感染症（単純疱疹）の発症抑制			
		500mgを12時間ごと	500mgを12時間ごと	500mgを24時間ごと	500mgを24時間ごと
		・帯状疱疹			
		1,000mgを8時間ごと	1,000mgを12時間ごと	1,000mgを24時間ごと	500mgを24時間ごと
		・性器ヘルペスの再発抑制			
		500mgを24時間ごと HIV感染症の患者： 500mgを12時間ごと	500mgを24時間ごと HIV感染症の患者： 500mgを12時間ごと	250mgを24時間ごと HIV感染症の患者： 500mgを24時間ごと	250mgを24時間ごと HIV感染症の患者： 500mgを24時間ごと

薬剤名（略号）		クレアチニンクリアランス(mL/min)			
		≧60	40〜59	20〜39	＜20
経口	FCV	・単純疱疹			
		1回250mgを1日3回	1回250mgを1日3回	1回250mgを1日2回	1回250mgを1日1回
		・帯状疱疹			
		1回500mgを1日3回	1回500mgを1日2回	1回500mgを1日1回	1回250mgを1日1回
	AMNV	通常量			

薬剤名（略号）		クレアチニンクリアランス(mL/min)			
		＞50	50〜25	10〜25	＜10
注射	ACV	通常量	通常1回量を 12時間ごと	通常1回量を 24時間ごと	通常1回量の50%を 24時間ごと

薬剤名（略号）		クレアチニンクリアランス(mL/min)	
		≧30	＜30
注射	Ara-A	通常量	75%に減量

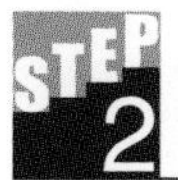

少し詳しい内容を知ろう！

抗ヘルペスウイルス薬は，HSV薬とVZV薬の両者を指し，感染部位は皮膚科領域，小児科領域，産婦人科領域，泌尿器科領域，眼科領域，神経系，移植後など多岐にわたるが，感染経路は体外からの感染と体内の神経節からの発症に分けられる(**表2**).

抗ヘルペスウイルス薬は，HSVによる角膜ヘルペスにイドクスウリジンが使用されたのが最初で，それ以降ビダラビン，アシクロビル，バラシクロビル，ファムシクロビル，アメナメビルが開発され臨床で広く使用されている．これらの抗ヘルペス薬は適応疾患に対して投与量，投与法が大きく異なり(**表3**)，症例ごとに適した薬剤選択が必要になる．ここでは外用薬は省き，抗ヘルペスウイルス薬のなかで経口薬および注射薬についてのみ解説する．

表2 ヘルペスウイルスの主な感染経路と潜伏期間

疾　患	原因ウイルス	感染経路	潜伏期間
単純ヘルペス感染	HSV	病変部からほかの人の粘膜やバリア機能が低下した皮膚に感染．もしくはHSVに汚染された手指，タオルなどを介して感染．大部分は粘膜からの感染だが，皮膚から感染する場合は皮膚炎，擦過傷などがある．(他人からの感染)	7日以内
		初感染で不顕性であった場合でも，感染し神経節に潜伏していたHSVが何らかの誘引で再活性化し，神経軸索を介して各組織に病巣を形成する．(他人からの感染ではない)	数年～数十年
水痘	VZV	飛沫および空気中の飛沫核が上気道粘膜に接触しVZVに感染する．(他人からの感染)	約2週間
帯状疱疹	VZV	水痘罹患時に神経節に潜伏したVZVが何らかの誘引で再活性化し，潜伏神経節から神経軸索を介して各組織に病巣を形成する．(他人からの感染ではない)	数年～数十年

表3 抗ヘルペスウイルス薬の比較

薬　剤	HSVによる単純疱疹	骨髄移植におけるHSV感染症の発症抑制	帯状疱疹	水　痘	その他
ACV 錠・顆粒	1回200mg 1日5回 5日間まで	1回200mg 1日5回 移植7日前～移植後35日間まで	1回800mg 1日5回 7日間まで	1回20mg/kg（小児） （ただし1回は最大800mg） 1日4回 5日間まで	—
ACV 点滴静注用	1回5mg/kg　1日3回　8時間ごと　7日間まで ただし，点滴静注は免疫機能の低下した患者に使用				脳炎・髄膜炎 1回10mg/kg（小児20mg/kg）まで増量可，投与期間も状態に応じて延長可
VACV 錠・顆粒	1回500mg 1日2回 5日間まで 小児は1回25mg/kgを1日3回（10kg未満），1日2回（10kg以上）	1回500mg 1日2回 移植7日前～移植後35日間まで 小児は1回25mg/kgを1日3回（10kg未満），1日2回（10kg以上）	1回1,000mg 1日3回 7日間まで 1回25mg/kg（小児） （ただし1回最大100mg）	1回25mg/kg（小児） （ただし1回は最大1,000mg） 1日3回 5日間まで（成人は7日間まで） 成人もしくは体重40kg以上の小児は1回量1,000mg	性器ヘルペスに再発抑制 1日1回500mg ただし，HIV感染時は1回500mg 1日2回
FCV錠	1回250mg 1日3回 5日間まで	—	1回500mg 1日3回 7日間まで	—	—
Ara-A 点滴静注	—	—	1日1回 5～10mg/kg 5日間まで （免疫機能が低下した患者のみに使用）	—	HSVによる脳炎 1日 10～15mg/kg 10日間まで
AMNV錠	—	—	1回400mg 1日1回 7日間まで	—	—

経口薬

1 アシクロビル

重要 感染症の適応　単純疱疹，HSVの予防，帯状疱疹，水痘など

アシクロビルは標的となるHSV，VZVなどの酵素であるチミジンキナーゼによって細胞内に取り込まれて活性化され，標的ウイルスのDNAポリメラーゼを阻害して抗ウイルス活性を示す．感染細胞内でのみ活性化されるため，全身投与での副作用が非常に少ないことが大きな特徴である．アシクロビルはHSV，VZVのほか，サイトメガロウイルス(CMV)やヘルペスウイルス属のEBウイルス(EBV)にも活性を示す．アシクロビルが最も強い抗ウイルス活性を示すのはHSVで，VZVにはHSVの1/10程度の活性しか示さない．現在のところアシクロビルが保険適用をもつのはHSVとVZVのみである．CMVに対する活性はあまり強くないため，抗ウイルス活性は示すものの臨床上使用できるレベルではない．一方，EBVには保険適用はないが効果が期待できると考えられている．

また，経口アシクロビルは吸収が乏しく，通常投与量のバイオアベイラビリティは20%程度と低いが，投与量が増えるとさらに低下する．この吸収の悪さがアシクロビル経口薬の最大の欠点であるといえるかもしれない．しかし，吸収後の組織移行性は良好で，髄液中には血中濃度の20%，前眼房水中には血中濃度の40%程度移行する．吸収されれば感染部位において高い効果を期待できるため，いかに吸収率を上げるかが重要なポイントとなる．

HSVによるアシクロビル耐性は免疫に異常がない患者で問題になることはまれで，通常はHIV患者などの免疫不全患者で問題になる．耐性機序はHSV，VZVともにチミジンキナーゼの変異によるものが最も多いが，DNAポリメラーゼの変化が原因になることもある．

アシクロビル経口薬の投与は1日5回(朝，昼，おやつ時，夕，寝る前)服用が通常の投与法である．アシクロビル注射薬では腎機能低下時に投与量・投与間隔の調節が必要になるが，経口薬ではあまり問題にならない．ただし血液透析では最大60%程度除去されるため，透析終了後に追加投与が必要になる．

2 バラシクロビル

重要 感染症の適応 単純疱疹，HSVの予防，帯状疱疹，水痘など

バラシクロビルはアシクロビルのL-バリンエステル体で，経口後に肝臓内で加水分解を受け，ほとんどがアシクロビルになるプロドラッグである．プロドラッグ化することで吸収が向上し，バイオアベイラビリティは50%程度になり，血中濃度はアシクロビル経口薬服用時の3～5倍になる．そのため，投与方法も単純疱疹では1日2回，帯状疱疹や水痘でも1日3回でよく，1日5回服用しなくてはならないアシクロビル経口薬に比べてアドヒアランスの面でも有用性は高い．基本的に同じアシクロビルで体内での特徴はアシクロビルとバラシクロビルは同じであるが，比較するとバラシクロビルの有用性がよくわかる(**表3**)．

3 ファムシクロビル

重要 感染症の適応 単純疱疹，帯状疱疹

ファムシクロビルは，服用後速やかに代謝を受け，活性代謝物ペンシクロビルに変換される．ペンシクロビルはウイルス感染細胞内において，ウイルス由来のチミジンキナーゼにより一リン酸化され，さらに宿主細胞由来キナーゼにより三リン酸化体(PCV-TP)となりDNAポリメラーゼ阻害作用を示す．アシクロビルと同様に感染細胞内で作用するため，ウイルス非感染細胞に対する影響は少ないものと考えられる．基本的にはアシクロビル耐性であればファムシクロビルに対しても耐性を示す．

バイオアベイラビリティは77%と高く，1日3回投与でよい．有効性はバラシクロビルと同等であるが，単純疱疹・帯状疱疹のみの適応である．

4 アメナメビル

重要 感染症の適応 帯状疱疹

アメナメビルは，非核酸類似構造の抗ヘルペスウイルス薬であり(**図1**)，ウイルスDNA複製に必須とされるウイルス由来のヘリカーゼ・プライマーゼ複合体の酵素活性を阻害することで，抗ウイルス作用を示す．ヘリカーゼは，ウイルスの2本鎖DNAをほどいて2本の1本鎖にする．そしてそれぞれ1本鎖

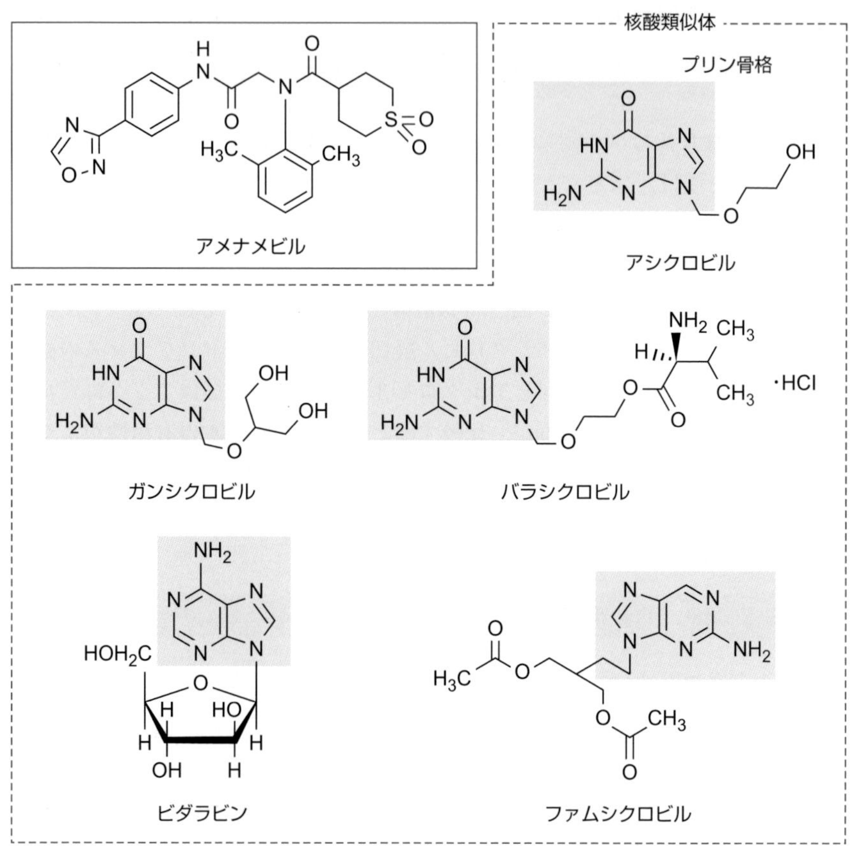

図1 抗ウイルス薬の構造比較

となった鋳型DNAにDNA複製の起点となるRNAプライマーを合成するのがプライマーゼである．アメナメビルの特徴は，①既存の核酸アナログよりもより早い段階でウイルスDNAの複製を阻害すること，②既存の抗ヘルペスウイルス薬と作用機序が異なるため交差耐性を示さない，③1日1回投与が可能で腎機能低下時に用量調節を必要としないことが挙げられる．食事によって吸収が増加するため食後に内服する．ヒトではヘルペスウイルスの増殖のピークが昼間にあることが推察されており，増殖前の朝に内服するのがベストだと考えられている[1)]．

抗ヘルペスウイルス薬に共通する点は，服薬から臨床効果発現までに2日前後のタイムラグがあるので，すぐに効果が現れなくても自己判断で中止しないように指導することも大切である．また，帯状疱疹による皮疹出現後５日以内に抗ヘルペスウイルス薬を開始し，7日間投与して改善がみられない，あるいは悪化するときは他の治療に変更する．リファンピシンとは併用禁忌である．

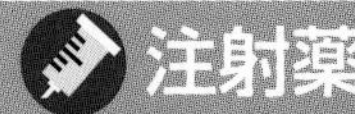

注射薬

1 アシクロビル

重要 感染症の適応 HSV，VZVによる脳炎，髄膜炎のほか，単純疱疹・水痘・帯状疱疹の重症例

アシクロビル点滴静注用はアシクロビル経口薬よりも重症例に用いられる．注射薬であるため，アシクロビル経口薬の最大の欠点であったバイオアベイラビリティの低さは問題にならずアシクロビルの利点を最大限に発揮できる．作用機序などの特徴はアシクロビル経口薬と同じである．

2 ビダラビン

重要 感染症の適応 HSVによる脳炎，免疫抑制患者における帯状疱疹など

ビダラビンはHSV，VZVのDNA依存DNAポリメラーゼを強力に阻害して抗ウイルス活性を示す．作用機序がチミジンキナーゼに関与していないため，アシクロビル耐性のHSV，VZVにも有効である．しかし，アシクロビルの項で解説したように，免疫異常者以外ではHSV，VZV耐性が問題になることはまれであり，通常の患者では基本的にアシクロビル(バラシクロビルも含む)が使用されるためビダラビンが第一選択薬として使用される例は少ない．現在のところビダラビンが保険適用をもつのはHSVとVZVのみであるが，CMVへの効果も期待できると考えられている．また，ペントスタチン製剤との併用は腎不全，肝不全のほか神経毒性などの重篤な副作用が報告されており禁忌である．ビダラビンの副作用で重篤なものは骨髄抑制や精神神経障害などがある．

まとめ

HSV, VZVは非常に多くの組織に感染し重篤な症状を引き起こすことがあるため，早期に十分な治療を行う必要がある．しかし，経口薬での治療では服用回数が多くアドヒアランスが低下する危険性がある．また，外来患者の場合は，医師からの処方を受けても薬剤費が高額(**表4**)であるために保険薬局の窓口で患者が薬の受け取りを拒否するケースもある．そのため，治療の重要性について説明を行うとともに患者の背景に合わせた薬の選択が重要になる．

抗ヘルペスウイルス薬はあまり頻繁に使用される薬ではないため難解なイメージをもたれることがあるが，バラシクロビルはアシクロビルの改良型であり，抗ヘルペスウイルス薬は，基本的にはアシクロビルとビダラビンとファムシクロビル，アメナメビルの4剤のみである．そのため，特徴を比較して理解することが重要である．

表4 帯状疱疹の場合の薬価比較

薬剤	1錠あたりの薬価	7日間投与した場合の薬価	3割負担患者の窓口支払い金額(薬剤費)
ゾビラックス錠200mg	55.7円	7,798円	2,339円
アシクロビル錠200mg(後発品)	27.3円	3,822円	1,146円
バルトレックス錠500mg	324.2円	13,616円	4,084円
バラシクロビル錠500mg(後発品)	79.8円	3,351円	1,005円
ファムビル®錠250mg	347.6円	14,598円	4,380円
アメナリーフ®錠200mg	1,342.7円	18,797円	5,638円

薬価は2021年4月時点，後発品で複数存在する際は最低薬価のもので表記．
窓口での支払い金額は負担割合によって変わる．
後発品は安価であるため，患者背景に応じて後発品も検討する必要がある．

抗サイトメガロウイルス薬（注射・経口）

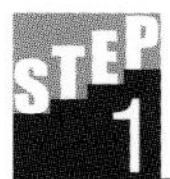

STEP 1 これだけは知っておこう！

基本情報	
ウイルスの特徴	●サイトメガロウイルス(CMV)感染が問題になるのは，主に移植後やHIV感染症患者のように免疫が低下した患者である． ●CMV感染症は網膜炎や肺炎が主であるが，食道炎，結腸炎や脳炎，多発神経根炎などの神経学的病変も生じる．
作用点	●ガンシクロビル，バルガンシクロビル，ホスカルネットは，DNAポリメラーゼを阻害することで抗ウイルス作用を示す．レテルモビルは，CMV固有のDNAターミナーゼ複合体を選択的に阻害する．
組織移行性	●注射薬のガンシクロビル，ホスカルネットは注射後の組織移行性はよく，バルガンシクロビルも吸収後の組織移行性はよい．レテルモビルは組織移行は良好だが，血液脳関門は通過しない．
その他の特徴	●バルガンシクロビルのバイオアベイラビリティは60%と比較的高い値を示す．レテルモビルのバイオアベイラビリティは94%と良好だが，造血幹細胞移植患者で35%と低くなる．

薬剤の分類と特徴

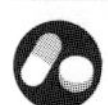

【経口薬】

バルガンシクロビル(VGCV) 商品名 バリキサ®

用法・用量 サイトメガロウイルス感染症：〈初期治療〉1回900mgを1日2回，〈維持治療〉1回900mgを1日1回，臓器移植（造血幹細胞移植を除く）におけるサイトメガロウイルス感染症の抑制：1回900mgを1日1回．

特徴 GCVのプロドラッグで，吸収後ただちにGCVになる．GCVは多くのヘルペスウイルス属に活性を示すが，CMVが最大のターゲットであり，保険適用もCMV感染のみである．内服後の吸収はよくバイオアベイラビリティは60%程度で，VGCV 1回900mg投与では静注用GCV 5mg/kg投与と同等の血中濃度が得られる．副作用の頻度は高く，VGCV服用患者の1/4は何らかの副作用によって投与が中断される．小児用にドライシロップが発売されている．

レテルモビル(LMV) 商品名 プレバイミス®

用法・用量 1回480mgを1日1回．シクロスポリンと併用する場合には1回240mgを1日1回．

特徴 LMVはヒトには存在しないCMV固有のDNAターミナーゼ複合体を選択的に阻害する．造血幹細胞移植時のCMV感染症の発症抑制に適応がある．バイオアベイラビリティは94%と良好であるが造血幹細胞移植後患者では35%と低下する．骨髄抑制や腎毒性が低いという特徴をもち，他の薬剤とも交差耐性を示さないが，耐性ウイルスが報告されている[2]．

【注射薬】

ガンシクロビル(GCV) 商品名 デノシン®

用法・用量 サイトメガロウイルス感染症：〈初期治療〉1回5mg/kgを1日2回，〈維持治療〉1日6mg/kgを週に5日または1日5mg/kgを週に7日．

特徴 GCVはDNAポリメラーゼを強く阻害することにより抗ウイルス活性を示す．投与されたGCVはCMV感染細胞に高濃度で入り，非感染細胞に比べ10倍程度の濃度になる．GCVは多くのヘルペスウイルス属に活性を示すが，CMVが最大のターゲットであり，保険適用もCMV感染のみである．GCVの注射薬での投与であり吸収の問題もなく組織移行性は良好で，髄液中や脳組織内にも移行する．投与量，投与法は初期投与量と維持療法とで異なる．骨髄抑制や中枢神経系の副作用が多く，どちらかの副作用によってGCV注射薬投与患者の1/3は投与が中断される．強アルカリ製剤（pH約11）のため配合変化が起こりやすく，1バイアルを注射用水10mLで希釈してから必要量を生理食塩液，5%ブドウ糖液，リンゲル液などに混合して使用する．

ホスカルネット 商品名 ホスカビル®

用法・用量 後天性免疫不全症候群（エイズ）患者におけるサイトメガロウイルス網膜炎，造血幹細胞移植患者におけるサイトメガロウイルス感染症：〈初期治療〉1回60mg/kgを1日3回または90mg/kgを1日2回，〈維持治療〉1回90～120mg/kgを1日1回，造血幹細胞移植患者におけるサイトメガロウイルス血症：〈初期治療〉1回60mg/kgを1日2回，〈維持治療〉1回90～120mg/kgを1日1回．造血幹細胞移植後のヒトヘルペスウイルス6脳炎：1回60mg/kgを1日3回．

特徴 直接的にウイルスのDNAポリメラーゼを阻害することで抗ウイルス活性を示す．CMVのほかHSV，VZVにも良好な抗ウイルス活性を示し，ACV耐性のHSV，VZVにも有効であるが，保険適用はCMV感染のみである．CMVではGCV耐性もしくは副作用でGCVが使用できない場合に使用されることが多い．GCVとホスカルネットの併用でCMVに対して相乗効果が得られるが，臨床で使用されることはまれである．点滴投与した後の組織移行性は良い．副作用では高頻度で重篤な腎機能障害を起こすため注意が必要である．

レテルモビル 商品名 プレバイミス®

用法・用量 1回480mgを1日1回．シクロスポリンと併用する場合には1回240mgを1日1回．

特徴 経口薬と同様に造血幹細胞移植時のCMV感染症の発症抑制に適応がある．添加剤としてヒドロキシプロピル-β-シクロデキストリンが含まれるため中等度または重度（クレアチニンクリアランス<50mL/分）の腎機能障害のある患者には添加物の蓄積により腎機能障害の悪化を引き起こす可能性がある．

組織移行性

組織移行性はバルガンシクロビル・ガンシクロビルとホスカルネットで多少の差はあるものの，腎・尿路，肝・胆および髄液への移行は良い(**表5**).

排泄

レテルモビル以外の3剤は，いずれも腎が主たる排泄経路で，ほぼ100%が腎から排泄される．そのため，腎機能低下時にはいずれも用量の調節が必要である(**表6**).

表5 抗サイトメガロウイルス薬の組織移行性

薬品名		消化管	脳・髄液	眼	腎・尿路	肝	肺	膵
経口	バルガンシクロビル	◎	◎	◎	○	○	◎	○
注射	ガンシクロビル	◎	◎	◎	○	○	◎	○
	ホスカルネット	◎	◎	◎	○	○	◎	○

添付文書上に対応する適応がある場合を移行性ありとして○，ない場合を－，各ガイドラインに第一・二選択薬として記載されている場合を移行性良好と考え◎とした.

表6 抗サイトメガロウイルス薬の腎機能による用量調節

薬剤名		クレアチニンクリアランス(mL/min)				
		≧60	40～59	25～39	10～24	＜10
経口	バルガンシクロビル	・初期治療				
		1回900mgを1日2回	1回450mgを1日2回	1回450mgを1日1回	1回450mgを1日おき	ガンシクロビルを考慮
		・維持治療，発症抑制				
		1回900mgを1日1回	1回450mgを1日1回	1回450mgを1日おき	1回450mgを週2回	ガンシクロビルを考慮

薬剤名		クレアチニンクリアランス(mL/min)				
		≧70	50～69	25～49	10～24	＜10
注射	ガンシクロビル	・初期治療				
		5mg/kgを12時間ごと	2.5mg/kgを12時間ごと	2.5mg/kgを24時間ごと	1.25mg/kgを24時間ごと	1.25mg/kgを透析後，週3回
		・維持治療				
		5mg/kgを24時間ごと	2.5mg/kgを24時間ごと	1.25mg/kgを24時間ごと	0.625mg/kgを24時間ごと	0.625mg/kgを透析後，週3回

表6 抗サイトメガロウイルス薬の腎機能による用量調節(つづき)

薬剤名		クレアチニンクリアランス(mL/min/kg)						
		>1.4	1<Ccr ≦1.4	0.8<Ccr ≦1	0.6<Ccr ≦0.8	0.5<Ccr ≦0.6	0.4≦Ccr ≦0.5	<0.4
注射	ホスカルネット	●後天性免疫不全症候群(エイズ)患者におけるサイトメガロウイルス網膜炎，造血幹細胞移植患者におけるサイトメガロウイルス感染症						
		・初期療法　点滴時間：1時間以上						
		1回 60mg/kg	1回 45mg/kg	1回 35mg/kg	1回 40mg/kg	1回 30mg/kg	1回 25mg/kg	投与しない
		1日3回(8時間ごと)			1日2回(12時間ごと)			
		・初期療法　点滴時間：2時間以上						
		1回 90mg/kg	1回 70mg/kg	1回 50mg/kg	1回 80mg/kg	1回 60mg/kg	1回 50mg/kg	投与しない
		1日2回(12時間ごと)			1日1回(24時間ごと)			
		・維持療法　点滴時間：2時間以上						
		・通常投与量：90mg/kg/日						
		1回 90mg/kg	1回 70mg/kg	1回 50mg/kg	1回 80mg/kg	1回 60mg/kg	1回 50mg/kg	投与しない
		1日1回(24時間ごと)			2日に1回(48時間ごと)			
		・通常投与量：120mg/kg/日						
		1回 120mg/kg	1回 90mg/kg	1回 65mg/kg	1回 105mg/kg	1回 80mg/kg	1回 65mg/kg	投与しない
		1日1回(24時間ごと)			2日に1回(48時間ごと)			
		●造血幹細胞移植患者におけるサイトメガロウイルス脳症						
		・初期療法　点滴時間：1時間以上，1日2回(12時間ごと)						
		1回 60mg/kg	1回 45mg/kg	1回 35mg/kg	1回 25mg/kg	1回 20mg/kg	1回 15mg/kg	投与しない
		・維持療法　点滴時間：2時間以上						
		・通常投与量：90mg/kg/日						
		1回 90mg/kg	1回 70mg/kg	1回 50mg/kg	1回 80mg/kg	1回 60mg/kg	1回 50mg/kg	投与しない
		1日1回(24時間ごと)			2日に1回(48時間ごと)			
		・通常投与量：120mg/kg/日						
		1回 120mg/kg	1回 90mg/kg	1回 65mg/kg	1回 105mg/kg	1回 80mg/kg	1回 65mg/kg	投与しない
		1日1回(24時間ごと)			2日に1回(48時間ごと)			
経口 注射	レテルモビル	通常量						

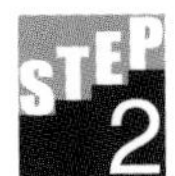

少し詳しい内容を知ろう！

CMVはヘルペスウイルス科に属するDNAウイルスである．CMV感染はほとんどの人が成人になるまでに経験しているが，不顕性感染であるため感染したことにすら気がつかずに経過していることが多い．感染症状が認められる場合としてリンパ節腫脹などを伴う伝染性単核症などがあるが，この場合でも治療をせずに自然治癒するなど，通常CMVは健康な人に感染しても問題になることは少ない．

しかし，HIV感染患者やがん化学療法施行中の患者および移植などで免疫が低下している患者の場合は肺炎，腸炎，網膜炎，脳炎などの重篤な疾患を引き起こす危険な感染症の原因ウイルスとなるため適切な対処が必要になる．現在，抗CMV薬は経口薬のバルガンシクロビル，レテルモビル，注射薬のガンシクロビル，ホスカルネット，レテルモビルがある．ここでは抗CMV薬について解説する．

経口薬

1 バルガンシクロビル

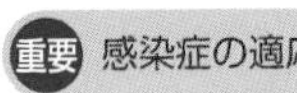

HIV感染症におけるCMV網膜炎の治療，臓器移植患者のCMV感染症の予防など

バルガンシクロビルはガンシクロビルのL-バリルエステル体の構造をもつプロドラッグで，経口投与後に腸管から吸収されて速やかにガンシクロビルになる．ガンシクロビルは海外では経口薬も存在するが，バイオアベイラビリティが10%未満と非常に吸収が悪いためにバルガンシクロビルが開発された．プロドラッグ化してバルガンシクロビルにしたことで飛躍的に吸収が良くなり，バイオアベイラビリティが60%程度にまで向上し，通常投与量の1回900mg服用ではガンシクロビル点滴静注を5 mg/kgで使用した場合と同程度の血中濃度が得られるまでになった．高い血中濃度が得られることで，CMVによる網膜炎の初期治療ではガンシクロビル注射薬と同等の治療成績をおさめたという報告もあり，視力に問題のないHIV感染患者のCMV網膜炎では最初からバルガンシクロビルを使用することもできる．また，経口で投与できるという点は，

長期の維持療法を必要とするHIV感染患者のCMV感染症の治療において特に大きな利点であるといえる.

バルガンシクロビル吸収後のガンシクロビルは, CMV感染が問題になる眼内や中枢神経への移行が良いが, ガンシクロビル注射薬と同様に骨髄抑制や中枢神経系の副作用が多く, バルガンシクロビル投与症例の1/4程度は何らかの副作用によって投与が中断される. その他, 抗ウイルス作用を示す作用機序などの特徴はガンシクロビル注射薬と同じであるため, ガンシクロビル注射薬の解説を参照していただきたい.

2 レテルモビル

重要 感染症の適応 造血幹細胞移植時のCMV感染症の発症抑制

レテルモビルは他の抗CMV治療薬と異なり, ヒトには存在しないCMVのDNAターミナーゼを阻害することでCMVの増殖を抑制する. バイオアベイラビリティは94%と良好だが造血幹細胞移植患者で低下する理由として, がん化学療法などによる消化管粘膜障害により, 消化管吸収が低下した可能性が高いと考えられている. レテルモビルはCYP3Aの時間依存的な阻害作用とCYP2C9およびCYP2C19の誘導作用があるため, ピモジド, エルゴタミン製剤が併用禁忌, フェニトインやボリコナゾールなどが併用注意となっている. また, シクロスポリンと併用する場合には240mgに減量する.

現在の適応は「造血幹細胞移植時のCMV感染症の発症抑制(予防投与)」であり, CMV感染症の治療や先制攻撃的治療(免疫抑制状態の患者などに, 症状が発現する前の段階で投与を行う治療)には適応がない. CMV抗体陽性の成人同種造血幹細胞移植患者を対象とした第Ⅲ相国際共同試験では, 移植後24週以内にCMV感染症がみられた患者の割合は, レテルモビル群が37.5%, プラセボ群が60.6%と有意に低かった. また, ほかのCMV治療薬で問題となる副作用の骨髄抑制についても両群で同等であった[3]. 最近の報告では臨床株でも変異株が報告されている点には注意が必要である[4].

注射薬

1 ガンシクロビル

重要 感染症の適応 免疫不全例のCMV感染症全般の治療・予防

ガンシクロビルはヌクレオチドを構成するデオキシグアノシンの類似体である．投与されたガンシクロビルが細胞に入るとCMV由来のプロテインキナーゼおよび人の細胞によってリン酸化され，活性型の三リン酸(ガンシクロビル三リン酸)となる．このガンシクロビル三リン酸はデオキシグアノシン三リン酸と構造類似であるため，DNAポリメラーゼの基質であるデオキシグアノシン三リン酸と拮抗してウイルスの複製に重要なウイルスDNAポリメラーゼを強く阻害する．

ガンシクロビルは抗ヘルペスウイルス薬のアシクロビルと非常によく似た構造(→p.276，図1)で，多くのヘルペスウイルス属に抗ウイルス活性を示し，VZVなどにも有効であるが，最大のターゲットとなるのはCMVで，保険適用もCMV感染のみである．

構造類似のガンシクロビルとアシクロビルについて，CMVに対する効果を比較した場合，CMV感染細胞内でのガンシクロビル三リン酸の濃度は非感染細胞内の10倍にまで達するが，アシクロビルの場合，アシクロビル三リン酸の濃度はガンシクロビルの1/10程度と低い．そのためアシクロビルはガンシクロビルと非常によく似た構造でありながら，CMVに対して十分な効果が期待できない．

ガンシクロビル点滴静注用はHIV感染患者や免疫抑制薬投与中などの免疫不全症例のCMV感染に使用される．初期投与量は「1回5 mg/kgを1日2回，12時間ごとに1時間以上かけて14日間点滴静注」であるが，CMV感染によって細胞内の半減期は十数時間～24時間にまで延長するため，再発の可能性が高い場合は必要に応じて維持投与として「1日6 mg/kgを週に5日または1日5 mg/kgを週に7日」という1日1回投与に移行する．

投与法が点滴静注であるため吸収の問題はない．髄液中の濃度は最も高い例では血中濃度の約70%，脳組織内濃度は約40%と組織移行性は良好である．しかし排泄経路が腎であり，腎機能低下症例ではクレアチニンクリアランスに応じた投与量の調節が必要になる．また，ガンシクロビル耐性CMVはガンシクロビル投与経験のない症例ではみられないが，長期間にわたる使用などによりCMV由来のプロテインキナーゼの変異によるリン酸化の低下や標的部位のウイルスDNAポリメラーゼの変異などで耐性化する場合がある．耐性化した場合はバルガンシクロビルも使用できないため，ホスカルネットが代替薬として使用される．

ガンシクロビルは副作用の頻度が高い薬剤で，最も多い副作用に骨髄抑制があり，通常投与量でも投与開始14日頃に高頻度に発現するほか，精神神経障害などの中枢神経障害も多く，ガンシクロビル点滴静注では副作用によって投与症例の1/3程度は投与が中断される．

2 ホスカルネット

重要 感染症の適応　**ガンシクロビルやバルガンシクロビルの代替薬としての使用**

ホスカルネットはガンシクロビルなどと異なり，活性型になるために細胞内でのリン酸化などを受ける必要はなく，直接DNAポリメラーゼを強く阻害する．ガンシクロビルやバルガンシクロビルと比較して高頻度かつ重篤な腎障害を起こすことや高価であることなどから，基本的にガンシクロビル耐性のCMVや副作用でガンシクロビルが使用できない場合にのみ使用される．

保険適用上はCMV感染とHSV6脳炎のみであるが，HSV，VZVにも有効で，アシクロビル耐性のHSVやVZVなどにも使用される場合がある．

初期投与量は「1回60mg/kgを1日3回，8時間ごとに1時間以上かけて点滴，もしくは1回90mg/kgを1日2回，12時間ごとに2時間以上かけて点滴」という時間依存性薬剤に特徴的な投与が行われる．投与後はCMV感染が問題になる眼や中枢神経系に十分に行き渡る．本剤(24mg/mL：6,000mg/250mL/バイアル)を中心静脈より投与する場合は希釈せずに用いるが，末梢静脈より投与する場合には，血管への刺激を軽減するために，5％ブドウ糖注射液または生理食塩液にて2倍に希釈して用いる．また，腎毒性を軽減するため適切な水分負荷を行う(通常，本剤初回投与前およびその後本剤を点滴静注するごとにあわせて生理食塩液0.5～1L/回，最大2.5L/日までを点滴静注する)．ループ利尿薬による強力な利尿作用により，腎障害を引き起こす可能性があるため，利尿薬を併用する場合にはチアジド系利尿薬を用いる．

副作用として最も注意しなければならないのは腎機能障害で，基本的には可逆性であるが透析が必要になるほど重篤化する場合もあるので併用薬も含めて十分な管理が必要になる．また，ガンシクロビルとの併用で相乗効果(→p.79)も期待できるが，併用により副作用のリスクも高まるため実際に併用されることは少ない.

3 レテルモビル

重要 感染症の適応　造血幹細胞移植時のCMV感染症の発症抑制

添加剤としてヒドロキシプロピル-β-シクロデキストリンが含まれるため中等度または重度(クレアチニンクリアランス＜50mL/分)の腎機能障害のある患者には添加物の蓄積により腎機能障害の悪化を引き起こす可能性がある. 0.2μmのインラインフィルターを使用して投与する. 詳細は経口薬の項(→p.284)参照.

まとめ

CMVは健康な状態での感染が問題にならない分, 感染症として治療が必要な状況は非常にリスクが高い状態であるといえる. そのため治療に使用される薬剤の特徴は十分に理解しておく必要があるが, 現実的な問題として抗CMV薬に接する機会はほとんどない. 使用する際には注意事項を読み直してからの慎重な投与が勧められる.

抗インフルエンザウイルス薬（注射・経口・吸入）

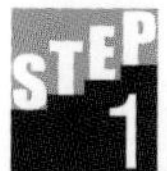

これだけは知っておこう！

基本情報	
ウイルスの特徴	●インフルエンザウイルスで臨床的に問題になるのはA型とB型で，大規模な流行を起こすのはA型である．
薬剤	●アマンタジンはA型，それ以外の薬剤はA型，B型両方に有効である． ●インフルエンザウイルスの細胞内への吸着・侵入を阻害するアマンタジンは耐性株も多く，現在ではインフルエンザ予防・治療の目的で使用されることは少なくなっている． ●ノイラミニダーゼ阻害薬であるオセルタミビル，ザナミビル，ラニナミビル，ペラミビル．キャプ依存性エンドヌクレアーゼ阻害薬のバロキサビルが主にインフルエンザウイルス治療に使用される． ●RNAポリメラーゼ阻害薬のファビピラビルは他の抗インフルエンザウイルス薬が無効または効果不十分な新型または再興型インフルエンザウイルス感染症が発生し，本剤を当該インフルエンザウイルスへの対策に使用すると国が判断した場合にのみ，患者への投与が検討される．
その他の特徴	●オセルタミビルの吸収は良好で，バイオアベイラビリティは80%程度と高い． ●ザナミビル，ラニナミビルは吸入薬であり，インフルエンザウイルス感染部位の呼吸器粘膜局所に高濃度に移行する． ●ペラミビルは唯一の注射薬であり内服や吸入ができない症例に対し有効である． ●バロキサビルは単回経口投与で治療が完結する．臨床例から検出されたウイルスでアミノ酸変異が認められ，バロキサビル低感受性株が報告されている． ●インフルエンザウイルスの予防接種は，感染予防のためのどの薬剤の使用よりも有効である．

薬剤の分類と特徴

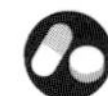

【経口薬】

アマンタジン塩酸塩 商品名 シンメトレル®

用法・用量 1日100mgを1～2回に分割.

特徴 A型インフルエンザウイルスのみに有効である. A型インフルエンザウイルス曝露前に服用を開始すると, アマンタジン耐性株でなければ高い確率で予防することが可能である. 施設などの集団発生の予防に使用されることがある. しかし実際の医療現場では, 経口薬ではオセルタミビルが使用されることがほとんどでアマンタジンが使用されるケースはほとんどない. また最近ではアマンタジン耐性株が多く, 2006年にはCDCがアマンタジンをインフルエンザに使用しないように勧告している.

オセルタミビルリン酸塩 商品名 タミフル®

用法・用量 〈治療〉1回75mg（幼小児は2mg/kg, 新生児・乳児は3mg/kg）を1日2回, 5日間.〈予防〉1回75mgを1日1回, 7～10日間（幼小児は2mg/kg, 10日間）.

特徴 A型, B型両方のタイプのインフルエンザに有効. 日本で最も多く処方されている抗インフルエンザウイルス薬である. 鳥インフルエンザや, 2009年春に発生したインフルエンザ（H1N1）2009などの株にも有効である. しかし一部では耐性株の流行も報告されており, 流行株に対する有効性について把握しておく必要がある. また10歳以上の未成年の患者においては, 因果関係は不明であるものの, 本剤の服用後に異常行動を発現し, 転落等の事故に至った例が報告されている. このため, この年代の患者には, 合併症, 既往歴等からハイリスク患者と判断される場合を除いては, 注意喚起となっている.

ファビピラビル 商品名 アビガン®

用法・用量 1日目は1回1,600mgを1日2回, 2日目から5日目は1回600mgを1日2回.

特徴 インフルエンザウイルスの遺伝子複製酵素であるRNAポリメラーゼを選択的に阻害する新規な作用メカニズムを有する. H5N1およびH7N9などに対する抗ウイルス作用が期待できるが, 国が判断した場合に, 患者への投与が検討される医薬品として承認されている.

バロキサビル マルボキシル 商品名 ゾフルーザ®

用法・用量 〈治療〉成人および12歳以上の小児には1回40mg（体重80kg以上は1回80mg）, 12歳未満の小児には40kg以上は1回40mg, 20kg以上40kg未満は1回20mg, 10kg以上20kg未満は1回10mgを単回投与する.〈予防〉治療と同じ（12歳未満の小児で10kg以上20kg未満は適応なし）. 10mg錠と20mg錠または顆粒2%分包（10mg/500mg/包）の生物学的同等性は示されていないため, 10mgを投与する際には顆粒2%分包を使用しないこと. また, 20mg以上の用量を投与する際には, 10mg錠を使用しないこと.

特徴 キャップ依存性エンドヌクレアーゼ阻害という新しい作用機序をもち, 単回経口投与で治療が完結するという簡便性がある反面, 高率に標的分子のアミノ酸変異が報告されている（その後, 使用量の減少により耐性ウイルス出現率も減少している）. 臨床的な効果はオセルタミビルと同等である.

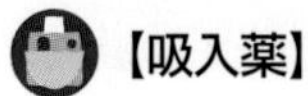

【吸入薬】

ザナミビル 商品名 リレンザ
用法・用量 〈治療〉1回10mg（5mgブリスターを2ブリスター）を，1日2回，5日間．〈予防〉1回10mg（5mgブリスターを2ブリスター）を，1日1回，10日間．

特徴 インフルエンザウイルスの感染部位である呼吸器粘膜局所で高濃度になるため，抗インフルエンザウイルス効果は吸入直後から発現する．オセルタミビルと同様にA型，B型両方のタイプのインフルエンザに有効で，鳥インフルエンザやインフルエンザ（H1N1）2009にも有効であると考えられている．きちんと吸入ができる患者であればオセルタミビルよりも有効性が高いという意見もある．

ラニナミビル 商品名 イナビル®
用法・用量 〈治療〉40mg（10歳未満は20mg）を単回吸入．〈予防〉40mg（10歳未満は20mg）を単回吸入または20mgを1日1回，2日間．

特徴 ほかのノイラミニダーゼ阻害薬と同様にA型，B型両方のタイプのインフルエンザに有効である．半減期が長く，単回吸入による治療で他剤と同様の効果が得られる．2019年10月にはネブライザーで吸入するイナビル®吸入懸濁用160mgセットが発売された．本剤はバイアルに入った薬液を生理食塩液2mLで溶解して専用のネブライザー吸入器本体に充填して使用する．医療機関で使用するための製剤である．

【注射薬】

ペラミビル 商品名 ラピアクタ®
用法・用量 1回300mg（小児は1日1回10mg/kg）を単回点滴静注〔重症化のおそれのある患者には1日1回600mgを単回点滴静注（症状に応じて連日反復投与）〕．

特徴 唯一の注射薬であり，長時間作用型ノイラミニダーゼ阻害薬である．単回投与でオセルタミビル5日間投与に匹敵するとされているが，重症患者など症状に応じ，増量および連続反復投与も可能である．A型，B型両方のタイプのインフルエンザに有効で，鳥インフルエンザやインフルエンザ（H1N1）2009にも有効であると考えられている．

組織移行性

インフルエンザウイルスの感染部位である気道粘膜への移行性が重要である．アマンタジン，オセルタミビルは経口後の吸収が良く気道粘膜への移行は良好である．バロキサビルのバイオアベイラビリティは10%程度である．吸入薬のザナミビル，ラニナミビルは気道粘膜に直接作用するため良好である．注射薬であるペラミビルにおいては作用部位である肺および気管において良好な分布が認められる．

排泄

アマンタジン，オセルタミビル，ザナミビル，ラニナミビル，ペラミビルいずれも腎からの排泄である．バロキサビルは主に胆汁を介した糞中排泄である．アマンタジン，オセルタミビル，ペラミビルは腎機能低下時には投与量の調節が必要である（**表7**）．

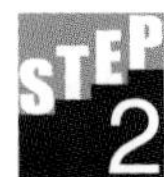

STEP 2 少し詳しい内容を知ろう！

インフルエンザウイルスは核タンパクの性状によってA, B, C型に分類されるが，臨床で問題になるのはA型とB型で，特に大流行を引き起こし大きな問題になるのがA型である．インフルエンザウイルスは表面にヘマグルニチン(HA)とノイラミニダーゼ(NA)と呼ばれる突起があり，ヘマグルニチンは1～

表7 抗インフルエンザウイルス薬の腎機能による用量調節

薬剤名		クレアチニンクリアランス(mL/min)			
		≧75	35～75	25～35	15～25
経口	アマンタジン	100mgを1日1～2回	100mgを1日1回	100mgを2日に1回	100mgを3日に1回

＊：透析を必要とするような重篤な腎障害のある患者は禁忌

薬剤名		クレアチニンクリアランス(mL/min)		
		＞30	10＜Ccr≦30	≦10
経口	オセルタミビル	・治療		
		75mgを1日2回	75mgを1日1回	75mgを単回投与
		・予防		
		75mgを1日1回	75mgを2日に1回	－
	バロキサビル	通常量		
	ファビピラビル	通常量		

薬剤名		クレアチニンクリアランス(mL/min)			
		≧50	30≦Ccr＜50	10≦Ccr＜30	＜10
注射	ペラミビル	・通常の場合			
		300mg	100mg	50mg	慎重投与
		・重症化するおそれのある患者の場合			
		600mg	200mg	100mg	慎重投与

表8 インフルエンザウイルスの型分類(A型)

インフルエンザの型	特　徴
H1N1	代表的なインフルエンザの型で，一般にソ連型といわれる.
H2N2	1957年に流行したアジア風邪といわれたインフルエンザの型．日本でも多数の死者が出た.
H3N2	香港風邪といわれたインフルエンザの型．人間とブタに感染する.
H5N1	高病原性鳥インフルエンザの型．今後の流行が懸念される.
H7N9	2013年に中国で発症した鳥インフルエンザ．H5N1よりは死亡率は低いが重篤な経過をたどることがある.

主な型のみを記載．このほかにも多数の型がある.

15型，ノイラミニダーゼは1～9型が存在する．このヘマグルニチンとノイラミニダーゼの型の組み合わせでインフルエンザウイルスのタイプが決まり，代表的なインフルエンザウイルスであるA香港型はH3N2，Aソ連型はH1N1などのように分類される(**表8**)．このようにヘマグルニチンとノイラミニダーゼの組み合わせだけでも無数の型があるが，さらにA型インフルエンザウイルスではヘマグルニチン，ノイラミニダーゼの変異が頻繁に起こり，多数の亜型(本来の型と少し違うもの)が存在する.

強毒性の鳥インフルエンザとしてH5N1が知られており，また，2013年に中国や台湾でH7N9が流行した．2009年春に日本でも大問題となり，当初，ブタインフルエンザや新型インフルエンザと呼ばれたインフルエンザ(H1N1) 2009は，H1N1の亜型であることがわかっている．このような亜型の存在がインフルエンザの大流行を引き起こす原因となっている.

一方，B型はA型とまったくの別のものだと考えた方がよい．B型はA型に比べゆっくりとしたスピードであるが表面抗原が一定期間ごとに変化するため，新しいタイプのB型インフルエンザウイルスが流行すると今までに獲得した免疫は効果がなくなる．大規模な流行は起こさないが散発的な小流行を起こし，最近では2年に1度くらいの頻度で小流行が確認されている．感染後の臨床症状はA型に似ているが，A型よりも消化器症状が強いという特徴もある．現在，インフルエンザ治療薬には前述した7剤があり，その使用適応とエビデンスについて，日本感染症学会の提言を示す(**表9**)[5,6)]．抗インフルエンザ薬の使用目的は劇的な治癒ではない．インフルエンザ発症後の一定期間内に使用を開始することで，抗インフルエンザウイルス薬を使用しなかった場合に比べ①インフ

表9 抗インフルエンザ薬の使用適応とエビデンス

a 使用適応

	基準		薬剤
入院管理が必要	重症で生命の危険がある患者 ICU管理が必要な症例：ショック・肺炎，脱水，意識障害，心不全併発など		オセルタミビル ペラミビル （反復投与考慮）
入院管理が必要	生命に危険は迫っていないが入院管理が必要 合併症などにより重症化のおそれあり	肺炎合併（＋）	オセルタミビル ペラミビル
入院管理が必要	生命に危険は迫っていないが入院管理が必要 合併症などにより重症化のおそれあり	肺炎合併（−）	オセルタミビル ペラミビル ザナミビル ラニナミビル
	外来治療が相当と判断される患者		オセルタミビル ペラミビル ザナミビル ラニナミビル

（文献5より作成）

b エビデンス

	罹病期間	発熱期間	合併症防止	抗ウイルス効果	B型	耐性・低感受性	その他
ザナミビル	短縮	—	エビデンスなし	—	有効	報告なし	・重症/肺炎/喘息は回避
オセルタミビル	短縮	短縮	あり	排出短縮	小児：有効性低	A（H1N1）pdm09：0.8〜11.8%	・嘔気・嘔吐あり ・WHO：推奨必須薬から除外 ・小児の重症化を阻止
ペラミビル	成人：短縮 小児：有効性示唆	—	エビデンスなし	有効	—	A（H1N1）pdm09：0.8% H3N2：なし B：なし	・点滴適応 ・十分考慮のうえ使用 ・伝播抑制に効果あり ・予防効果は証明されていない
ラニナミビル	小児：H275Y変異時有効	—	エビデンスなし	—	—	報告なし	・使用は日本だけ ・重症/肺炎/喘息は回避
バロキサビル	成人：短縮	Bで有意短縮	—	感染価を早期低下	—	A（H1N1）pdm09：1.5% H3N2：9.4〜23.4% B：0% 罹病期間延長・伝播性あり	・簡便性あり ・エビデンスの欠如 ・NAI耐性時有用 ・NAIとの併用

（文献6，7より改変）

ルエンザ症状の持続期間短縮，②合併症リスクの低減，③入院を減らすこと，などが目的になる．作用機序・作用点などが異なるため(**図2**)，ここでは製剤的な特徴も含め解説する．

経口薬

1 アマンタジン

重要 感染症の適応　A型インフルエンザウイルス感染

アマンタジンはA型インフルエンザウイルス特有のM2タンパクの機能を阻害することによってウイルスの増殖を抑制する．濃度依存性の薬剤で高用量を投与することで高い効果が期待できるが，副作用の問題もあり1日100mgを1回もしくは2回での分割服用が成人量になっている．インフルエンザ発症後48時間以内に服用を開始すると，インフルエンザの症状を1日程度短縮できると考えられている．また，A型インフルエンザウイルス曝露前に服用を開始する

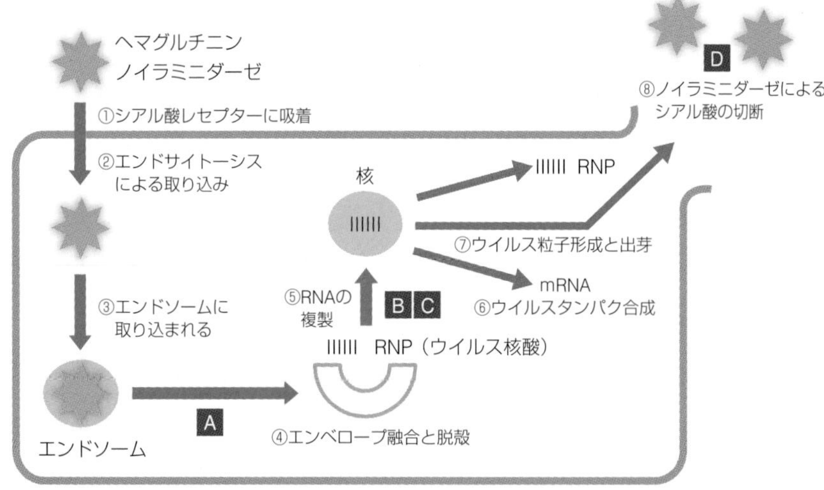

図2 インフルエンザウイルスの増殖機序と抗インフルエンザ薬の作用点

ことで70%以上の高い確率で感染予防効果があると考えられており，集団生活を送る施設内でA型インフルエンザが流行した場合のインフルエンザワクチン未接種者への予防投与などに用いられることがある．しかし，現状では経口薬による予防的投与および治療は効果の高いオセルタミビルが使用されることがほとんどで，アマンタジンが使用されるケースは少ない．国内ではアマンタジンのA型インフルエンザに対する保険適用はあるものの，アマンタジン耐性株が増えており，効果的な投与ができるかは疑問である．米国では疾病予防管理センター（CDC）から2006年にアマンタジンをインフルエンザに使用しないようにという勧告が出されている．

アマンタジンは副作用の少ない薬剤ではあるが，本来パーキンソン症候群治療薬であるために中枢神経症状が出現することがあり，特に腎機能が低下した患者では副作用回避のために投与量の調節が必要になる．また抗ヒスタミン薬，抗コリン薬などの併用で副作用が強まる可能性があるため，併用薬にも注意しなくてはならない．

2 オセルタミビル

重要 感染症の適応　A型・B型インフルエンザウイルス感染

オセルタミビルはA型およびB型インフルエンザウイルスがもつノイラミニダーゼという酵素を選択的に阻害してインフルエンザウイルスの増殖を抑制する．インフルエンザ発症後48時間以内に投与を開始することでインフルエンザ症状が持続する期間を短縮させ，呼吸器合併症や入院症例を減らす効果が知られている．またアマンタジンに比べて耐性株が出にくいという特徴はあるが，基本的な投与期間である5日間はきちんと服用することが大切である．H5N1型の高病原性鳥インフルエンザや2009年に世界的大流行（パンデミック）を意味するフェーズ6が宣言されたH1N1型の新型インフルエンザにも有効である大変重要な薬剤である．副作用は悪心・嘔吐が主で重篤なものはないが，腎機能低下時は投与量を調節する必要がある．

また，厚生労働省は2007年３月に出した緊急安全性情報のなかで，10歳以上の未成年者でオセルタミビルの服用後に異常行動がみられたために合併症や既往歴などからハイリスクと判断されない場合を除き使用を制限するよう注意喚起していた．この使用制限は2018年9月に解除されたが，抗インフルエンザウイルス薬の種類，使用の有無と異常行動については特定の関係に限られるものではないと考えられている．この年代に対するオセルタミビル投与の判断は難しい．

3 ファビピラビル

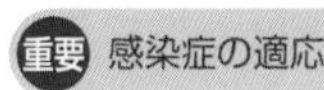

新型または再興型インフルエンザウイルス感染症（ただし，他の抗インフルエンザウイルス薬が無効または効果不十分なものに限る）

ほかの抗インフルエンザウイルス薬が無効または効果不十分な新型または再興型インフルエンザウイルス感染症が発生し，本剤を当該インフルエンザウイルスへの対策に使用すると国が判断した場合にのみ，患者への投与が検討される医薬品である．

細胞内でリボシル三リン酸体（ファビピラビルRTP）に代謝され，ファビピラビルRTPがインフルエンザウイルスの複製に関与するRNAポリメラーゼを選択的に阻害すると考えられている．

アマンタジン，オセルタミビルおよびザナミビルすべてに耐性のA型およびB型インフルエンザウイルスに交差耐性を示さず，豚由来A型および高病原性株を含む鳥由来A型（H5N1，H7N9株を含む）にも抗ウイルス活性を示す．

新型コロナウイルス感染症（COVID-19）に対して臨床試験として使用されているが，執筆時点（2021年5月）では未承認である．動物実験において初期胚の致死および催奇形性が確認されていることから，妊婦または妊娠している可能性のある女性には禁忌であり，投与期間中から投与終了一定期間は避妊する必要がある．副作用として肝機能障害，尿酸値の上昇が報告されている（COVID-19投与量　初日：1回1,800mg 1日2回，2日目以降：1回800mg 1日2回 10日間投与，最長14日間投与）．

4 バロキサビル

重要 感染症の適応　A型・B型インフルエンザウイルス感染

バロキサビルはインフルエンザウイルスがもつポリメラーゼ酸性タンパク質のキャップ依存性エンドヌクレアーゼに作用し，インフルエンザの増殖を阻害する．従来のノイラミニダーゼ阻害薬とは異なる作用機序を有するため，ノイラミニダーゼ阻害薬耐性ウイルスには有効性が期待できる．単回経口投与で治療が完了するという簡便性から発売された2018–2019シーズンでは全国で約550万人に投与されたと推定されている.

日米で行われた12歳以上65歳未満の健康人を対象とした国際共同第Ⅲ相試験では，臨床的な有効性，罹病期間の短縮はオセルタミビルと同等で，ウイルス感染価を早期に大幅に低下させることが示された．一方では，高率でアミノ酸変異が生じることが報告されており，変異ウイルスは，バロキサビルに対する感受性が低下し，健常者において，罹病期間の延長とウイルス排泄の遷延化が認められている[8]．また，バロキサビルの国際共同第Ⅲ相試験にて認められたバロキサビル低感受性株についての解析が行われ，低感受性株出現の予測因子として，基礎のインフルエンザ中和抗体が低値であることが有意であり，インフルエンザに対する免疫能の低い幼児や免疫不全患者では，バロキサビル使用後に低感受性ウイルスの出現リスクが高くなるものと考えられている[9].

その後の国立感染症研究所の薬剤耐性株サーベイランスのデータでは，バロキサビルの耐性出現率は確実に減少している[7].

吸入薬

1 ザナミビル

重要 感染症の適応　A型・B型インフルエンザウイルス感染

ザナミビルもオセルタミビルと同様に，A型およびB型インフルエンザウイルスがもつノイラミニダーゼという酵素を選択的に阻害してインフルエンザウイルスの増殖を抑制する薬剤である．インフルエンザ発症後48時間以内に投与を開始することでインフルエンザ症状が2.5日間短くなり，抗菌薬投与が必要な合併症も減少することが知られている．吸入薬という製剤上の特性で，インフルエンザウイルス感染部位である気道粘膜上で高濃度になる．吸入後10秒程度で抗ウイルス効果を発揮するため，オセルタミビルよりも耐性が出現しにくいと考えられている.

オセルタミビル耐性株にも有効性が期待されることなどから，今後ザナミビル吸入の重要性は増してくると考えられる.

2 ラニナミビル

重要 感染症の適応　A型・B型インフルエンザウイルス感染

A型およびB型インフルエンザウイルスがもつノイラミニダーゼという酵素を選択的に阻害してインフルエンザウイルスの増殖を抑制する薬剤である．オクタン酸エステルであり，気道や肺に存在するエステラーゼにより活性体であるラニナミビルに変換され長時間貯留する．消失半減期は74.4時間と極めて長く1回の吸入で治療が完結するため利便性に優れ，服用が中断される心配がないため，コンプライアンスの面でも優れた薬剤である．

同効の吸入薬のザナミビル同様，気管支攣縮の報告があり，気管支喘息や慢性閉塞性肺疾患(COPD)の患者に対してこれらの吸入薬を使用するときは留意する必要がある．

注射薬

1 ペラミビル

重要 感染症の適応　A型・B型インフルエンザウイルス感染

ペラミビルは唯一の注射薬で，長時間作用型ノイラミニダーゼ阻害薬である．薬効は1回の点滴でオセルタミビル5日間投与に匹敵するとされ，A型およびB型インフルエンザウイルスや鳥インフルエンザウイルス(H5N1)にも有効とされている．通常，小児には10mg/kgを15分以上かけて単回点滴静注で用いられるが，重症化のおそれがある場合は1日1回600mgまでの使用や連日の投与が可能である．H275Y変異株で本薬の感受性低下が報告されていることには留意が必要だが，経口や吸入が困難な症例，ハイリスク例，重症例，特に肺炎例などにおいては使用する意義が高い．

◈　◈　◈

国際化が進み，数日あれば世界中のどの国へでも移動できてしまう現在において，他国で発生したインフルエンザも大変な脅威となることは，2009年の新型インフルエンザ，2020年のCOVID-19発生時に身をもって経験した．インフルエンザ対策として日本感染症学会の提言を遵守することが基本であるが，感染してしまったら早期に診断し，流行しているウイルスの薬剤耐性などの情報も考慮しながら患者ごとに適した薬剤を投与することが重要になる．また，1918年に世界的な流行を起こしたスペイン風邪では多くの患者が細菌性肺炎によって死亡していたことが報告されている．そのため，今後は市中の細菌性肺炎の主要な原因菌である肺炎球菌のワクチン（ニューモバックス®）接種や流行に備えた備蓄薬に細菌性肺炎に有効なニューキノロン系抗菌薬などを加えることなども検討していく必要がある．

新型インフルエンザ対策

「一般医療機関における新型インフルエンザへの対応について（第２版）」が2009年に日本感染症学会から提言されている[10]．詳細は日本感染症学会のホームページをご覧いただきたい．また，具体的対策に関しては，日本感染症学会の「新型インフルエンザ診療ガイドライン」[11]を活用していただきたい．

インフルエンザ脳症

インフルエンザ流行期にインフルエンザ脳症と呼ばれる症状が小児でみられることがある．大部分は５歳以下で，なかでも３歳未満での発症が多く死亡率も高率であることが知られている．病態については未解明のところが多いが，インフルエンザウイルスが脳内に侵入して起こるわけではなく，インフルエンザウイルス感染に起因したサイトカインや血管内皮の傷害などが関連している可能性が考えられている．

特に注意しなければならない点として，一部のNSAIDsの投与でリスクが増大する可能性があると考えられており，ジクロフェナク，メフェナム酸の使用は原則禁忌とされている．アセトアミノフェンの使用が安全である．

抗肝炎ウイルス薬（経口・注射）

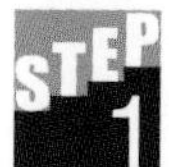

STEP 1 これだけは知っておこう！

基本情報	
注意事項	●抗肝炎ウイルス薬は近年著しく進歩している．特にC型肝炎ウイルスにおいてはインターフェロン(IFN)を主としていた治療が，直接作用型抗ウイルス薬(DAA)により大きく変わり，IFNフリー治療が行われるようになった．一方，ウイルスの遺伝子型による薬剤の選択や，耐性遺伝子の問題など極めて専門的な内容が多い．本項では薬剤の特徴やウイルス性肝炎の基本事項のみを記載し，厳密な診断基準や治療，効果判定など詳しくは最新のガイドラインなどをご参照いただきたい．
薬剤	●B型，C型肝炎に対してIFN製剤の注射薬および抗肝炎ウイルス薬の経口薬を単独もしくは併用で使用する． ●IFNにはα，β，γの3種類があり，がんやウイルス性肝炎などに用いられる．αとβに抗ウイルス作用があるが，主にIFN-αが肝炎治療に使用される． ●IFNは「抗ウイルス薬」ではなく「免疫調整薬」である． ●DAAの分類と作用機序については**図3**をご参照いただきたい． ●IFNと経口薬の併用およびそれぞれの単独使用についての理解が必要である．
作用点	●DAAは，NS3/4A，NS5A，NS5Bを阻害することによりウイルスの増殖を抑制する(**図3**)． ●IFNはウイルスに感染したときに体内で産生されるウイルス抑制の働きをもつ糖タンパクで直接的な抗ウイルス作用はなく，体内での抗ウイルスタンパクの産生を促す作用をもつ．
副作用	●IFNは副作用が必発で十分な注意が必要である．
相互作用	●DAAの多くは薬物相互作用に注意が必要であり，禁忌薬も多数である．使用前には必ず添付文書での確認が必要である．

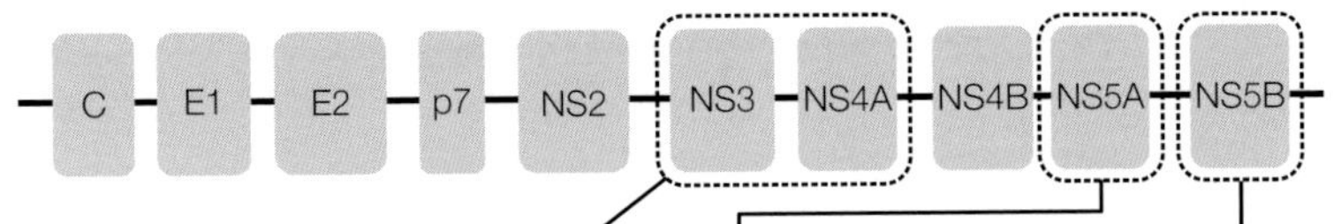

NS3/4A
プロテアーゼ阻害薬

第1世代

テラプレビル（TVR；テラビック®）

第2世代

シメプレビル（SMV；ソブリアード®）
バニプレビル（VAN；バニヘップ®）
アスナプレビル（ASV；スンベプラ®，ジメンシー®*1）
パリタプレビル（PTV；ヴィキラックス®*2）
グラゾプレビル（GZR；グラジナ®）
グレカプレビル（GLE；マヴィレット®*3）

NS5Bポリメラーゼ阻害薬

非核酸型：ポリメラーゼ阻害薬

ベクラブビル（BCV；ジメンシー®*1）

核酸型：核酸アナログ

ソホスブビル（SOF；ソバルディ®，ハーボニー®*4，エプクルーザ®*5）

NS5A
複製複合体阻害薬

ダクラタスビル（DCV；ダクルインザ®，ジメンシー®*1）
レジパスビル（LDV；ハーボニー®*4）
オムビタスビル（OBV；ヴィキラックス®*2）
エルバスビル（EBR；エレルサ®）
ピブレンタスビル（PIB；マヴィレット®*3）
ベルパタスビル（VEL；エプクルーサ®*5）

配合剤
＊1：BCV/DCV/ASV
＊2：OBV/PTV/ r（リトナビル）
＊3：GLE/PIB
＊4：SOF/LDV
＊5：SOF/VEL
下線：製造販売中止

図3 DAAの分類と作用機序

薬剤の分類と特徴

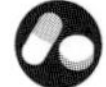 **【経口薬】**

●抗C型肝炎ウイルス薬

リバビリン(RBV) 商品名 レベトール®

用法・用量 60kg以下は1日600mg，60kgを超え80kg以下は1日800mg，80kgを超える場合は1日1,000mg，投与期間は24～48週間．

特徴 単独では使用せず，①ペグインターフェロン（Peg-IFN）との併用，②ソホスブビル（SOF）との併用，③ソホスブビル・ベルパタスビル配合剤（SOF/VEL）との併用（前治療歴あり）で使用される．適応上，① Peg-IFNとの併用は，Peg-IFN α-2b（ペグイントロン®）またはIFN β（フエロン®）との併用となる．体重およびヘモグロビン濃度によって投与量調整が必要である．RBVの消化管からの吸収は良好で，バイオアベイラビリティは50%前後と比較的高い．

ソホスブビル(SOF) 商品名 ソバルディ®

用法・用量 400mgを1日1回，12～24週間（RBVと併用）．

特徴 核酸型のNS5Bポリメラーゼ阻害薬である．RBVと併用される．重度の腎機能障害（eGFR < 30mL/分/1.73m^2）または透析を必要とする腎不全の患者への投与は禁忌となっている．RBVとの併用療法で，心臓関連の重篤な副作用（死亡例含む）が報告されている．

ソホスブビル・レジパスビル(SOF/LDV) **商品名** **ハーボニー®配合錠**

用法・用量 1日1回1錠（レジパスビルとして90mgおよびソホスブビルとして400mg）を12週間.

特徴 NS5A複製複合体阻害薬であるLDVとSOFの配合剤である．重度の腎機能障害（eGFR < 30mL/分/1.73m²）または透析を必要とする腎不全の患者への投与は禁忌となっている．胃内pHを上昇させる薬剤との併用ではLDVの血漿中濃度が低下するため，胃内制酸薬，H_2受容体拮抗薬，プロトンポンプ阻害薬（PPI）との併用には注意が必要である.

グラゾプレビル(GZR) **商品名** **グラジナ®**

用法・用量 100mgを1日1回，投与期間は12週間（エルバスビルと併用）.

特徴 NS3/4Aプロテアーゼ阻害薬である．EBRと併用され，重度の腎機能障害または透析を必要とする腎不全患者へも投与できる．中等度または重度（Child–Pugh分類BまたはC）の肝機能障害のある患者には禁忌である.

エルバスビル(EBR) **商品名** **エレルサ®**

用法・用量 50mgを1日1回，投与期間は12週間（グラゾプレビルと併用）.

特徴 NS5A複製複合体阻害薬である．GZRと併用され，重度の腎機能障害または透析を必要とする腎不全患者へも投与できる.

グレカプレビル・ピブレンタスビル(GLE/PIB) **商品名** **マヴィレット®配合錠**

用法・用量 1日1回3錠（グレカプレビルとして300mg，ピブレンタスビルとして120mg）を食後．投与期間は8週間（セログループ1，2以外の肝炎および肝硬変は12週間）

特徴 NS3/4Aプロテアーゼ阻害薬であるGLEとNS5A複製複合体阻害薬であるPIBの配合剤である．特定のゲノタイプのみではなくHCVゲノタイプ1～6型すべてに対して強力な抗ウイルス活性を認めるとともに（パンジェノ型），薬剤耐性を獲得しにくいことが示されている．重度（Child-Pugh分類C）の肝機能障害のある患者には禁忌である．12歳以上の小児にも投与可能である.

ソホスブビル・ベルパタスビル(SOF/VEL) **商品名** **エプクルーサ®配合錠**

用法・用量 1日1回1錠（ベルパタスビルとして100mg，ソホスブビルとして400mg），投与期間は慢性肝炎または代償性肝硬変で24週間（RBVと併用），非代償性肝硬変で12週間.

特徴 NS5A複製複合体阻害薬であるVELとSOFの配合剤であり，C型非代償性肝硬変に適応のあるパンジェノ型DAAである．RBVとの併用でDAA治療不成功例への再治療としても使用される．重度の腎機能障害（eGFR < 30mL/分/1.73m²）または透析を必要とする腎不全の患者への投与は禁忌となっている.

●抗B型肝炎ウイルス薬

エンテカビル(ETV) **商品名** **バラクルード®**

用法・用量 0.5mg（ラミブジン不応患者には1mg）を1日1回空腹時（食後2時間以降かつ次の食事の2時間以上前）.

特徴 B型肝炎治療ガイドラインで核酸アナログ製剤の第一選択薬として示されている．LAMよりも高い効果をもつと考えられている．LAM耐性株にも有効である．食事の影響により吸収率が低下するので，空腹時（食後2時間以降かつ次の食事の2時間以上前）に投与すること．腎機能に応じ投与量の調節が必要である.

テノホビル ジソプロキシルフマル酸塩(TDF) 商品名 テノゼット
用法・用量 1回300mgを1日1回.

特徴 ETV同様，B型肝炎治療ガイドラインで核酸アナログ製剤の第一選択薬として示されている．長期投与では腎機能障害，低リン血症（Fanconi症候群を含む）に注意する．また，HIVでの他剤との併用で骨粗鬆症による骨折例が報告されており，長期投与時には定期的に骨密度検査を行うなど骨密度減少に注意する．胎児への安全性が比較的高い．腎機能に応じ投与量の調節が必要である．

テノホビル アラフェナミドフマル酸塩(TAF) 商品名 ベムリディ®
用法・用量 1回25mgを1日1回.

特徴 テノホビルのプロドラッグ製剤である．加水分解されることで薬剤活性を示すテノホビル二リン酸となる．標的細胞にて高濃度で生産されるため，TDFの約1/10量で同等の効果を発揮する．

ラミブジン(LAM) 商品名 ゼフィックス
用法・用量 1回100mgを1日1回.

特徴 HIV感染用に開発された逆転写酵素阻害薬であり，HBVにも効果を示し，慢性B型肝炎の治療に用いられてきた．問題として，LAM投与を継続すると1年で13～15%，6年では70%程度の症例で投与中に耐性ウイルスが出現することが挙げられる．耐性ウイルスは投与中止時にも出現することが多い．そのため，現在は核酸アナログ製剤の第一選択ではないが，急性肝炎重症型で使用される．

アデホビル ピボキシル(ADV) 商品名 ヘプセラ
用法・用量 1回10mgを1日1回.

特徴 長期投与によって高率に耐性ウイルスが出現する．そのため，現在は核酸アナログ製剤の第一選択として推奨されていない．腎機能障害，低リン血症（Fanconi症候群を含む）の出現に注意する．

【注射薬】

● B型慢性活動性肝炎・抗C型肝炎ウイルス薬

ペグインターフェロンα-2a(Peg-IFN α-2a) 商品名 ペガシス®
用法・用量 〈C型慢性肝炎〉1回180μgを週1回皮下投与．〈B型慢性活動性肝炎〉1回90～180μgを週1回皮下投与.

特徴 従来のインターフェロンをポリエチレングリコール（Peg）分子で包み込んだ新しいタイプのIFN製剤．持続時間が長くなっているので，週1回の投与が可能となった．2020年9月にコペガス®(RBV)が販売中止となったため，経過措置終了後の2021年4月RBVとの併用による慢性C型肝炎の適応が削除となった.

● 抗C型肝炎ウイルス薬

ペグインターフェロンα-2b(Peg-IFN α-2b) 商品名 ペグイントロン®
用法・用量 〈RBVとの併用によるC型慢性肝炎〉1回1.5μg/kgを週1回皮下投与．〈RBVとの併用によるC型代償性肝硬変〉1回1.0μg/kgを週1回皮下投与.

特徴 ペガシス®と同様のPeg化されたインターフェロン製剤で，IFN-αの2bに分類される．投与上の特徴はペガシス®と同じである.

● B型慢性活動性肝炎・C型肝炎ウイルス薬

インターフェロンα(IFN-α) 商品名 スミフェロン®

用法・用量 〈HBe 抗原陽性でかつ DNA ポリメラーゼ陽性の B 型慢性活動性肝炎〉1 日 1 回 300 ～ 600 万単位を皮下または筋肉内に投与.
〈C 型慢性肝炎におけるウイルス血症の改善（血中 HCV RNA 量が高い場合を除く)〉1 日 1 回 300 ～ 900 万単位を連日または週 3 回皮下または筋肉内に投与.
〈C 型代償性肝硬変におけるウイルス血症の改善（セログループ 1 の血中 HCV RNA 量が高い場合を除く)〉1 日 1 回 600 万単位で投与を開始，投与後 2 週間までは連日，その後 1 日 1 回 300 ～ 600 万単位を週 3 回皮下または筋肉内に投与.

特徴 INF-α製剤で，筋注および皮下注で使用され，自己注射が認可されている．人の白血球培養細胞から作られている天然型の製剤である.

インターフェロンβ(IFN-β) 商品名 フエロン®

用法・用量 〈HBe 抗原陽性でかつ DNA ポリメラーゼ陽性の B 型慢性活動性肝炎〉1 回 300 万国際単位を初日 1 回，以後 6 日間 1 日 1 ～ 2 回，2 週目より 1 日 1 回静脈内投与または点滴静注.〈RBV との併用による C 型慢性肝炎〉1 日 600 万国際単位で投与を開始し，投与後 4 週間までは連日，以後週 3 回静脈内投与または点滴静注.

特徴 天然型の INF-β製剤で静注および点滴静注で使用される．唯一のβ型の INF である．基本的に INF-αと効果に差はないと考えられている．副作用は IFN-αとプロフィールが異なる.

組織移行性，代謝・排泄については薬剤ごとに差があるため，各薬剤のインタビューフォームで確認していただきたい.

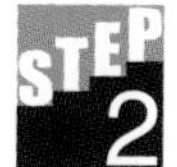

STEP 2 少し詳しい内容を知ろう！

日本でのウイルス性肝炎は，A, B, C型がほとんどで，これらはウイルスのタイプ，潜伏期間などが異なる(**表10**)．このなかで慢性肝炎および劇症肝炎が臨床上，大きな問題になるのはB型，C型肝炎ウイルスである.

表10 肝炎の型別の特徴

	A型肝炎	B型肝炎	C型肝炎
核酸	RNA	DNA	RNA
感染経路	経口感染(生牡蠣など)	体液・血液	血液
感染状況	一過性	一過性もしくは 持続感染による慢性化	大部分が慢性化
潜伏期間	2～6週間	1～6カ月	2週～6カ月

■B型肝炎

B型肝炎は急性肝炎の25%と高い割合を占める．原因となるB型肝炎ウイルス(HBV)はA～Hまでの８つのタイプ(Genotype)が知られており，日本ではGenotype Cが80%以上と最も多いことが知られているが，近年Genotype Aが増加傾向にある．HBVは血液や体液を介して感染し，過去には輸血が感染源になることもあったが，現在では性行為感染や薬物中毒者による汚染針の使い回しによる感染，垂直感染(HBVキャリアの母親から胎児への感染)などが主な感染源となっている．

HBVに感染した場合，すべての症例で問題になるわけではなく，一過性の感染と持続性の感染がある．症状の有無にかかわらず一過性の感染で経過してHBVが体内から排除される場合と，感染したHBVが体から排除されず持続感染になる場合がある．一過性の感染では寛解した後にHBVに対する免疫を獲得するが，なかには急性肝炎から劇症肝炎の経過をたどり死亡することもある．

一方，持続感染は６ヵ月以上感染が続く状態で一部は慢性肝炎を発症する．慢性肝炎患者の多くは無症候性のキャリアからの発症で，一過性の急性肝炎が寛解した後に慢性肝炎に移行することは少ない．慢性肝炎の自覚症状は軽いが長期間の持続炎症によって肝硬変，肝がんへの経過をたどることもあるため治療が必要になる．

検査　HBV感染の有無や感染の状態は，ウイルスマーカーと呼ばれるウイルス由来の「抗原」と，感染によって体内で産生される「抗体」によって調べることができる．**表11**にウイルスマーカーの見方を示す．なお，治療はHBVのDNA

表11　B型肝炎検査値の見方

抗原(HBV由来)		抗体(体内でつくられる)	
HBs抗原	HBVに感染していることを表す.	**HBs抗体**	過去にHBVに感染したが治癒し，免疫ができていることを表す.
		IgM-HBc抗体	最近HBVに感染したか，慢性肝炎が悪化したことを表す.
		IgG-HBc抗体	高値なら現在HBVキャリアの状態，低値なら過去に感染していたことを表す.
HBe抗原	HBVが活発に増殖している状態か感染力が強いことを表す.	**HBe抗体**	HBVの増殖力が低く，感染力が弱いことを表す.

量やALTなどの肝機能の値も含めて判断されるため，ウイルスマーカー以外についてはガイドラインなどを参考にしていただきたい．

治療 一過性の感染で生じる急性肝炎は安静と栄養補給が中心の保存的治療が一般的であり，抗ウイルス薬による薬物療法が行われることはないが，急性肝炎重症型ではラミブジンが使用されることがある．一方，慢性肝炎では抗ウイルス薬による治療が行われるが，B型慢性肝炎の場合はウイルスを完全に排除することは不可能であり，治療目標は，肝炎の活動と肝線維化進展の抑制による慢性肝不全の回避ならびに肝細胞がんの抑制となる．治療にはPeg-IFNもしくは核酸アナログ製剤が選択される．また，その特性は大きく異なり，優劣を単純に比較することはできないため，治療にあたっては自然経過および薬剤特性をよく理解し，個々の症例に応じた方針を決定する必要がある．核酸アナログ製剤は腎機能によって投与量調整が必要である(**表12**)．

近年，免疫抑制薬や化学療法によりHBVが再増殖する，HBV再活性化が問題となっている．既往感染者からの再活性化による肝炎は「*de novo*B型肝炎」と称される．HBV再活性化による肝炎は重症化しやすいだけでなく，肝炎の発症により原疾患の治療を困難とさせるため，発症そのものを阻止することが最も重要である．ガイドラインに沿って，スクリーニングおよび核酸アナログ製剤の投与が行われる．詳細は，日本肝臓学会の「B型肝炎治療ガイドライン資料3 免疫抑制・化学療法により発症するB型肝炎対策ガイドライン」を参照されたい．近年，がん化学療法開始患者におけるB型肝炎再活性化のためのスクリーニング検査が定着しつつあるが，施設や診療科によって免疫抑制薬やステロイド投与時にはスクリーニング実施率が低いため今後の課題である[12]．

経口薬

1 エンテカビル

重要 副作用 頭痛，血中アミラーゼ上昇など

作用はDNA複製の際に必要な逆転写酵素を阻害することでHBVの増殖を抑制する．ラミブジンよりも格段に高い抗ウイルス活性を示し，ラミブジン耐性株にも有効である．副作用もラミブジンに比べて少ないことからB型慢性肝炎の治療ガイドラインで核酸アナログ製剤の第一選択薬として示されている薬剤である．食事とともに服用すると効果が減弱するため，空腹時に服用する必

表12 核酸アナログ製剤の腎機能による用量調節

薬品名(略号)	クレアチニンクリアランス(mL/min)
TDF	50mL/min以上：300mgを1日1回 30～49mL/min：300mgを2日に1回 10～29mL/min：300mgを3～4日に1回 血液透析患者：300mgを7日に1回または累積約12時間の透析終了後に300mgを投与
TAF	15mL/min未満に低下した場合は投与の中止
ETV	≧50：0.5mgを1日に1回 30～49：0.5mgを2日に1回 10～29：0.5mgを3日に1回 10未満：0.5mgを7日に1回 血液透析患者：透析後に0.5mgを7日に1回(LAM不応は1回1mg)
ADF	≧50：10mgを1日に1回 30～49：10mgを2日に1回 10～29：10mgを3日に1回 血液透析患者：透析後に10mgを週に1回
LAM	≧50：100mgを1日に1回 30～49：初回100mg，その後50mgを1日に1回 15～29：初回100mg，その後25mgを1日に1回 5～14：初回35mg，その後15mgを1日に1回 ＜5：初回35mg，その後10mgを1日に1回

要があり，また，腎機能に応じ投与量の調節が必要である．ラミブジン投与によってHBV DNA量が陰性化している症例では，エンテカビルに切り替えることが推奨されている．臨床的に問題となる副作用はほとんど認めないが，催奇形性のリスクがある．

2 テノホビル

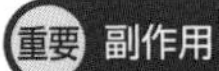

重要 副作用　腎機能障害や低リン血症(Fanconi症候群を含む)，乳酸アシドーシス，脂肪肝など

テノホビル ジソプロキシルは2014年に発売された薬剤である．作用はDNA複製の際に必要な逆転写酵素を阻害することでHBVの増殖を抑制する．エンテカビル同様，B型慢性肝炎治療ガイドラインで核酸アナログ製剤の第一選択薬として推奨されている．従来の核酸アナログ製剤に抵抗性または無効例に対しても有効である．現在までnaïve例に対する投与例で耐性ウイルスが認められた報告はないが，核酸アナログ製剤であるため，さらなる長期的な解析

が必要である．HIV/HBV重複感染患者では，薬剤耐性HIVが出現する可能性があるため，投与する前にHIV感染の有無を確認する必要がある．現在廃止され，その後更新されていないがFDA薬剤胎児危険度分類でカテゴリーBであり，他の製剤と比べ胎児への安全性は比較的高い．

テノホビル アラフェナミドはテノホビルをホスホンアミデートでプロドラッグ化することで，低用量でテノホビルと同等の効果を発揮する．そのため，腎機能低下例でも投与量調整が不要である．ただし，クレアチニンクリアランスが15mL/分未満に低下した場合は投与の中止を考慮する．また，腎臓や骨に対する影響はテノホビルと比し軽度であり，より安全性が高い薬剤である．

3 ラミブジン

重要 副作用 IFNと比べれば副作用は少ない．主なものに，吐き気，頭痛，めまい，倦怠感，うつ状態，関節痛など

ラミブジンは，もともとAIDS治療のための薬剤で，HBV治療に応用された薬剤である．DNA複製の際に必要な逆転写酵素を阻害することでHBVの増殖を抑制する．副作用がほとんどなく安全性が高く，以前はガイドラインで第一選択薬に含まれていた．しかし，ラミブジンに対する耐性は投与開始6～9ヵ月で出現し始め，治療の長期化とともに増加し高率となるため，現在は第一選択薬として使用されることはない．しかし，急性肝炎重症型ではプロトロンビン時間が40%以下になる前を目安としてラミブジンの投与が推奨されている．腎機能に応じ投与量の調節が必要である．

4 アデホビル

重要 副作用 腎機能障害や低リン血症(Fanconi症候群を含む)，乳酸アシドーシス，脂肪肝など

2004年にラミブジン耐性B型肝炎に対して保険適用になった薬剤である．作用はDNA複製の際に必要な逆転写酵素を阻害することでHBVの増殖を抑制する．アデホビルは，ラミブジン耐性株にも有効であり，ラミブジン耐性ウイルスによる肝炎再燃例にも有効性が示された．腎機能に応じ投与量の調節が必要である．しかし，長期投与による耐性株の出現の可能性があり，長期投与による副作用も懸念されることから，現在は核酸アナログ製剤の第一選択では

ないが，急性肝炎重症型で単独使用，治療効果不良例でテノホビルと併用される．

注射薬

1 インターフェロン

重要 副作用　全身倦怠感・発熱・頭痛・関節痛などのインフルエンザ様症状，ALT上昇，抑うつ・不眠などの精神症状，間質性肺炎など

IFNはウイルスに感染したときに体内で産生されるウイルス抑制の働きをもつ糖タンパクで，直接的な抗ウイルス作用はなく，体内をウイルスに対抗するための状態にする薬剤である．期間を限定した治療後でも持続的な効果が得られ，薬剤耐性がないことが利点である．以前のB型慢性肝炎の治療ガイドラインにおいては，初回治療に原則としてペグインターフェロン(Peg-IFN)を第一に検討するとされていたが，核酸アナログ製剤との特性が大きく異なり，その優劣を単純に比較することはできない．そのため，治療にあたっては自然経過および薬剤特性をよく理解し，個々の症例に応じた方針を決定する必要がある．

また，B型非代償性肝硬変に対しては肝機能の悪化などの致死的副作用をもたらすことがあるためIFNの投与は禁忌である．Peg-IFNの投与期間は24〜48週間である．IFNの副作用が問題となる場合は，天然型IFN-αを夜間投与することや，うつ症状などIFN-α不耐応の症例ではIFN-βの投与を考慮する．IFNのPEG化によりIFN血中濃度が安定するため，発熱・関節痛などのインフルエンザ様症状は軽減されている．

C型肝炎

C型肝炎ウイルス(HCV)は血液を介してしか感染しない点でHBVと大きく異なる．感染経路としては血液透析関連，刺青，薬物中毒者による汚染針の使い回しなどが知られており，垂直感染は少ない．HCVはセロタイプ，Genotypeなどの分類が行われ，日本人ではセロタイプ1でGenotype 1bが最も多く約70%，次いで2aが約20%，2bが約10%となっている．

HCVに感染して一過性の急性肝炎でウイルスが体外に排除される割合は20%と非常に低く，80%は6ヵ月以上感染が持続して慢性肝炎に移行する．慢性肝炎に進展する確率が約10%のB型肝炎に比べて非常に高率である．A型，

B型肝炎は感染すると自覚症状を伴うことが多いが，C型肝炎の多くは自覚症状がないままに慢性肝炎へと進展する．慢性肝炎に進展した後に治療をしない場合，感染から20年で30%が肝硬変に，30年で20%が肝がんになる非常にリスクが高い感染症である．

検 査 C型肝炎への感染は，HCV抗体検査によって抗体の有無を調べ，HCV抗体陽性であればC型肝炎に感染したことがわかる．その後HCV RNA定性検査を行い陽性であればHCVキャリア，陰性であればすでにウイルスは排除されているといえる．HCVキャリアであれば肝機能(AST，ALT)から炎症の状態が判断される．詳細はガイドラインを参照していただきたい．

治 療 C型肝炎の治療目標は，HCVの持続感染によって惹起される慢性肝疾患の長期予後の改善，すなわち肝発がんならびに肝疾患関連死を抑止することにある．非代償性肝硬変を含めたすべてのC型肝炎例が抗ウイルス薬の治療対象となる．C型肝炎・肝硬変の治療指針は，Genotypeや遺伝子変異によって異なる．詳細は最新のガイドラインを参照していただきたい．主なガイドラインの改訂点としては，第7版(2019年6月)では，ソホスブビル/ベルパタスビル配合錠の発売に伴う非代償性肝硬変に対する抗ウイルス治療の推奨やDAA前治療不成功例に対する抗ウイルス治療の推奨が記載され，第8版(2020年7月)では，グレカプレビル/ピブレンタスビル配合錠が12歳以上の小児に対して適応追加されたため，小児C型肝炎に関する記載などが追加されている．治療の基本はDAAの併用(一部リバビリン併用)である．DAAに関しては薬物相互作用が問題であり禁忌薬も多数あるため，投与前に必ず添付文書上での確認が必要である(**表13**)．

インターフェロンの副作用

インターフェロンは非常に有効な薬剤であるが副作用は必発する．副作用は投与初期から発生するもの，投与後期に発生するものなどさまざまであるため(**表14**)，患者には投与前に十分な説明をしておく必要がある．

表13 DAAの薬物相互作用（併用禁忌）

DAA ＼ 併用薬	リファンピシン	リファブチン	エファビレンツ	カルバマゼピン	フェニトイン	フェノバルビタール	ホスフェニトイン	セントジョーンズワート	アトルバスタチン	アタザナビル	ダルナビル	サキナビル	ロピナビル・リトナビル	シクロスポリン
ソホスブビル／ソホスブビル・レジパスビル配合錠	▼			▼	▼			▼						
エルバスビル	▼	▼	▼	▼	▼	▼	▼	▼						
グラゾプレビル	▼	▼	▼	▼	▼	▼	▼	▼		▲	▲	▲	▲	▲
グレカプレビル・ピブレンタスビル配合錠	▼								△	▲				
ソホスブビル・ベルパタスビル配合錠	▼			▼	▼	▼		▼						

▲：DAA の血中濃度上昇，▼：DAA の血中濃度低下，△：併用薬の血中濃度上昇

表14 インターフェロンの代表的な副作用

投与初期（投与開始～2週間）	インフルエンザ様症状 高熱，頭痛，倦怠感などが必発
中期（3週間～3ヵ月）	不眠，うつ，精神錯乱，視力障害，血液毒性など
後期（3ヵ月以降）	脱毛（IFN-αに多い）が起こるが可逆性，血液毒性の持続

経口薬

1 リバビリン

重要 副作用 貧血が多く投与量に比例して頻度が上昇する．また，発熱，倦怠感など多くの副作用が起こる．

リバビリンは核酸類似薬の1つで，ウイルス増殖を阻害するが，ウイルスを死滅させる作用はもたない．高い効果を得るにはIFNやDAAなどとの併用が基本となる．

主な副作用は溶血性貧血であり，貧血を有する患者や心疾患(心筋梗塞，心不全，不整脈など)を有する患者に対しては適応を慎重に検討する必要がある．ヘモグロビン数に応じ投与量の調節が必要である．リバビリンは消化管からの吸収が良好で，バイオアベイラビリティは60%程度と比較的高い．リバビリンには蓄積性があり肝臓内，赤血球内，筋肉内に長期間残存する(正常腎機能患者での半減期は286時間である)．

投与時に注意しなければならない点として催奇形性があり，精液中への移行も否定できないため，妊娠中や妊娠の可能性がある女性だけでなく男性でも避妊を指示する必要がある．また，排泄は主に腎で行われるため，慢性腎不全またはクレアチニンクリアランスが50mL/分以下の腎機能障害のある患者は禁忌となっている．

2 ソホスブビル＋リバビリン併用療法

ソホスビルはパンジェノ型の核酸型NS5Bポリメラーゼ阻害薬であり，リバビリンとの併用でセログループ2には12週間併用するが，セログループ1および2以外は24週間服用する．ヌクレオチドプロドラッグであるソホスブビルは肝細胞内で活性代謝物に代謝される．ソホスブビルは重度の腎機能障害のある患者または透析を必要とする腎不全患者への投与は禁忌となっている．リバビリンと併用するため，その副作用に注意する必要がある．

3 ソホスブビル・レジパスビル配合錠

NS5A複製複合体阻害薬であるレジパスビルとソホスブビルの配合剤を12週間経口投与する．レジパスビルの溶解性は胃内pHの上昇により低下し，血漿中濃度が低下するため，H_2受容体拮抗薬との併用では同時に投与または

12時間の間隔をあけて投与，プロトンポンプ阻害薬との併用では空腹時に同時投与する必要がある．また，アミオダロンの併用投与により，徐脈等の不整脈が現れるおそれがあり，海外の市販後において死亡例も報告されていることから，アミオダロンの併用は可能な限り避ける．なお，重度の腎機能障害(eGFR＜30mL/min/1.73m^2)または透析を必要とする腎不全の患者に対するソホスブビルの投与は禁忌である．

4 エルバスビル＋グラゾプレビル併用療法

NS5A複製複合体阻害薬であるエルバスビルとNS3/4Aプロテアーゼ阻害薬であるグラゾプレビルを12週間服用する．肝硬変，治療歴の有無，性別・年齢，*IL28B*遺伝子多型などの背景因子による治療効果の差はみられない．重度の腎機能障害者または透析を必要とする腎不全患者への投与が可能である．また，Child-Pugh分類B・Cに対する投与は禁忌である．

5 グレカプレビル・ピブレンタスビル配合錠

NS3/4Aプロテアーゼ阻害薬であるグレカプレビルと，NS5A複製複合体阻害薬であるピブレンタスビルの配合剤である．特定のゲノタイプのみではなく，HCVゲノタイプ1～6型すべてに対して強力な抗ウイルス活性を認めるとともに(パンジェノ型)，薬剤耐性を獲得しにくいことが示されている．グレカプレビルは第1世代のNS3/4Aプロテアーゼ阻害薬曝露後に発現するアミノ酸変異に対しても抗ウイルス活性を有し，ピブレンタスビルは，第1世代のNS5A複製複合体阻害薬(レジパスビル)に対して耐性を示すアミノ酸変異に対しても抗ウイルス活性を有している．したがって，IFNフリーDAAによる前治療不成功例も含め，ゲノタイプ1型・2型，およびそれ以外のゲノタイプのHCVに感染した患者に対して有効であるIFNフリーかつリバビリンフリーのパンジェノ型DAAである．主な副作用は瘙痒，頭痛，倦怠感，ビリルビン増加であるが重篤な副作用は認められていない．また，重度腎機能障害患者にも使用可能であり，C型肝炎治療において幅広い適応がある．重度(Child-Pugh分類C)の肝機能障害のある患者には禁忌であり，併用禁忌薬もあるため使用前には添付文書を確認していただきたい．

6 ソホスブビル・ベルパタスビル配合錠

NS5A複製複合体阻害薬のベルパタスビルとNS5B ポリメラーゼ阻害薬のソ

ホスブビルの配合錠である．DAAによる前治療歴を有する慢性肝炎または代償性肝硬変に対してはリバビリンとの併用で24週間服用する．また唯一，非代償性肝硬変に適応があり単剤で12週間服用する．ソホスビルを含有するため重度の腎機能障害(eGFR＜30mL/min/1.73m^2)または透析を必要とする腎不全の患者には禁忌である．安全性は高く，非代償性肝硬変を対象としたソホスブビル・ベルパタスビル配合錠12週間治療におけるGrade 3以上の有害事象は4%，重篤な有害事象は8%でみられた．リバビリン併用群で3例の死亡があったがいずれもChild-Pugh分類Cであり，死因は原病の進行によるものであった．DAA前治療不成功例を対象としたリバビリン併用ソホスブビル・ベルパタスビル配合錠24週間治療においても12週間投与と比べ投与期間延長に伴う特定の事象は認められなかった．

注射薬

1 ペグインターフェロン(Peg-IFN)

IFNの薬理効果は多彩であり，特に宿主の自然免疫および獲得免疫を介した抗腫瘍作用も有する点はDAAにはない大きな特徴である．Peg-IFNは，従来のIFNをポリエチレングリコール(PEG)の分子で包み込んだ新しいタイプのインターフェロンである．IFN投与は週3回が基本であったが，Peg-IFNは血中持続時間が長く週1回の投与でよいため，外来治療も可能となった．DAAが登場するまではIFNが治療の中心であったが，治療効果が高く副作用もより軽微なDAAにとってかわるようになった．IFNを含む治療には発がん抑制のエビデンスがある．一方，IFNフリーDAA治療においても，HCVが排除された場合，IFN治療と同程度の肝発がん抑制効果が得られるとする報告が増えつつある．そのため，現在IFNベース治療は，DAA治療不成功例における多剤耐性獲得などの特殊な場合を除き推奨されてない．

経口薬＋注射薬

1 (Peg-)IFN＋リバビリン

前述のように，現在IFNベース治療の適応はごく限られている．

IFN α-2bとリバビリンの併用投与は，IFN α-2b単独投与よりもウイルス排除効果およびALT改善効果が優れている．リバビリン併用により治療終了後の再燃率が著明に低下する．

リバビリンやIFNの副作用に注意が必要である．高度貧血にはinosine-triphosphatase（ITPA）遺伝子のSNPsが関与している．クレアチニンクリアランスが50mL/min以下の症例，催奇形性の懸念があるため妊婦の投与は禁忌となっている．

まとめ

抗肝炎ウイルス薬の使用はガイドラインを参考にした方法が基本となる．本書では，難解だと思われがちな抗肝炎ウイルス薬について取り組みやすいように簡単な基本事項のみを記載した．そのため，診断基準や治療効果判定基準などのほか，ステロイド使用や肝庇護薬の使用法・特徴などについては記載していない．この点を理解していただいたうえで，詳細はガイドラインを参考にしていただきたい．

（中根 茂喜）

引用文献

1）漆畑 修：帯状疱疹の診断・治療のコツ，日本医事新報，4954：26-31，2019．

2）Chou S : Rapid *in vitro* evolution of human cytomegalovirus *UL56* mutations that confer leterrnovir resistance. Antimicrob Agents Chemother, 59 : 6588-6593, 2015.

3）Marty FM, et al : Letermovir prophylaxis for cytomegalovirus in hematopoietic-cell transplantation. N Engl J Med, 377 : 2433-2444, 2017.

4）小川真実ほか：新規ヒトサイトメガロウイルス感染症予防薬であるレテルモビル（プレバイミス）の薬理作用及び臨床効果．日本薬理学雑誌，153：192-198，2019．

5）日本感染症学会：日本感染症学会提言「抗インフルエンザ薬の使用適応について」（改訂版），2011．

6）日本感染症学会：日本感染症学会提言「～抗インフルエンザ薬の使用について～」，2019．

7）廣津伸夫：薬剤選択で考えること―インフルエンザ治療薬の効果に影響する諸因子―．日病薬誌，56：1109-1119，2020．

8）Hayden FG, et al : Baloxavir marboxil for uncomplicated influenza in adults and adolescents. N Eng J Med, 379 : 913-923, 2018.

9）Uehara T, et al : Treatment-emergent influenza variant viruses with reduced baloxavir susceptibility : impact on clinical and virologic outcomes in uncomplicated influenza. J Infect Dis, 221 : 346-355, 2020.

10）日本感染症学会：日本感染症学会提言「一般医療機関における新型インフルエンザへの対応について」（第2版），2009．

11）日本感染症学会：新型インフルエンザ診療ガイドライン（第1版），2009．

12）内畠久美子ほか：がん化学療法によるB型肝炎ウイルス再活性化予防に関する医師・臨床検査技師・薬剤師による共同薬物治療管理と情報共有．医療薬学，41：677-686，2015．

参考文献

・栗村　敬：ウイルス学からみた医療の安全性，メディカルレビュー社，2002.

・日本感染症学会：日本感染症学会提言「～抗インフルエンザ薬の使用について～」2019.

・日本腎臓病薬物療法学会：腎機能別薬剤投与量POCKET BOOK，じほう，2016.

・藤田　浩：抗ヘルペス剤と抗癌性代謝拮抗物質との薬物相互関係について-アシクロビルとFU系薬剤-．臨床薬理，26：153-154，1995.

・鈴木　宏ほか：インフルエンザの最新知識Q&A 2012，医薬ジャーナル，2012.

・Centers for Disease Control and Prevention : Guidelines for preventing opportunistic infections among hematopoietic stem cell transplant recipients. MMWR Recomm Rep, 49 : 1-125, 2000.

・Gane E, et al : Randomised trial of efficacy and safety of oral ganciclovir in the preventions of cytomegalovirus disease in liver-transplant recipients. The Oral Ganciclovir International Transplantation Study Group. Lancet, 350 : 1729-1733, 1997.

・Winston DJ, et al : Randomized controlled trial of sequential intravenous and oral ganciclovir versus prolonged intravenous ganciclovir for long-term prophylaxis of cytomegalovirus disease in high-risk cytomegalovirus-seronegative liver transplant recipients with cytomegalovirus-seropositive donors. Transplantation, 77 : 305-308, 2004.

・Mark D, et al : Valganciclovir results in improved oral absorption of ganciclovirin liver transplant recipients. Antimicrob Agents Chemother, 44 : 2811-2815, 2000.

・Martin DF, et al : A controlled trial of valganciclovir as induction therapy for cytomegalovirus retinitis. N Eng J Med, 346 : 1119-1126, 2002.

・Winston DJ, et al : Randomized comparison of oral valacyclovir and intravenous ganciclovir for prevention of cytomegalovirus disease after allogeneic bone marrow transplantation.Clin Infect Dis, 36 : 749-758, 2003.

・Corey L, et al : Once-daily Valacyclovir to reduce the risk of transmission of genital herpes. N Engl J Med, 350 : 11-20, 2004.

・Hayden FG, et al : Use of the selective oral neuraminidase inhibitor oseltamivir to prevent influenza. N Engl J Med, 341 : 1336, 1999.

・Kaiser L, et al : Impact of zanamivir on antibiotic use for respiratory events following acute influenza in adolescents and adults. Arch Intern Med, 160 : 3234-3240, 2000.

・Lalezari J, et al : Zanamivir for the treatment of influenza A and B infection in high-risk patients. Arch Intern Med, 161 : 212-217, 2001.

・Lac GK, et al : Peginterferon alfa-2a, lamivudine,and the combiation for Hbe Agpositive chronic hepatitis B. N Engl J Med, 352 : 2682-2695, 2005.

・Jaeckel E, et al : Treatment of acute hepatitis C with interferon alfa-2b. N Engl J Med, 345 : 1452-1457, 2001.

・Dienstag JL, et al : Lamivudine as intial treatment for chronic hepatitis B in the United States. N Engl J Med, 341 : 1256-1263, 1999.

・Liaw YF, et al : Lamivudine for patients with chronic hepatitis B and advanced liver disease. N Engl J Med, 351 : 1521-1531, 2004.

・Stephanos J, et al : Adefovir dipivoxil for treatment of hepatitis B e antigen-negative chronic hepatitis B. N Engl J Med, 348 : 800-807, 2003.

・Janssen HL, et al : Pegylated interferon aifa-2b alone or in combination with lamivudine for Hbe Ag-positive chronic hepatitis B : a randomiised trial. Lancet, 365 : 123-129, 2005.

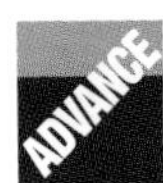

COVID-19に対する薬物治療（経口・注射）

COVID-19に対する治療薬で，国内において使用経験がある薬剤（**表1**）[1]に関する考え方を示す．使用経験のある治療薬は増加傾向を示し，研究段階にある薬剤の報告もあがってきている．COVID-19流行当初は感染症専門病院を中心に治療を施してきたが，その後，第2～4波と経験するなかで，医療の逼迫から市中の病院でも中等症以上の患者を診察するようになってきた．医療現場では治療薬の選択に苦慮する場面も生じていることが想像される．そこでCOVID-19に対する治療に用いられている主な薬剤について記載する．詳細な内容に関しては，日本感染症学会や国立国際医療研究センターの治療指針を参考にしていただきたい．

基本情報	
SARS-CoV-2の増殖過程	❶エンベロープに存在するSタンパク質が細胞膜のACE2受容体に結合する． ❷ウイルスが細胞内に侵入する． ❸RNA依存性RNAポリメラーゼによりウイルスRNAが複製される．
作用点[2]	●ウイルスの細胞内への侵入を阻害する（**図1-A**） ●ウイルスのRNA複製を阻害する（**図1-B**） ●過剰な免疫反応を抑制する（**図1-C**）
分類	●抗ウイルス薬 レムデシビル，ファビピラビル，抗体治療（モノクロナール抗体，免疫グロブリン製剤，回復者血漿） ●免疫調整薬・免疫抑制薬 デキサメタゾン，トシリズマブ，バリシチニブ ●抗凝固薬 ヘパリン ●その他 ロピナビル・リトナビル，シクレソニド，ナファモスタット，カモスタット，イベルメクチン，ヒドロキシクロロキン

表1 国内で使用経験があると考えられる主なCOVID-19治療薬

一般名	商品名	用法・用量(成人)
レムデシビル	ベクルリー®	初日200mg 1日1回，2日目以降100mg 1日1回，最長10日間
ファビピラビル	アビガン®200mg	初日3,600mg(1,800mg 1日2回)，2日目以降1,600mg(800mg 1日2回)，10日間，最長14日間
デキサメタゾン	デキサメタゾン	6mg 1日1回，10日間
シクレソニド	オルベスコ®200μg	1,200μg(400μg 1日3回)，最長14日間
ナファモスタット	フサン®	〈DIC治療の場合〉 1日量を5%ブドウ糖注射液1,000mLに溶解し，0.06～0.2mg/kg/hrを24時間かけて静脈内に持続注入
カモスタット	フオイパン®	〈慢性膵炎の急性症状緩解治療量に基づいた場合〉 600mg(200mg 1日3回)
ヒドロキシクロロキン	プラケニル®	200mg 1日2回または400mg 1日1回，14日間
ロピナビル・リトナビル	カレトラ®	400mg・100mg経口12時間おき，10日間程度
トシリズマブ	アクテムラ®	1回8mg/kg

レムデシビル以外は適応外使用となるため，各医療機関で適応外使用の可否を判断する必要あり．
DIC：播種性血管内凝固症候群

(文献1，添付文書情報より作成)

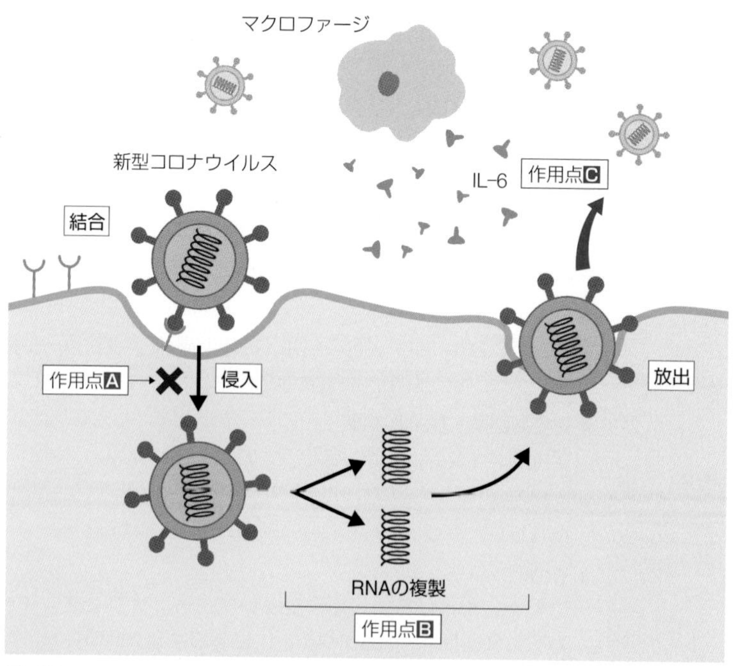

図1 COVID-19の感染様式と治療薬の作用点

(文献2より作成)

薬剤の分類と特徴

抗ウイルス薬

レムデシビル 商品名 ベクルリー®点滴静注液

用法・用量 〈成人および体重 40kg 以上の小児〉投与初日に 200mg，投与 2 日目以降は 100mg を 1 日 1 回点滴静注．〈体重 3.5kg 以上 40kg 未満の小児〉投与初日に 5mg/kg，投与 2 日目以降は 2.5mg/kg を 1 日 1 回点滴静注．総投与期間は 10 日まで．

特徴 RNA ウイルスに対し広く活性を示す RNA 依存性 RNA ポリメラーゼ阻害薬で，元来はエボラウイルス感染症の治療薬として開発されたが，*in vitro* で COVID-19 に対し良好な活性を示したことから 2020 年 5 月 7 日に国内で特例承認制度に基づき薬事承認された．投与期間について，添付文書中に総投与期間は 10 日までと記載されている．挿管例を除く低酸素血症のある COVID-19 肺炎患者では 5 日間治療群と 10 日間治療群とでは有効性・副作用に差がなかったこと，および前述の軽症肺炎を対象とした 3 群での RCT では 10 日間投与群と 5 日間治療群は有意差がみられなかったことから，原則として 5 日間の投与が推奨されるが，個別の患者の背景に応じて判断される．

投与時の注意点

- SARS-CoV-2 による肺炎を有する患者を対象とする．
- 急性腎障害，肝機能障害が現れることがあるので，投与前および投与中は定期的に腎機能・肝機能検査を行う．
- Infusion reaction，アナフィラキシーを含む過敏症が現れることがあるので，患者の状態を十分に観察する．

その他 レムデシビルの薬剤提供に関しては，世界的に薬剤供給量が限られていることから，厚生労働省においてレムデシビルを買い上げ，患者に無償提供している．医療機関が G-MIS（新型コロナウイルス感染症医療機関等情報支援システム）に入力した内容に基づき供給される仕組みとなっている．詳しくは，2021 年 1 月 15 日付事務連絡「新型コロナウイルス感染症におけるレムデシビル製剤の各医療機関への配分について（その 4）（依頼）」を参照されたい．

ファビピラビル 商品名 アビガン®錠 200mg

用法・用量 3,600mg（初日 1,800mg 1 日 2 回）＋ 1,600mg（2 日目以降 800mg 1 日 2 回），10 日間，最長 14 日間投与

特徴 ファビピラビルは，2014 年「新型または再興型インフルエンザウイルス感染症（ただし，他の抗インフルエンザウイルス薬が無効または効果不十分なものに限る）」に限定して承認された抗インフルエンザウイルス薬である．新型インフルエンザが発生した場合にしか使用できないため，市場には流通していない．新型インフルエンザに備えて国が備蓄している薬剤である．作用機序として，生体内で変換された三リン酸化体（T-705RTP）が，ウイルスの RNA ポリメラーゼを選択的に阻害する ATP アナログに代謝され，その結果ウイルス RNA 産生の減少を引き起こす．この作用機序は，インフルエンザウイルス以外の RNA ウイルスへも効果を示す可能性があることから適応外使用ではあるが，臨床試験の報告がなされ開発企業が承認申請を行っている．

投与時の注意点

- 藤田医科大学から報告された 1% 以上の有害事象として，高尿酸血症・尿酸値上昇 335 人（15.5%），肝機能障害・肝機能酵素上昇 159 人（7.4%），皮疹・中毒疹 31 人（1.4%）などがある．
- 次の薬剤とは薬物相互作用があるため注意が必要：ピラジナミド，レパグリニド，テオフィリン，ファムシクロビル，スリンダク．
- 経口摂取が困難な場合は簡易懸濁法を考慮．
- 動物実験では催奇形性が報告されていることから妊婦または妊娠している可能性のある婦人には投与しない．
- 妊娠する可能性のある婦人には投与前に妊娠検査してから投与を判断すること．また，投与期間中および投与終了後 14 日間は避妊を徹底すること．
- 精液中への移行があるため，投与期間中および投与終了後 10 日間は性交渉を行わない，または避妊を徹底すること．

※ファビピラビルの薬剤提供に関しては，厚生労働科学研究費等において行われる観察研究の枠組みのなかで行われている．当該研究への参加等の手続きについては，厚生労働省の事務連絡（令和2年8月17日）〈https://www.mhlw.go.jp/content/000659871.pdf〉を参照．

● 免疫抑制薬

デキサメタゾン **商品名** **デキサメタゾン**

用法・用量 デキサメタゾンとして6mg 1日1回，10日間（経口・経管・静注）．
〈経口・経管〉デカドロン® 錠4mgを1.5錠（6mg）．〈静注〉デキサート® 注射液6.6mg/2mL，1バイアル全量．静注の場合の注射液1バイアルは6.6mg（デキサメタゾンとして）と推奨量より0.6mg多くなるが，利便性の観点から1バイアル（6.6mg）使用が推奨されている．

特徴 重症COVID−19患者は，肺障害および多臓器不全をもたらす全身性炎症反応を発現する．コルチコステロイドの抗炎症作用によって，これらの有害な炎症反応を予防または抑制する可能性が示唆されている．英国で行われた入院患者を対象とした大規模多施設共同ランダム化オープンラベル試験では，デキサメタゾンの投与を受けた患者は，標準治療を受けた患者と比較して死亡率が減少したことが報告され，厚生労働省「COVID−19に対する薬物治療の考え方 第7版」に紹介されている（PMID：32678530）．

投与時の注意点

・40kg未満ではデキサメタゾン0.15mg/kg/日への減量を考慮．
・妊婦・授乳婦にはデキサメタゾンは使用しない．ステロイド薬投与が必要な場合，プレドニゾロン40mg/日を考慮．
・肥満・過体重では用量につき個別に検討．
・血糖値測定やリスクに応じた消化性潰瘍の予防も検討．

● 免疫調整薬

トシリズマブ **商品名** **アクテムラ®点滴静注用**

用法・用量 〈新型コロナウイルス感染症〉適切な投与量は不明であるが，8mg/kg単回投与．〈通常〉関節リウマチの患者に1回8mg/kgを4週間隔で点滴静注．

特徴 ヒト化抗ヒトIL−6受容体モノクローナル抗体で，IL−6の作用を抑制し免疫抑制効果を示す分子標的治療薬である．COVID−19は重症化すると，サイトカインストームと呼ばれる過剰な免疫反応に重篤な臓器障害を起こすことが知られている．トシリズマブはその免疫抑制作用によって，重症患者を治療できるのではないかと考えられており，国内外でCOVID−19の治療の有効性について検討が行われている．

投与時の注意点

① COVID−19に対してトシリズマブを投与した際の副作用は不明のため，関節リウマチでの副作用を参考としたい．
②他の生物学的製剤と同様，「関節リウマチに対するIL−6阻害薬使用の手引き」では投与前には結核・非結核性抗酸菌症やB型肝炎のスクリーニングが推奨[3)]される．

（奥平 正美）

引用文献

1) 日本感染症学会：COVID-19に対する薬物治療の考え方 第7版, 2021.

2) Sanders JM, et al : Pharmacologic treatments for coronavirus disease 2019 (COVID-19) : a review. JAMA, 323 : 1824-1836, 2020.

3) 日本リウマチ学会. 関節リウマチ(RA)に対するIL-6阻害薬使用の手引き(2020年2月1日改訂版), 2020〈https://www.ryumachi-jp.com/info/guideline_IL-6.pdf〉.

参考文献

・厚生労働省：新型コロナウイルス感染症(COVID-19)診療の手引き, 第4.2版, 2021.

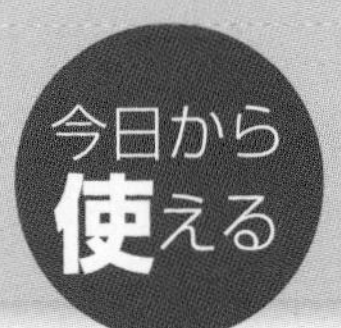

3

微生物の基礎知識

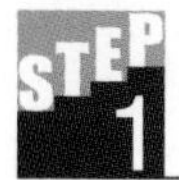

微生物の分類と特徴

微生物は非常に多くの種類があり，すべての微生物の特徴や治療薬などを覚えることは大変である．しかし抗菌薬を理解するためには，ある程度は病原微生物の分類や特徴などを知っておかなければならない(表1，2)．

1 グラム染色による分類

グラム染色という手法で，紫色に染まるものがグラム陽性菌，紫色に染まらずに赤く見えるものがグラム陰性菌である(ただし，結核菌のようにグラム染色ではうまく染色できない菌もある)．染色した後，顕微鏡下で形状を確認し球状のものが球菌，細長いものが桿菌に分類される．

2 好気性菌と嫌気性菌

おおまかな分類では，微生物が増殖する過程で酸素が必要かどうかによって好気性菌と嫌気性菌に分類され，嫌気性菌に抗菌活性をもたない抗菌薬も多い．嫌気性菌は生理的な酸素濃度で増殖することはできず，人間の体内では口腔内，腸管内などに，環境中では土壌や河川などに存在する．体内では破壊された粘膜菌から，環境中では創傷からの感染が多い．感染が成立すると強力な毒素を産生する菌が多いという点でも適切な治療が必要な病原菌であるといえる．

3 基本的な考え方

一般に病原微生物として問題になることが多いのはグラム陽性球菌とグラム陰性桿菌である．グラム陽性球菌でもメチシリン耐性黄色ブドウ球菌(MRSA)やペニシリン耐性肺炎球菌(PRSP)など多くの問題はあるが，感染時に急激な症状の悪化により致死的な感染症を引き起こす危険性はグラム陰性桿菌の方が高い．

表1 微生物の分類表記

	球菌	桿菌
グラム陽性菌 **Gram-positive**	**グラム陽性球菌** 臨床上問題になる微生物が多い.	**グラム陽性桿菌** 臨床上問題になる微生物は少ない.
グラム陰性菌 **Gram-negative**	**グラム陰性球菌** 臨床上問題になる微生物は少ない.	**グラム陰性桿菌** 臨床上問題になる微生物が多い.

表2 代表的な微生物

グラム陽性菌	**球菌**	ブドウ球菌属(*Staphylococcus*) レンサ球菌属(*Streptococcus*) 腸球菌属(*Enterococcus*) ペプトストレプトコックス(*Peptostreptococcus anaerobius*)
	桿菌	クロストリジウム属(*Clostridium*)
グラム陰性菌	**球菌**	ナイセリア属(*Neisseria*) モラクセラ・カタラーリス(*Moraxella catarrhalis*)
	桿菌	インフルエンザ桿菌(*Haemophilus influenzae*) 大腸菌(*Escherichia coli*) セラチア(*Serratia marcescens*) 緑膿菌(*Pseudomonas aeruginosa*) レジオネラ(*Legionella pneumophila*) アシネトバクター属(*Acinetobacter calcoaceticus-baumannii* complex) シトロバクター(*Citrobacter freundii*) エンテロバクター(*Enterobacter cloacae*) カンピロバクター属(*Campylobacter*) バクテロイデス属(*Bacteroides*) プレボテラ属(*Prevotella*)

下線は嫌気性菌.

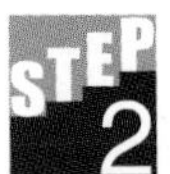

STEP 2 代表的な微生物

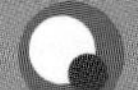

グラム陽性球菌

1 ブドウ球菌属(*Staphylococcus*)

臨床上，重要なブドウ球菌属は，黄色ブドウ球菌(*Staphylococcus aureus*)，表皮ブドウ球菌(*Staphylococcus epidermidis*)，腐性ブドウ球菌(*Staphylococcus saprophyticus*)である.

① 黄色ブドウ球菌(*Staphylococcus aureus*)

ブドウ球菌属のなかで黄色ブドウ球菌だけがコアグラーゼという血液凝固作用を有する酵素を産生するため，ほかのブドウ球菌との鑑別にコアグラーゼ産生の有無が用いられる．

一般的に，ブドウ球菌属のなかで黄色ブドウ球菌が最も病原性が強いと考えられている．

存在場所：人の皮膚や鼻腔内などに存在する常在菌である．

感染経路：存在箇所で増殖しても病原性を示すことは少なく，傷口や火傷などの損傷部位からの感染が問題になる．また，血管カテーテルなどの挿入部で増殖するため，カテーテル感染の原因菌としても知られるほか，食中毒の原因菌にもなる．

問 題 点：耐性菌でない黄色ブドウ球菌であれば，ペニシリン系抗菌薬をはじめ多くの抗菌薬での治療が可能である．しかし，低感受性菌の増加やMRSAなどの耐性菌の増加が問題になっている．また，食中毒の原因菌になる場合，産生した毒素は加熱によって菌が死滅した後も残るため，加熱食品であっても食中毒を起こすことがある．

② 表皮ブドウ球菌(*Staphylococcus epidermidis*)

表皮ブドウ球菌は皮膚を保護するバリア機能にも関連している．黄色ブドウ球菌と異なり，コアグラーゼ非産生菌(CNS)である．黄色ブドウ球菌に比べ病原性は低いと考えられている．

存在場所：人の皮膚や鼻腔内，口腔粘膜などの常在菌である．

感染経路：存在箇所での増殖は問題にならず，傷口や火傷などの損傷部位からの感染が問題になる．また，プラスチックなどの異物に対する付着力が強く，血管カテーテル挿入による感染や人工弁，体内異物で問題になる場合がある．

問 題 点：皮膚常在菌であり，検体採取の際に混入して検出される場合もあり，感染症の原因菌かどうか正しく判断する必要がある．

③ 腐性ブドウ球菌(*Staphylococcus saprophyticus*)

存在場所：泌尿器周辺部の皮膚の常在菌である．

感染経路：存在箇所である泌尿器周辺部からの尿路感染を起こすことがある．

問 題 点：若い女性の急性単純膀胱炎の原因菌として多いが，高齢者の尿路感染の原因菌としては頻度が低いため，患者背景による推測も必要である．

2 レンサ球菌属(*Streptococcus*)

レンサ球菌属には感染症を起こす菌が複数あるが，ここでは重要な菌として位置づけられる肺炎球菌(*Streptococcus pneumoniae*)，A群溶連菌(*Streptococcus pyogenes*)，緑色レンサ球菌(*Streptococcus viridans*)について記載する．

① 肺炎球菌(*Streptococcus pneumoniae*)

存在場所：人の鼻咽腔などの上気道に常在菌として存在する．

感染経路：常在菌として存在しているため通常は無害であるが，気道粘膜の炎症など何らかの原因で感染を起こすと強い炎症反応など明らかな感染兆候がみられる．市中肺炎の原因菌としての頻度が高いほか，中耳炎(耳管を通じて常在菌が感染)，髄膜炎などの原因菌となる．

問 題 点：耐性菌でない肺炎球菌であれば，ペニシリン系抗菌薬をはじめ多くの抗菌薬での治療が可能である．しかし，ペニシリン中等度耐性菌(PISP)やペニシリン高度耐性菌(PRSP)の増加が問題になっている．

② A群溶連菌(化膿レンサ球菌ともいわれる)(*Streptococcus pyogenes*)

存在場所：咽頭や皮膚の常在菌として存在する．

感染経路：咽頭の常在菌であり，粘膜の炎症などによって起こる咽頭炎は小児の咽頭炎の原因として多い．また，傷口からの感染によって起こる壊死性筋膜炎では人食いバクテリアとも呼ばれるほど重篤な感染を引き起こす．

問 題 点：A群溶連菌感染の続発症として急性糸球体腎炎を起こすことがあり，十分な注意が必要になる．また，壊死性筋膜炎ではトキシックショックを抑制するためにクリンダマイシンを併用するなど適切な治療が必要になる．

③ 緑色レンサ球菌(*Streptococcus viridans*)

存在場所：人の口腔内，皮膚，腸管などの常在菌として存在する．単一の菌ではなく，一定のパターンによって分類される複数の菌の総称である．

感染経路：口腔内の緑色レンサ球菌が抜歯後の創部から感染し，亜急性心内膜炎を生じることがある．

問 題 点：複数の菌があり，菌種ごとに化膿性病変や膿瘍，全身感染症など多くの感染症を起こす．特に口腔内からの感染による心内膜炎の原因菌として重要で，口腔ケアの重要性も理解する必要がある．

3 腸球菌属(*Enterococcus*)

腸球菌で臨床上問題になるものには*Enterococcus faecalis*と*Enterococcus faecium*がある．一般にバンコマイシン耐性腸球菌(VRE)などが問題になるのは*E. faecium*である．

存在場所：人の腸内に存在する常在菌である．

感染経路：腸管内の常在菌であり通常は問題にならないが，血管カテーテル，尿道カテーテル，腹部手術などによって損傷部位から血液中に混入すると心内膜炎，腎盂腎炎などの重篤な感染症を起こす．

問 題 点：腸球菌が多くの抗菌薬に耐性であるため，感染すると治療が難渋化する．一般に*E. faecalis*にはアンピシリン(β-ラクタマーゼ阻害薬配合剤を含む)，*E. faecium*にはバンコマイシンが用いられ，*E. faecium*がバンコマイシン耐性の場合はリネゾリド，キヌプリスチン・ダルホプリスチンが使われる．相乗効果を狙って単独では無効なアミノグリコシド系抗菌薬が併用されることがあるが，このように極めて少ない薬剤しか使用できない点も治療が難渋化する一因であると考えられる．

4 ペプトストレプトコッカス(*Peptostreptococcus anaerobius*)嫌

存在場所：人の口腔内，消化管などに存在する常在菌である．

感染経路：誤嚥性肺炎で口腔内から移行する場合や血行性による全身への移行などによって感染症を起こす．

問 題 点：多くの薬剤が有効であるが，上部消化管手術時の抗菌薬予防投与にはペプトストレプトコッカスに対する有効性をきちんと確認しておく必要がある．

グラム陽性桿菌

1 クロストリジウム属(*Clostridium*) 嫌

クロストリジウム属は破傷風菌(*Clostridium tetani*), ボツリヌス菌(*Clostridium botulinum*), ウエルシュ菌(*Clostridium perfringens*), クロストリジウム・ディフィシル(*Clostridium difficile*)がある.

存在場所：土壌, 海水中に広く存在し, ウエルシュ菌と*C. difficile*は腸管に生息することもある.

感染経路：破傷風菌は土壌に存在し, 菌が傷口などから感染する. ボツリヌス菌は嫌気的な条件化でも増殖するため, 真空パックされた食品中でも増殖し, 経口摂取によって食中毒を起こす. ウエルシュ菌は土壌中や人に定着した菌がもとで経口摂取によって食中毒を起こすほか, 創傷部から感染することもある. *C. difficile*は, 通常は人の体内には存在しないが, 土壌由来で食物を通じて摂取され, 腸管内に定着する場合がある. 定着例では毒素産生をしても問題にならないが, 抗菌薬の投与によって*C. difficile*が異常増殖すると偽膜性腸炎を起こすことがある.

問 題 点：クロストリジウム属は芽胞を形成することで, 毒素産生や薬剤に対する抵抗性など多くの問題が生じる.

グラム陰性球菌

1 ナイセリア属(*Neisseria*)

ナイセリア属で臨床上, 重要なのは髄膜炎菌(*Neisseria meningitidis*)と淋菌(*Neisseria gonorrhoeae*)である.

① 髄膜炎菌(*Neisseria meningitidis*)

存在場所：鼻腔内や口腔内に保菌している人がいる.

感染経路：保菌者との濃厚なキスや鼻汁などに濃厚接触した場合などは他人に伝播する危険性がある. 何らかの原因によって血行性に伝播した場合, 髄膜炎や菌血症を起こすことがある.

問 題 点：感染は非常に早く, 急激に進行するため, 特に免疫力の低下などがみられない健常成人でも死亡する場合がある. 通常はペニシリン感受性であるが，耐性菌も報告されており，感受性検査は実施したほうがよい．

② **淋菌**(*Neisseria gonorrhoeae*)

存在場所：感染者では咽頭，性器，尿道などに存在する．

感染経路：性行為によって咽頭，性器，尿道などの淋菌の存在箇所から他人へと感染する．時に血流を介して関節や皮膚などに伝播し，伝播性淋菌症を生じることがある．

問 題 点：従来の第一選択薬であったペニシリンの耐性菌が増加しているだけでなく，ニューキノロン耐性菌も増加している．

2 モラクセラ・カタラーリス(*Moraxella catarrhalis*)

存在場所：人の鼻腔内や口腔内に肺炎球菌やインフルエンザ桿菌と共存して，常在菌として存在する．

感染経路：気道粘膜の炎症など何らかの原因で感染を起こすが，単独での病原性は強くない．慢性閉塞性肺疾患(COPD)や上気道感染の急性増悪などに関与することが多い．

問 題 点：ほぼ100%ペニシリナーゼを産生するため，β-ラクタマーゼ阻害薬配合ペニシリン系抗菌薬もしくは他系統の感受性のある薬剤を使用する必要がある．

グラム陰性桿菌

1 インフルエンザ桿菌(*Haemophilus influenzae*)

存在場所：人の鼻咽腔などの上気道に常在菌として存在する．

感染経路：常在菌として存在しているため通常は無害であるが，気道粘膜の炎症など何らかの原因によって感染を起こす．インフルエンザ菌は中耳炎や副鼻腔炎などの軽度なものから髄膜炎や肺炎など重度なものまで多様な感染症を起こす．

問 題 点：最近ではBLNAR（β-lactamase negative ampicillin-resistant)型インフルエンザ桿菌の増加が問題になっている．

2 大腸菌(*Escherichia coli*)

存在場所：人の腸内の常在菌として存在する．

感染経路：通常，体内に常在する大腸菌は腸内を正常に保つ役割を担っており感染の問題になることはない．問題になるのは病原性をもった外来性の大腸菌で，経口感染や尿路感染などで感染する．また，腸管粘膜が傷害された場合には損傷部からの感染によって常在菌の大腸菌が問題になることもある．

問 題 点：病原性をもった大腸菌のなかでO–157に代表されるベロ毒素を産生する大腸菌は，激しい嘔吐，血性下痢，溶血性尿毒症症候群などを起こすことがある．

3 セラチア(*Serratia marcescens*)

存在場所：水まわりや土壌に広く存在し，人間の常在菌ではない．

感染経路：カテーテル挿入部からの感染のほか，セラチアに汚染された注射薬が原因で感染を起こした事例もみられる．

問 題 点：洗面所，浴室，水まわりなど水分がある場所であればどこでも検出される，どこにでもいる菌である．そのため，洗浄後の器具の十分な乾燥やヘパリンバイアルの使い回しをしないなど，過去の事例から得られた反省点を十分に活かす必要がある．

4 緑膿菌(*Pseudomonas aeruginosa*)

存在場所：土壌や生花，河川などに広く存在する．鼻腔内や腸管内に一過性に存在することもあるが，人間の常在菌ではない．

感染経路：人に対する病原性は日和見感染であり，免疫力の低下した患者などで感染症を生じる．尿路カテーテルや血管カテーテル挿入部からの感染のほか，気管内挿管からの感染，ネブライザーや加湿器の汚染された水からの感染などがある．感染して病原性を発現した場合の毒性は強く，急激な転帰をたどることもある．

問 題 点：もともと多くの抗菌薬に対して耐性をもつが，MICがイミペネム($\geq 8\mu g/mL$)，アミカシン($\geq 32\mu g/mL$)，シプロフロキサシン($\geq 4\mu g/mL$)の条件を満たす多剤耐性緑膿菌(MDRP)といわれる耐性菌の増加が問題になっている．

5 レジオネラ(*Legionella pneumophila*)

存在場所：土壌，河川，クーリングタワーの冷却水など環境に多数存在する．

感染経路：人工呼吸器，循環式浴槽，ネブライザーなどから感染する．

問 題 点：細胞内寄生性菌であるためにβ-ラクタム系抗菌薬は無効で，ニューキノロン系抗菌薬やアジスロマイシンなどが用いられる．レジオネラ症は4類感染症に分類され，感染者発生時には保健所に届出が必要になる．

6 アシネトバクター属(*Acinetobacter calcoaceticus-baumannii* complex)

存在場所：人の腸管，呼吸器，皮膚などの常在菌として存在する．

感染経路：人に対する病原性は日和見感染であり，免疫力の低下した患者などで感染症を生じる．尿路カテーテルや血管カテーテル挿入部からの感染のほか，気管内挿管からの感染，火傷部の感染などがある．

問 題 点：病原性は乏しいが，広域抗菌薬を使用することによる菌交代現象の原因菌になる．多くの抗菌薬に耐性を示す．近年，多剤耐性のアシネトバクターが問題になった．

7 シトロバクター(*Citrobacter freundii*)

存在場所：人の腸管内の常在菌として存在するほか，土壌，河川，下水など環境にも多数存在する．

感染経路：創傷部からの感染や尿路感染などがある．

問 題 点：病原性は乏しいが，広域抗菌薬を使用することによる菌交代現象の原因菌になる．β-ラクタマーゼを産生しており，ペニシリン系・セフェム系抗菌薬は無効な場合が多い．

8 エンテロバクター(*Enterobacter cloacae*)

存在場所：人の腸管内の常在菌として存在するほか，土壌，河川，下水など環境にも多数存在する．

感染経路：環境や創部からの感染や血流に入ることによる心内膜炎，菌血症，尿路感染などがある．

問 題 点：病原性は乏しいが，広域抗菌薬を使用することによる菌交代現象の原因菌になる．β-ラクタマーゼを産生しており，セフェム系抗菌薬は無効な場合が多い．

9 カンピロバクター属(*Campylobacter*) 嫌

存在場所：ニワトリなどの動物の腸管に存在する.

感染経路：汚染された鶏卵などの食物を通じて経口感染する.

問 題 点：クラリスロマイシンなどのマクロライド系抗菌薬が第一選択薬である．ニューキノロン系抗菌薬は耐性菌が増加している.

10 バクテロイデス属(*Bacteroides*) 嫌

存在場所：人の口腔内，消化管内，膣内などに常在菌として存在する嫌気性菌で，*Bacteroides fragilis*が最も重要である.

感染経路：消化管手術が原因となる腹膜炎や腹腔内膿瘍などの感染，広域抗菌薬使用による菌交代症が問題になる.

問 題 点：β–ラクタマーゼを産生するため，ペニシリン系・セフェム系抗菌薬は無効なものが多い．クリンダマイシン耐性菌も増加している.

11 プレボテラ属(*Prevotella*) 嫌

存在場所：人の口腔内や膣内に常在菌として存在する.

感染経路：誤嚥性肺炎など，主に口腔内から感染する場合が多い．膣からの感染では骨盤内の感染を起こす.

問 題 点：口腔内からの感染が多いため，口腔ケアが重要になる.

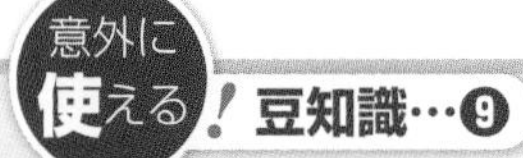

ATC/DDDとは

WHOの提唱する医薬品使用量の集計法で，ATC（医薬品の分類法）とDDD（薬剤ごとに決められる基準値）から算出される．薬剤感受性率など，ほかのデータと比較することで抗菌薬適正使用の評価に応用できる手法で，「標準化された指標」として使用が可能になる.

（坂野 昌志）

参考文献 望月敬浩ほか：ATC/DDDシステムの使用．薬局，60：38-43，2009.

%T＞MICの計算法

C_{max}やAUCは血中濃度の実測値をもとに算出できるし，健常者であればインタビューフォームのデータをもとに推定することができる．そのため，院内でのMICがわかれば，C_{max}/MIC，AUC/MICを推定で計算することはできる．しかし，%T＞MICの計算は難しい．この%T＞MICはモンテカルロシミュレーション（→p.267）などの手法で推測することもできるが，どこの施設でもモンテカルロシミュレーションが実施できるわけではない．そこであくまでも推測値になるが，計算する方法を紹介する．

小松らは，%T＞MICに依存する薬剤について，わが国での用量・用法に基づくMICブレイクポイント（PK/PDブレイクポイント）を簡易に算出するプログラム（計算式）を報告している．報告された計算式（**表1**）は，β相での血中消失速度を（Ke）を任意の時間における濃度から1コンパートメントモデルで計算し，投与0時間時点での予想血中濃度（C_{0h}）を算出している．

タンパク結合率補正係数（F）は，British Society for Chemotherapyのworking groupによって報告されたブレイクポイント算出のための係数（タンパク結合率が70%以下の場合はF=1，70～90%はF=0.5，90%以上はF=0.2）が使用されている．いくつかの抗菌薬について**表2**にF値を示した．

この計算式は，手元にインタビューフォームと微生物検査室から提供されるMIC値があれば計算ができるため，どこの施設でも簡単に計算することが可能である．実際の計算はMicrosoft Excelでできるため，**表3**にMicrosoft Excelの数式を記載した（Keの算出は，より簡単に計算できるようKe=CL/Vdを使用した）．これらは実際にインタビューフォームの値を参考に計算していただくとわかりやすい．

表1 %T＞MIC計算式

$$Ke=[\ln(C_{n1})-\ln(C_{n2})]\div(T_{n2}-T_{n1})$$
$$C_{0h}=e^{(\ln(C_n)+Ke\times T_n)}$$
$$T=\{\ln[C_{0h}\times \text{タンパク結合率補正係数}(F)]-\ln(\text{MIC})\}\div Ke$$
$$TAM=(T\div t)\times 100\ (\%)$$

C（μg/mL），T（hr），TAM（%），t（hr），n（任意）
Ke：β相での血中消失速度，C_{0h}：投与0時間時点での予想血中濃度，MIC：対象菌のMIC，
T：血液中の濃度が対象菌のMICを超える時間，TAM：%T>MIC，t：投与間隔時間

（文献1より引用）

また，PK/PDブレイクポイントはPK/PDパラメータ（%T＞MIC，C_{max}/MIC，AUC/MIC）の目標値を達成できるMICで，理論上では感染菌のMICがブレイクポイントを下回る場合は増殖抑制・最大殺菌作用が期待でき，上回る場合は効果が期待できないと考えられる．

本計算式では，Ke，C_{0h} などの数値を得たうえで目標値と投与間隔からTを設定すれば，投与スケジュールごとのブレイクポイントを計算することができる（**表4**）．

表2 薬剤別タンパク結合率補正係数（F）

薬剤名	タンパク結合率補正係数（F）	薬剤名	タンパク結合率補正係数（F）
アンピシリン	1	セフトリアキソン	0.2
ピペラシリン	1	セフェピム	1
セファゾリン	0.5	アズトレオナム	1
セフォタキシム	1	イミペネム	1
セフォペラゾン	0.5	メロペネム	1
セフタジジム	1		

（文献2より引用）

表3 Excel形式で示した%T＞MIC計算式

Microsoft Excelでの計算式

Ke＝CL/Vd
C_{0h}＝EXP（LN（C_n）＋Ke ∗ T_n）
T＝（LN（C_{0h} ∗ タンパク結合率補正係数（F））－ LN（MIC））/ Ke
%T＞MIC ＝（T/ t ）∗ 100

CL（L/h），Vd（L），C（μg/mL），T（hr），TAM（%），t（hr），n（任意）

表4 ブレイクポイントMICの予測式

Microsoft Excelでの計算式

MIC＝EXP（LN（C_{0h} ∗ タンパク結合率補正係数（F））－ Ke ∗ T）

（坂野 昌志）

引用文献

1）小松 方ほか：Pharmacokinetics / Pharmacodynamics parameter 算出プログラムの開発とMIC値を活用した新しい感染症治療ガイドライン作成の試み―特にtime above MICによって評価される抗菌薬を対象に―. Jpn J Antibiotics, 56 : 697-704, 2003.

2）坂野昌志ほか：PK-PDパラメータ「% T＞MIC」を計算する・使う．薬局，60：49-53，2009.

一般索引

●た●

●な●

●は●

●ま●

●や●

●ら●

薬剤索引

太字は商品名．登録商標マーク®は省略．

●さ●

●た●

●な●

●は●

●ま●

●や●

●ら●

略歴

【監修者】

三鴨 廣繁（みかも　ひろしげ）

1983年　名古屋大学文学部卒業
1989年　岐阜大学医学部卒業
1994年　同 大学院医学研究科博士課程修了
1994年　同 助手
1997年　同 講師
2004年　岐阜大学生命科学総合研究支援センター　助教授
2007年　岐阜大学大学院連合創薬医療情報研究科　准教授
2007年　愛知医科大学大学院医学研究科 感染制御学　教授
2008年　名城大学薬学部　特任教授（兼任）
2011年　愛知医科大学大学院医学研究科 臨床感染症学 教授
愛知医科大学病院感染症科　教授
同　感染制御部　教授
同　感染検査室　教授　現在に至る

【編著者】

坂野 昌志（ばんの　まさし）

1997年　名城大学薬学部製薬学科卒業
1999年　同 修士課程医療薬学専攻修了
1999年　国立病院機構
2006年　JR東海名古屋セントラル病院
現在に至る

もう迷わない！ 抗菌薬 Navi

2010年 2月11日　1版1刷　©2021
2018年 3月 7日　2版1刷
2021年10月 1日　3版1刷

監修者　三鴨廣繁（みかもひろしげ）
編著者　坂野昌志（ばんのまさし）
著者　奥平正美（おくだいらまさみ）　中根茂喜（なかねしげき）

発行者
株式会社 南山堂　代表者 鈴木幹太
〒113-0034　東京都文京区湯島 4-1-11
TEL 代表 03-5689-7850　www.nanzando.com

ISBN 978-4-525-77443-1